© Verlag
Zabert Sandmann GmbH
München
1. Auflage 2003
ISBN 3-89883-050-0

Herausgeberin Dr. Christa Maar

Konzeption Franziska Deecke
Gaby Miketta
Dr. Petra Thorbrietz

Redaktion Arne Neumeyer
Kathrin Ullerich

Redaktionelle Mitarbeit Karen Kühl

Wissenschaftliche Mitarbeit Prof. Dr. Meinhard Classen
Prof. Dr. Hans-Dieter Allescher
Dr. Siegfried Schlett

Layoutgestaltung Georg Feigl

Coverfoto Martin Ley

Herstellung Karin Mayer
Peter Karg-Cordes

Lithografie inteca Media Service GmbH, Rosenheim

Druck und Bindung Mohn Media · Mohndruck GmbH, Gütersloh

HERAUSGEGEBEN VON DR. CHRISTA MAAR

DR. PETRA THORBRIETZ

GESUNDHEIT AUS DEM DARM

DIE QUELLE DES WOHLBEFINDENS ENTDECKEN, SCHÜTZEN UND HEILEN

ZABERT SANDMANN

>>> INHALT

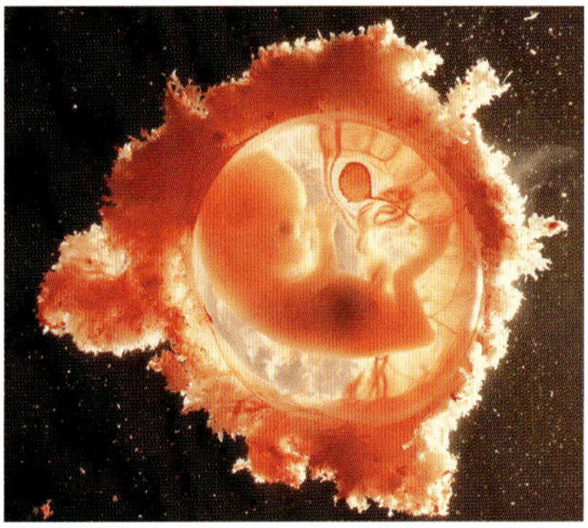

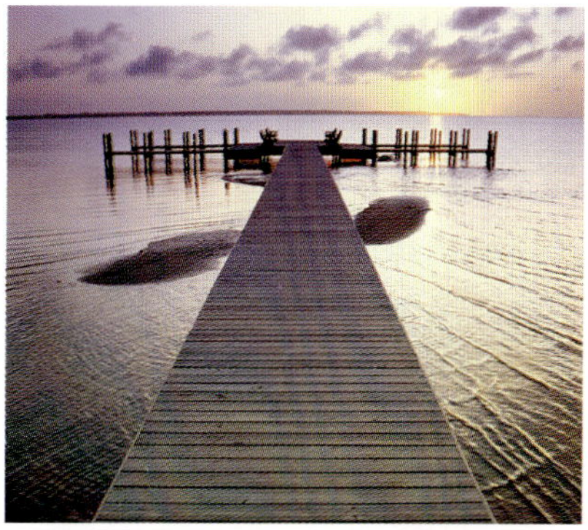

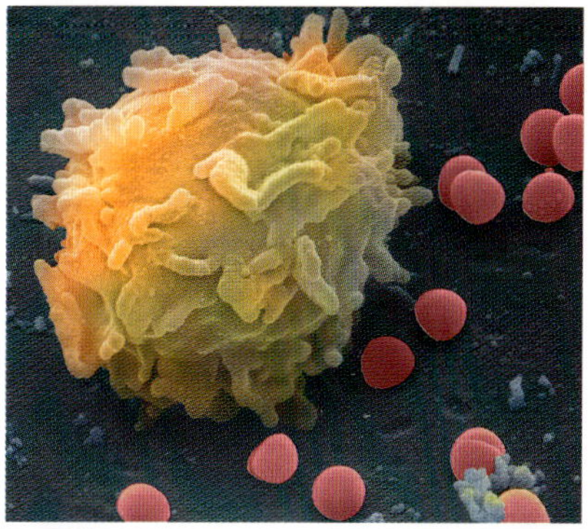

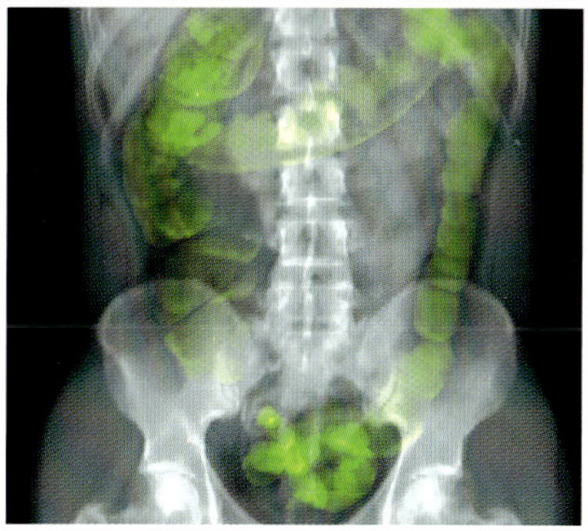

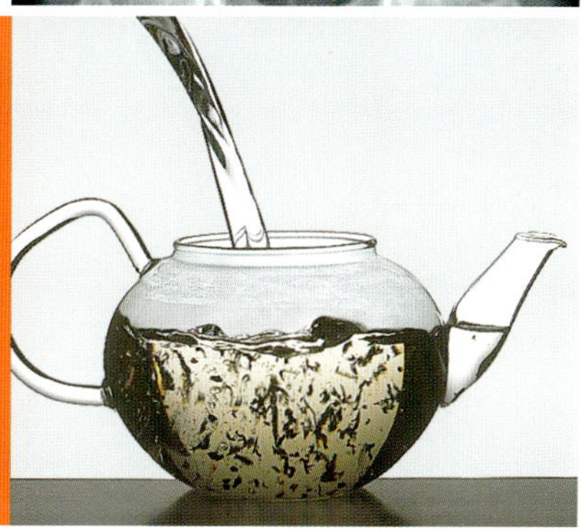

DER DARM, DAS VERNACHLÄSSIGTE LEBENSZENTRUM

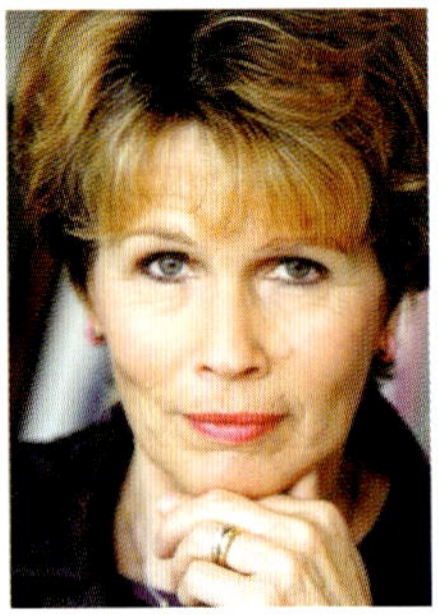

Jedes Jahr sterben in Deutschland 30 000 Menschen an Darmkrebs. Das entspricht den Einwohnern einer Kleinstadt. Darmkrebs ist bei Männern nach Lungen- und bei Frauen nach Brustkrebs die zweithäufigste Todesursache. Dabei gibt es, im Unterschied zu diesen beiden, beim Darmkrebs Methoden der Früherkennung, mit denen sich die Krankheit in mehr als 9 von 10 Fällen heilen oder verhindern lässt. Was hätte ich nicht alles unternommen, um meinen Sohn von der Notwendigkeit der Untersuchung zu überzeugen, wenn ich von der schrecklichen Gefahr, die in seinem Körper schlummerte, auch nur annähernd eine Ahnung gehabt hätte? Bei meinem Sohn wurde im Alter von 31 Jahren Darmkrebs festgestellt. Zu spät. In den beinahe 55 Jahren des Bestehens dieser Republik sind vermutlich mehr als 1,5 Millionen Bürger an Darmkrebs gestorben. Die Wahrscheinlichkeit ist groß, dass jedem von uns zumindest einer davon sehr nahe stand.

Niemand muss an Darmkrebs sterben!

Die wissenschaftlichen Erkenntnisse von heute zeigen uns, dass niemand an Darmkrebs sterben muss. Aber es ist eine Sache, das zu wissen, und eine andere ist es, danach zu handeln. Und es wird lange dauern, bis dieses Wissen in das Bewusstsein der Menschen vordringt und Darmkrebsvorsorge so selbstverständlich wird wie Zahnvorsorge.

Die therapeutische Behandlung von Darmkrebskranken kostet mehr als 1,2 Milliarden Euro im Jahr. Das ist eine gigantische Summe, die noch dazu alles andere als gut angelegt ist, denn mehr als die Hälfte der Patienten stirbt trotz der teuren Therapien relativ bald nach Entdeckung ihrer Krankheit. Früherkennungsprogramme für Risikogruppen sind sehr viel preiswerter zu haben, doch zahlen sie sich erst nach Jahren aus. So ist es nicht verwunderlich, dass die Kassen zögern, in die Prävention zu investieren. Aber im Fall von Darmkrebs haben sie sich nach langem Zögern jetzt dazu entschlossen. Seit Oktober 2002 wird allen Menschen ab 55 eine Vorsorgekoloskopie bezahlt. Doch das allein nützt noch nicht viel, wenn damit nicht gleichzeitig ein Bewusstseinswandel einhergeht. In den USA ist die Sterblichkeitsrate bei Darmkrebs auf 35 Prozent gesunken, was immer noch unvorstellbar hoch ist. Doch gemessen an den 55 Prozent hierzulande ist sie niedrig. Woran liegt es, dass der Wissens- und Aufklärungsstand in den USA, diesem riesigen, geographisch und sozial so weit gestreuten Land, so viel besser ist?

Tabu-Verhältnis zum Darm

Ein Grund ist sicher, dass Amerikaner es gewohnt sind, für sich selbst zu sorgen und damit auch vor-zu-sorgen. Die Deutschen hingegen erwarten, dass der Staat sich kümmert und die Verantwortung übernimmt. Hinzu kommt die merkwürdige Tabuisierung des Magen-Darm-Trakts, mit der unser Kulturkreis den gesamten Verdauungsapparat belegt hat. Die meisten von uns schenken der Pflege ihres Haushaltsmixers und dem, was sie hineinstopfen und was herauskommt, mehr Aufmerksamkeit als den Vorgängen in einem ihrer sensibelsten Körperteile, das immerhin gigantische 100 Millionen Nervenzellen und 70 Prozent unserer Immunzellen beherbergt.

Zwischen der lebenswichtigen Bedeutung unseres Verdauungsapparats, der unter anderem auch unsere Wahrnehmungen und Gefühle steuert und Einfluss auf unser Denken und Urteilsvermögen nimmt, und der geringen Wertschätzung, die er von uns erfährt, besteht ein eklatantes Missverhältnis. Mit dem vorliegenden Buch wollen wir dieses etwas zurechtrücken. Mit seinen eindrucksvollen Bildern und spannend zu lesenden Texten spricht es, ohne Umschweife, nicht nur unser Auge und unseren Kopf, sondern auch unsere Intuition an, die ihren Sitz im Darm hat, wie wir heute wissen.

Darmkrebsvorsorge hat mit Fürsorge zu tun

Die Felix Burda Stiftung, die den Namen meines Sohnes trägt, setzt sich dafür ein, dass die wissenschaftlichen Erkenntnisse im Bereich Prävention und Früherkennung von Darmkrebs an die Öffentlichkeit gelangen und für jeden zu einer Leben erhaltenden Hilfe werden. Wir erhoffen uns von diesem Buch, dass möglichst viele Menschen von der Faszination ergriffen werden, die eine Entdeckungsreise in das Lebenszentrum »Darm« bereithält. Vor allem hoffen wir, dass alle, die dieses Buch lesen, das Gefühl der Fürsorge für ihren Verdauungstrakt entwickeln, das ihm qua Funktion für die wichtigsten Lebensvorgänge tatsächlich zukommen müsste. Nicht zuletzt hoffen wir, dass alle diejenigen, die ein erhöhtes Risiko haben, an Darmkrebs zu erkranken, weil sie im kritischen Alter, also über 50 Jahre alt sind, oder weil es in ihrer Familie Darmkrebs und/oder Polypen gibt, darauf aufmerksam werden. Gerade für den letzteren Personenkreis kann die Vorsorge nicht früh genug ansetzen.

Als Mutter eines Sohnes, der mit 33 Jahren an einem zu spät entdeckten Darmkrebs starb, würde ich jungen Menschen in Familien, in denen Darmkrebs, Polypen und verwandte Krebsarten bei einem Großeltern- oder Elternteil vorkommen, raten, bereits mit 25 Jahren die erste Darmspiegelung durchführen zu lassen. Denn Darmkrebs ist nicht, wie viele Menschen glauben, ein unabwendbares Schicksal. Mit etwas Aufmerksamkeit und Fürsorge kann man ihn verhindern.

Herzlich
Ihre Christa Maar
Präsidentin der Felix Burda Stiftung

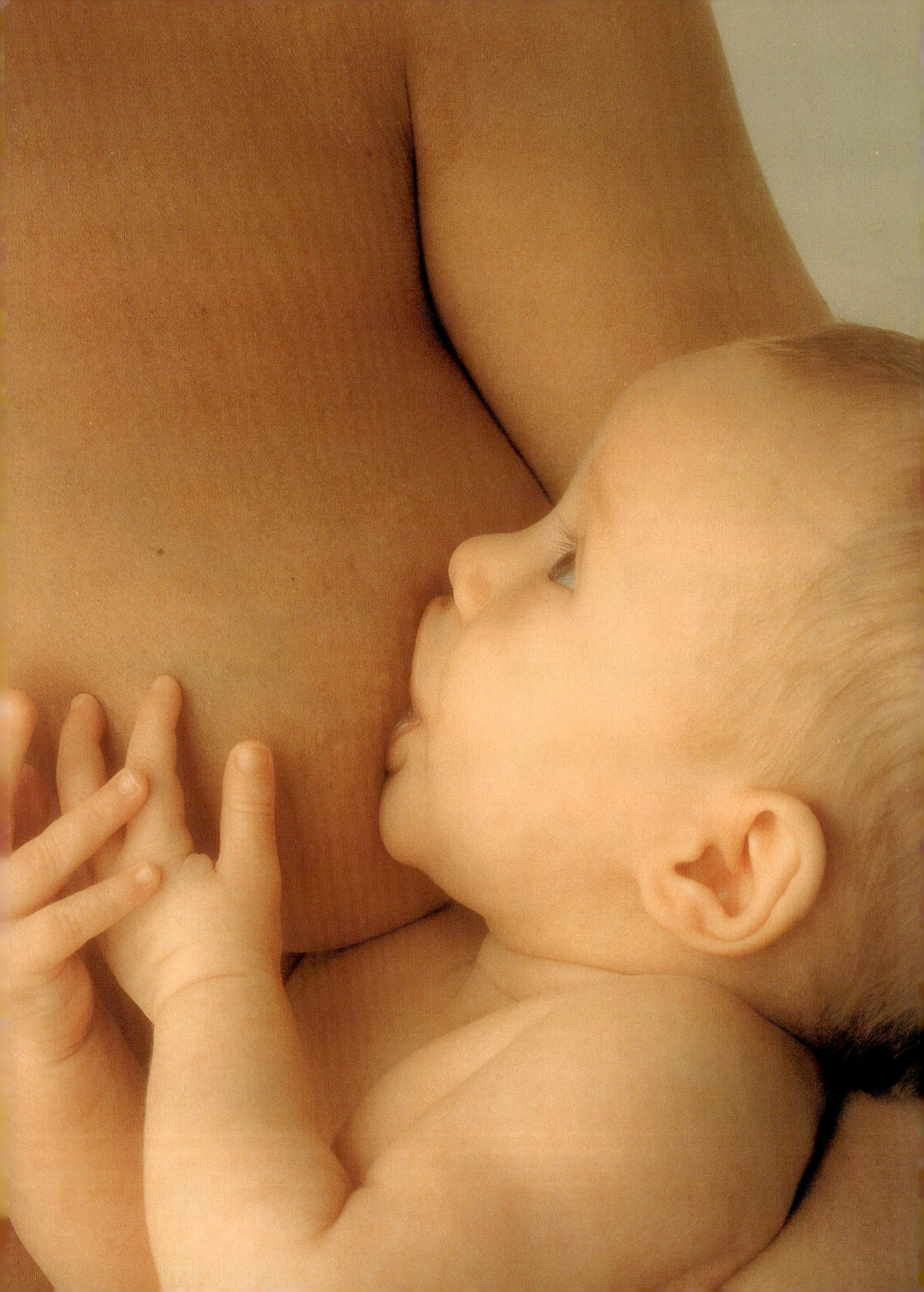

DIE QUELLE DES WOHLBEFINDENS

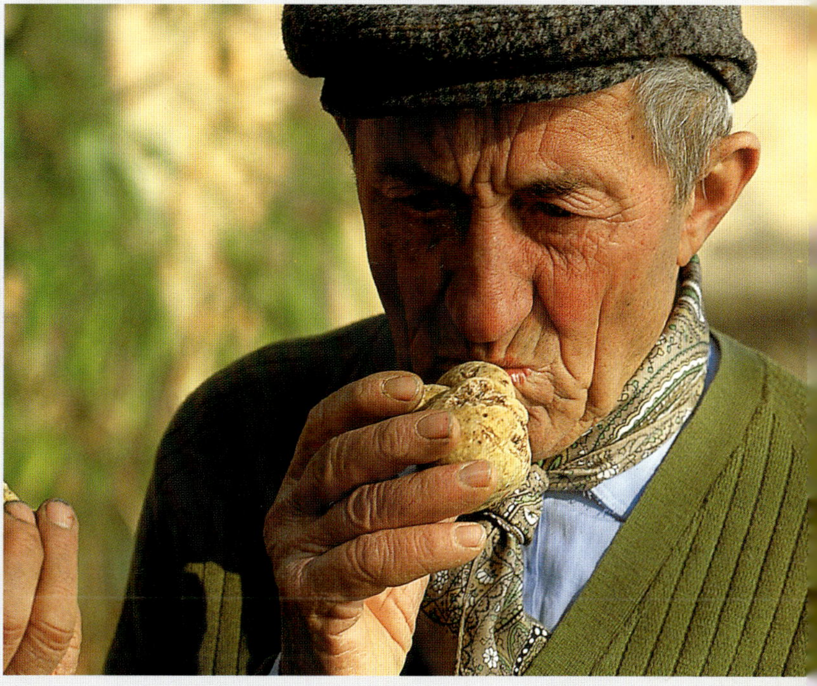

Die Mutterbrust – Trinken und Verdauen sind alles für den kleinen Menschen, der gerade die Welt entdeckt. Indem er trinkt, nimmt er sie in sich auf: **Bakterien** besiedeln seinen **Darm** und werden ihn ein Leben lang schützen und begleiten. Sein Immunsystem baut sich dabei auf, Nährstoffe lassen ihn wachsen. Wenn diese innere Welt geschützt und gepflegt wird, kann er sich bis ins **hohe Alter** ein wenig von dem vollkommenen Glück der Säuglingsjahre bewahren.

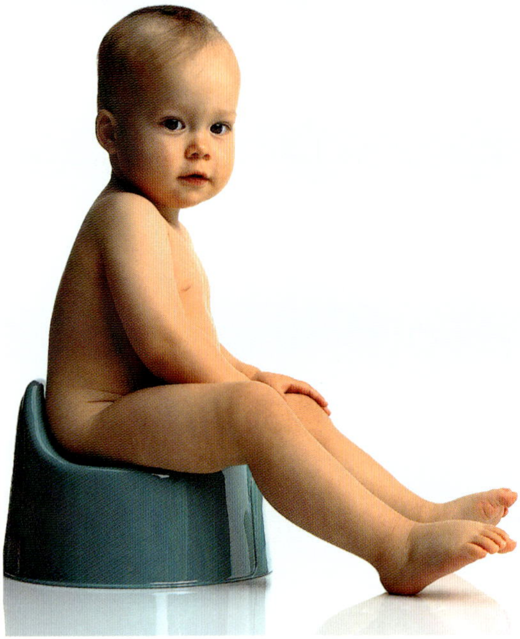

***Stinken tut es schon,** aber dieses Alter kennt noch keine Scham! Der keimfreie Darm wird bereits bei der Geburt von ersten Bakterien besiedelt: Der ätzende Säuregehalt des Magens, der die meisten von außen eindringenden Mikroorganismen abtötet, bildet sich erst 10 Tage nach der Geburt. Bis dahin hat sich im Dickdarm die erste Darmflora aus Bifidobakterien und Laktobazillen ausgebreitet. Der Darm braucht aber noch 3 Jahre, bis er sich vollständig entwickelt hat. Währenddessen bildet sich auch sein Immunsystem aus: Wenn ein Kind in dieser Zeit viel Stress erlebt, kann es sein Leben lang psychosomatisch sensibel bleiben.*

Eben noch drohte die Welt unterzugehen: Das kleine Gesicht war puterrot angelaufen, die winzige Stirn in angestrengte Falten gelegt – der ganze Körper wurde von einem ohrenbetäubenden Gebrüll erschüttert. Auf einmal die Erlösung: Plötzlich glätten sich die Gesichtszüge und die eben noch zu schmalen Schlitzen zusammengepressten Äuglein öffnen sich zu einem großen, erstaunten Blick. Jetzt beginnt das Baby zu strahlen und will gar nicht mehr damit aufhören: vollkommenes Glück und Wohlgefühl im Strampelhöschen!

Als Erwachsene erfahren wir solche vollendeten Momente nur noch selten, und das liegt unter anderem daran, dass wir begonnen haben, mit dem Kopf zu denken und nicht mehr mit dem Bauch. Als wir klein waren, da funktionierte es noch: Die Brust, die Muttermilch, das Fläschchen und das, was in der Windel davon übrig blieb, standen im Mittelpunkt unseres Lebens, im absoluten Zentrum. Doch unsere »oral-anale Phase«, wie die Psychologen das nennen, ist längst vorbei. Wir haben gelernt, unseren Bauch als etwas zu betrachten, über das man nicht spricht, und sind peinlich berührt, wenn unsere Umwelt mitbekommt, was sich darin tut.

Der Darm als Tabu

Bäuche sind nicht mehr modern – im Gegenteil: Wir tun alles, um sie loszubekommen. Doch noch schlimmer steht es um ihr Innenleben. Vor allem der Darm, eines der faszinierendsten und wichtigsten Organe des Körpers, ist zum Tabu-Thema geworden, ein Teil von uns, über den wir verschämt schweigen. Schon das Wort scheint uns anrüchig.

In der Apotheke drucksen wir herum, wenn wir Linderung gegen Hämorrhoiden suchen. Im Urlaub fürchten wir nichts mehr als ein unangemeldetes

Bauchgrimmen, das uns in das Abenteuer einer fremden Toilette zwingen könnte. Und wir riskieren lieber eine Verstopfung, als zu Besuch bei Freunden einem dringenden Verlangen nachzugeben. Dabei wusste schon Hippokrates (460–377 v. Chr.), dass eine richtige Verdauung die wichtigste Quelle unserer Gesundheit ist.

Anrüchige Historie

In der Antike waren die öffentlichen Latrinen noch Orte, an denen man sich ohne Scham zusammenfand und ganz nebenbei erfuhr, was es in der Stadt so alles an Neuigkeiten gab. Über Jahrhunderte waren die Menschen nur wenig zurückhaltend, wenn es um ihre Leibesmitte ging. »Aus einem verzagten Arsch kommt kein fröhlicher Furz!«, mahnte damals der Kirchen-Reformator Martin Luther (1483–1546) seine Anhänger.

Sein theologischer Gegner, Erasmus von Rotterdam (1466–1536), wies immerhin darauf hin, dass gewisse Anstandsregeln einzuhalten seien: »Es ist unhöflich, jemand zu grüßen, der gerade uriniert oder den Darm entleert«, betonte er oder empfahl: »Wenn die Winde beim Entweichen kein Geräusch machen, ist es am besten. Es ist aber gesünder, sie entweichen laut, als sie unter Zwang zurückzuhalten.« Jean-Jacques Rousseau (1712–1778) formulierte es etwas später schon philosophischer: »Der Leib hat so wie der Geist seine Bedürfnisse.«

Geschichte des Geruchs

»Der Geruchssinn vermag das Seelenleben mehr zu erschüttern als das Gehör oder das Gesicht«, behauptet der französische Historiker Alain Corbin, der eine viel beachtete »Geschichte des Geruchs« geschrieben hat. Das mag dazu beigetragen haben, dass mit dem Bevölkerungswachstum der einst so entspannte Umgang mit den Fäkalien verloren ging. Denn mit der Expansion der Städte, deren verwinkelte Gassen sich eng aneinander drängten, wurde die Geruchstoleranz auf eine harte Probe gestellt. Ende des 18. Jahrhunderts hatte der öffentliche Unrat auf den Straßen der europäischen Städte solche katastrophalen Ausmaße angenommen, dass Arme und Alte aus dem Volk rekrutiert wurden, um mit Schubkarren den Kot aufzusammeln. Doch die Lumpensammler, die aus den Abfallhaufen noch Nützliches auflasen, widersetzten sich lange dieser ersten öffentlichen Stadtreinigung.

Paris ließ schließlich öffentliche Latrinen bauen, damit die Armen ihr Geschäft nicht mehr in der Gosse verrichten mussten. Doch ansonsten blieben die gelassenen Franzosen weit hinter den englischen Hygienefanatikern zurück, die in ihren expandieren-

Bauchmassage für Schrei-Babys!

Wenn Babys viel schreien, handelt es sich oft um eine klassische Dreimonatskolik. Schuld daran ist meist die Ernährung der Mutter: Tierisches Eiweiß oder blähende Substanzen gehen direkt in die Muttermilch über und belasten den noch unreifen Darm des Säuglings. Das Gleiche gilt für Flaschennahrung. Verzichten Sie in diesem Fall eine Zeit lang auf diese Produkte oder kaufen Sie hypoallergene Babymilch.

Bei akuten Koliken hilft eine Bauchmassage: Streicheln Sie mit sanften, kreisenden Bewegungen den Bauch Ihres Babys und drücken Sie danach ein paar Mal seine Oberschenkel gegen den Bauch: Die Bewegung löst Blähungen. Anschließend das Baby auf den Bauch legen und sanft den Rücken massieren!

den Industriestädten die Schwemmkanalisation einführten und das »water closet«, das WC, erfanden. Galt es bis dahin durchaus als Volksbelustigung, sich zum Beispiel bei Karvenalsschlachten gegenseitig mit Kot zu bewerfen (auch der Adel kannte keine Scham: Sonnenkönig Ludwig XIV. empfing seine Untertanen, während er sich erleichterte), galten Ausscheidungen aller Art plötzlich als anrüchig: In dieser Zeit entwickelten sich jede Menge »unflätiger« Schimpfwörter, die wir auch im heutigen Alltag noch gebrauchen: Die menschlichen Exkremente, eben noch ein natürlicher Bestandteil des Lebens, werden plötzlich zu Schmutz.

Unflätige Sitten

Die neuen Hygienemaßstäbe, vom Bürgertum getragen, wurden aber auch gleich zum Symbol einer normierten Gesellschaft, gegen die sich eine rebellische jugendliche Avantgarde wehrte. Gustave Flaubert (1821–1880) zum Beispiel forderte als junger Schriftsteller einen Freund auf: »Kack in die Stiefel, piss aus den Fenstern, schrei Scheiße, lass den Dünnpfiff wässrig sein und die Fürze eisern ...« Und noch als älterer Mann lobte Flaubert den ungenierten Umgangston der Frauen, die körperliche Vorgänge ohne Scham ansprachen. Gleichzeitig wurden die menschlichen Exkremente zum Rohstoff der chemischen Industrie. Bei Paris entstand eine Fabrik zur Produktion von Ammoniak. Ein Industrieller plante einen riesigen Komplex zur Verwertung von Urin, den er »Ammoniapolis« nennen wollte.

Falsche Scham

Die Scham, die sich mit der Privatheit des bürgerlichen Zeitalters ausbreitete, hat die Geschäfte des Bauches aus dem öffentlichen Raum in die hygienische Abgeschiedenheit des neu erfundenen »water closet« verwiesen.

Was dabei seit dem späten 18. Jahrhundert nach kurzem Zwischenaufenthalt auf mehr oder weniger feinem Porzellan dezent weggespült werden konnte, fällt in modernen Toiletten meist direkt ins Wasser, um auch nicht mehr das geringste Aufsehen beim Toilettenbenutzer zu erregen. Dabei betonen Mediziner immer wieder, dass die Kontrolle des eigenen Kots zur täglichen Hygiene gehören sollte, da dieser viel über den eigenen Körper, seine Fitness und eventuelle Krankheiten aussagen kann.

Stattdessen ist die andere Seite des Essens in unserer Gesellschaft zum absoluten Tabu geworden. In Japan zum Beispiel entstehen horrende Wasserrechnungen, weil in den hellhörig gebauten Wohnungen etwaige Töne beim Abführen durch das Geräusch fließenden Wassers übertönt werden sollen. Eine digitale Klospülung, die diesen Vorgang nur imitiert und alle Nebengeräusche übertönt, ist zum Verkaufsschlager geworden.

Toilettengipfel

Selten findet der Vorgang der Verdauung so viel Aufmerksamkeit wie auf dem ersten weltweiten »Toilettengipfel«, der 2001 in Singapur versuchte, für das ungeliebte Thema eine größere Öffentlichkeit zu

Mensch aus Glas: *Das Deutsche Hygiene-Museum in Dresden produzierte 1930 den ersten »Gläsernen Menschen«, der bei der Einweihung des Hauses als eine Weltsensation gefeiert wurde. Die gläserne Figur gehört noch heute zu den zentralen historischen Exponaten des Museums.*

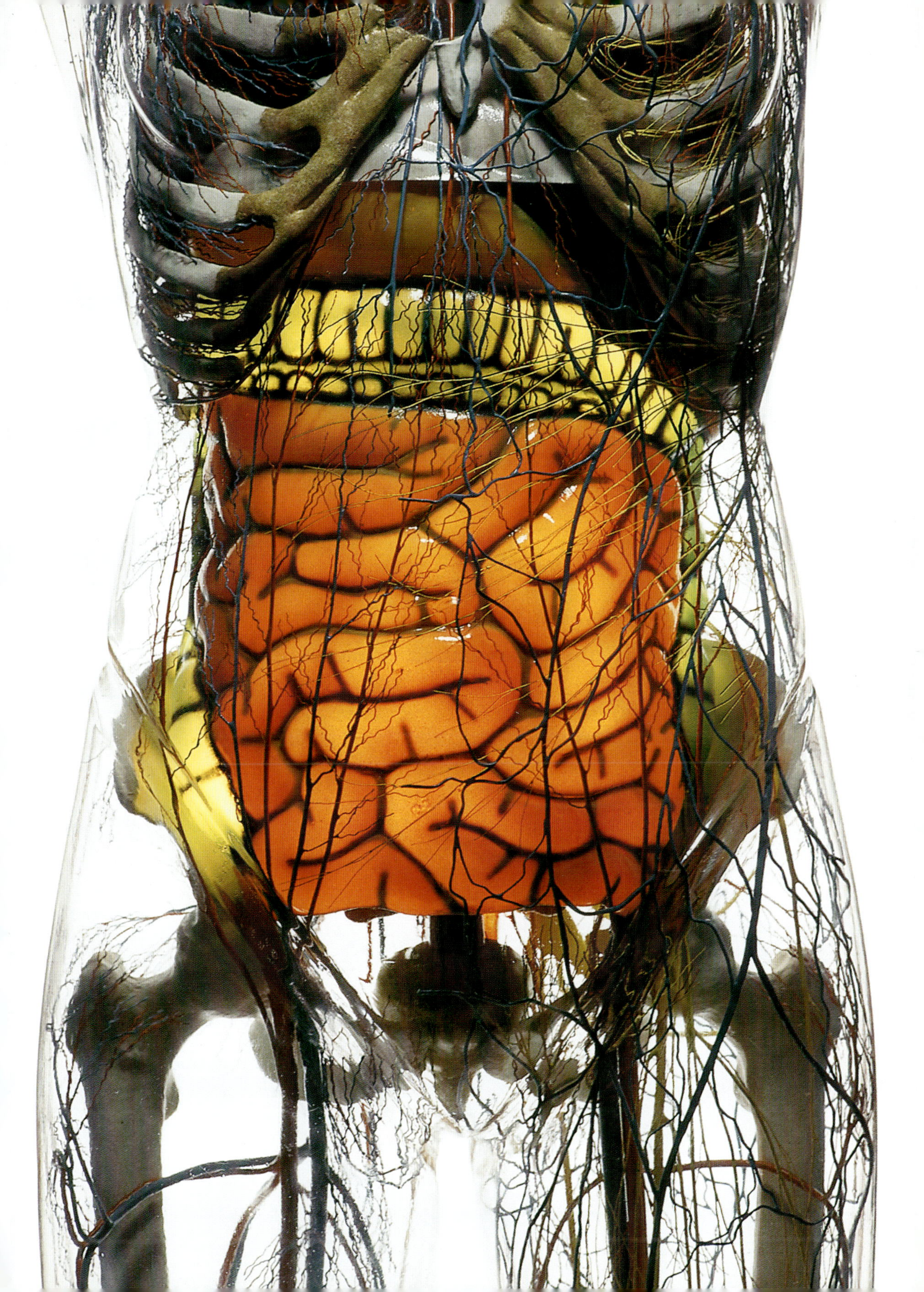

WISSENSWERTES, DAS VERBLÜFFT

Die Schleimhäute des Dünndarms messen – ausgebreitet – fast **200 Quadratmeter,** das ist ungefähr 100-mal mehr als unsere Hautoberfläche.

30 Tonnen Nahrung und über **50 000 Liter** Flüssigkeit passieren im Laufe eines durchschnittlichen Lebens den Körper.

Das Verdauungssystem ist so groß wie eine ausgewachsene Riesenschlange, etwa **8 Meter** lang.

Der Darm hat eine Geschichte: Er reift **in den ersten 3 Lebensjahren.** Dabei kann er wie die Psyche frühkindliche Schäden und Prägungen davontragen.

70 Prozent der Abwehrzellen sitzen im Darm. Das macht es auch so schwierig, ihn zu transplantieren: Der Empfänger stößt die ihm fremden Zellen ab.

Störungen im Darm wirken sich direkt auf **die Psyche** aus: Im Darm nachweisbar sind drogenähnliche Substanzen wie Dopamin, Opiate und Benzodiazepine, außerdem produziert er 95 Prozent des Stimmungshormons Serotonin.

Rund **100 Millionen** Nervenzellen sind in den Darmwänden zu einem Netz verflochten – mehr, als das gesamte Rückenmark besitzt.

Bei geschätzten 8 Minuten täglich verbringt ein Europäer im Laufe seines Lebens 3466 Stunden oder 144 Tage auf dem Klo.

Der Darm ist ein zweites Gehirn, das völlig eigenständig agiert: Er nimmt wahr, korrigiert und lernt.

40 Gramm Kohlenhydrate können bis zu 12 Liter Wasserstoff erzeugen. Der größte Teil wird von den Darmbakterien gleich wieder verbraucht.

Der Darm ist der Sitz der Intuition. Er merkt sich Empfindungen und meldet sie dem Gehirn. So steuert er auch das Gefühlsleben.

Wie schnell die Nahrung den Magen wieder verlässt, hängt unter anderem von ihrem Nährwert ab: 1,5 Kilokalorien pro Minute werden vom Pförtner durchgelassen.

Mitteleuropäer produzieren im Schnitt nur 100 bis 250 Gramm Kot, ein afrikanischer Bauer zum Beispiel das Doppelte oder Dreifache.

Billionen Bakterien leben im Dickdarm. Das sind 1600-mal mehr Lebewesen, als derzeit Menschen auf der Erde wohnen.

Wir essen 75 Prozent weniger Ballaststoffe als vor 100 Jahren. Unser Fleischkonsum hat sich verfünffacht.

erzielen. Doch hier standen weniger der Mensch und seine Gesundheit als vielmehr neue Technologien auf der Tagesordnung: Finnland zum Beispiel präsentierte eine ressourcenschonende, »naturnahe« Variante des Klosetts, Taiwan sorgte sich um die Erdbebensicherheit beim Abführen und Südkorea bemühte sich um den besonderen ästhetischen Anspruch des intimen Orts. Auch in Singapur wird übrigens jährlich das schönste Klo der Insel prämiert. Und jeder, der in diesem asiatischen Musterland nach dem Besuch einer öffentlichen Toilette nicht ordentlich abzieht, muss mit einer Geldstrafe von mehr als 300 Euro rechnen. Strenge Sitten.

Luxus und die Folgen

40 Prozent der Weltbevölkerung haben immer noch keine angemessenen sanitären Einrichtungen, mehr als drei Viertel davon leben in Asien. Allein in Indien suchen täglich rund 700 Millionen Menschen Erleichterung auf Äckern und an Mauern. Sie können sich die Scham nicht leisten, die Europäer befällt, wenn ihr Darm Bedürfnisse anmeldet.

Doch der verkrampfte Umgang mit dem täglichen Drang hat in den Industrieländern fatale Folgen: Millionen von Menschen leiden unter Problemen des Verdauungstrakts, weil sie sich zu wenig um das Wohlergehen des Darms kümmern.

Geschätzte 16 Millionen Menschen haben in Deutschland dauerhaft Verstopfung, ein wohl jedem bekanntes Leiden. Jeder vierte Betroffene ruiniert seine Gesundheit jedoch zusätzlich durch den chronischen Missbrauch von Abführmitteln und schwächt damit den Darm nachhaltig. Weitere 12 Millionen leiden unter gegenteiligen Beschwerden: häufigen Bauchschmerzen und Durchfällen, die durch einen »Reizdarm« verursacht werden – ein Symptom, das immer häufiger wird, ohne dass die genauen Ursachen lokalisiert werden können. 200 000 Menschen haben Morbus Crohn, eine chronische Erkrankung, die die Schleimhaut im Verdauungstrakt Stück für Stück zerstören kann. Die Zahlen dieser Darmerkrankungen steigen vor allem in den Industriestaaten unaufhörlich weiter an.

Jeder dritte Deutsche hat demnach ein Problem mit seiner Verdauung und seinem Darm, doch obwohl so viele Menschen darunter leiden, sprechen nur die wenigsten darüber. Das kann sogar tödliche Folgen haben. Denn lediglich 28 Prozent aller Frauen und bloß 17 Prozent der Männer nutzen die angebotenen Möglichkeiten von Krankenkassen und Medizinern für eine Vorsorgeuntersuchung.

Risiko Krebs

Darmkrebs, inzwischen nach Lungenkrebs (bei Männern) und Brustkrebs (bei Frauen) die zweithäufigste der tödlichen Tumorarten, lässt sich durch regelmäße Vorsorgeuntersuchungen ganz verhindern oder zumindest in einem frühen Stadium heilen. Allein in Deutschland erkranken dennoch jährlich 57 000 Menschen neu an diesem tückischen Tumor. 30 000 davon sterben, weil der Tumor im Darm zu spät entdeckt wurde.

***Die Bauchhöhle** wird von den Organen des Verdauungssystems ausgefüllt: Aus dem Magen kommt die Nahrung in den langen, gewundenen Dünndarm, wo sie mit Säften von Galle und Bauchspeicheldrüse zerlegt wird. Im folgenden Dickdarm, der sich rundherum legt, werden die Reste von Billionen von Bakterien verarbeitet und der Kot auf dem Weg zum After eingedickt.*

Das kann nur daran liegen, dass wir dieses lebenswichtige Organ aus unserem Bewusstsein verdrängt haben und uns viel zu wenig darum kümmern. Falsches Essen (vor allem zu viel Fleisch), Stress, Medikamente und die verschiedensten Gifte schlagen sich nicht nur auf den Magen, sondern auch auf den Darm mit seinen sensiblen Schleimhäuten.
Schließlich ist es die zentrale Aufgabe des Darms, die Vielzahl der Stoffe, die wir täglich aus der Umwelt aufnehmen und mit denen wir in Kontakt kommen, zu zerlegen, zu sichten, weiterzuleiten und auszusortieren. Wenn dieses lebensnotwendige Organ nachlässt, vergiftet sich der Organismus mit seinen eigenen Stoffwechselprodukten.

Vielzahl von Signalen

Mit kaum einem anderen Teil des Körpers stehen wir in so innigem Kontakt: Wir füttern den Darm täglich und bekommen hautnah jede seiner Verstimmungen zu spüren. Und doch ignorieren wir konsequent tagaus, tagein die Vielzahl von Signalen, die er uns ununterbrochen schickt.

DAS VERDAUUNGSSYSTEM

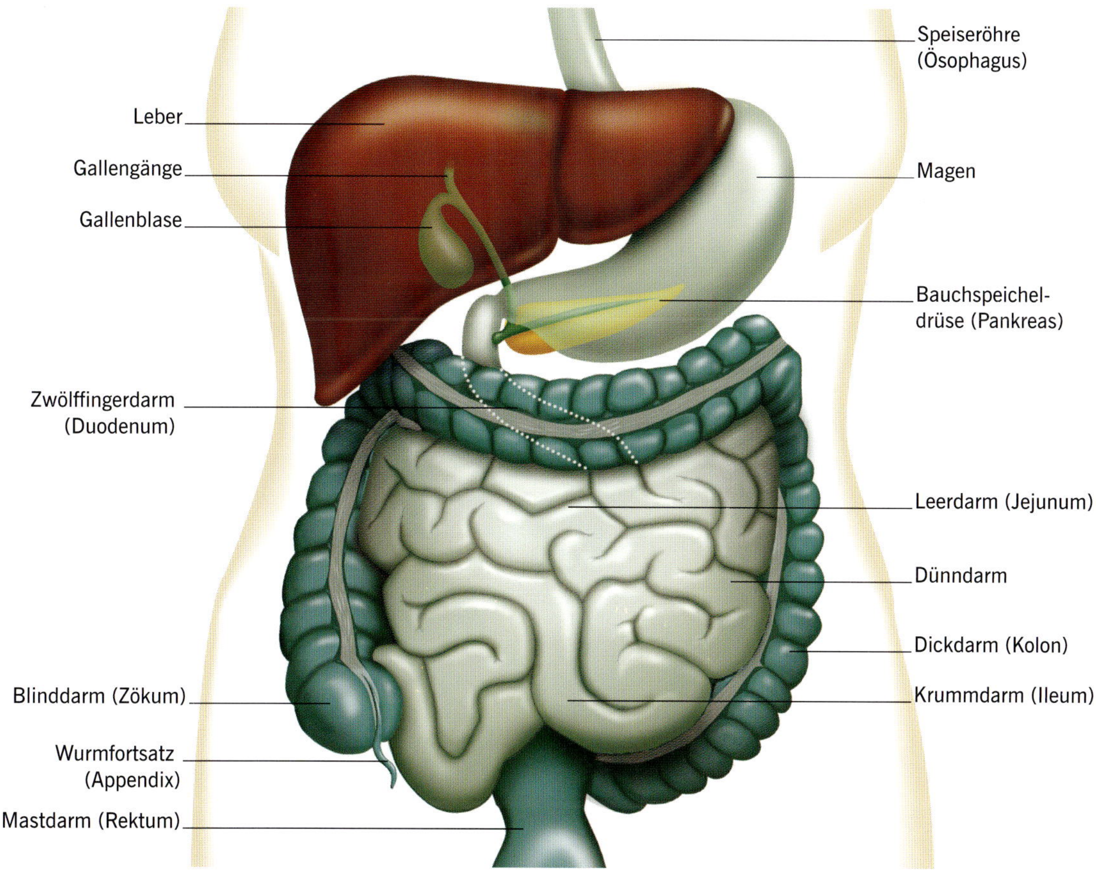

Vielleicht ist uns das Eigenleben unheimlich, das der Darm führt. Denn von dem Moment des Schluckens an funktioniert unsere gesamte Verdauung ganz ohne unseren Kopf und lässt sich von uns willentlich kaum mehr beeinflussen.

Solchermaßen beiseite geschoben verdrängen wir auch die lebenswichtige Rolle, die der Darm in unserem täglichen Leben spielt. Wir sehen in ihm nur eine Art anrüchige Müllabfuhr und verkennen das wundersame Werk der Verwandlung, das er in unserem Körper leistet, Tag für Tag, ein Leben lang.

Essen am Fließband

Wenn wir mehr auf unseren Darm hörten, würden wir dann nicht anders essen? Nicht nur die Qualität unserer Lebensmittel hat sich verändert, sondern auch der Vorgang des Essens: Im Zeitalter von Fast Food und Mikrowelle ist Essen für viele Menschen ein unbewusster Akt geworden, eine Art Reflex wie das Schlucken selbst, mehr ein Abfüllen als ein Auftanken, mit vorgefertigten Versatzstücken aus Eiweiß, Fett und Kohlenhydraten. Eine Art innere Fließbandproduktion, die sich von ihrem Zweck, uns Kraft und Wärme zu spenden, im Laufe der Zeit weit entfernt hat.

Alchemie des Lebens

Dass dieser Zusammenhang aus unserem Bewusstsein verschwunden ist, hat fatale Folgen. Uns macht das Essen krank: Fast jedes zweite Leiden – das wissen wir heute – ist ernährungsbedingt. Nahezu alle Volkskrankheiten wie Gicht, Herzinfarkt, Allergien, aber auch degenerative Hirnerkrankungen und vor allem Krebs haben zumindest eine ihrer Wurzeln in der Zivilisationskost.

Von unserer Nahrung sehen wir nur das, was wir in unseren Mund hineinstecken, und wir schauen weg von dem, was davon übrig bleibt. Dabei passiert auf dem Weg vom Schlund bis zum Ausgang des Darms das, was sämtliche Lebensfunktionen überhaupt erst möglich macht: Aus einem Blumenkohl, einem Brötchen, einem Steak oder einem Glas Orangensaft werden Milliarden von Molekülen – Fett für die Hüllen der Nerven, Zucker für die Zellen und Proteine, die »Maschinen« unseres Organismus.

Learning by doing

Mehr als 50 000 Liter Flüssigkeit und rund 30 Tonnen der unterschiedlichsten Nahrung werden im Laufe eines durchschnittlichen Lebens konsumiert und im Darmlabor schließlich verarbeitet, aufgeschlossen und umgewandelt.

Nur ganz langsam, Schritt für Schritt kommt die Ernährungswissenschaft den Geheimnissen dieser Lebens-Alchemie auf die Spur. Jahrtausendelang wussten unsere Vorfahren nur aus Erfahrung, dass und was sie essen mussten. Learning by doing – was sie nicht umbrachte, machte sie stärker.

Erst seit wenigen Jahren beginnen wir zu verstehen, was eigentlich bei der Verdauung in unserem Körper vor sich geht und welche Rolle die einzelnen Bausteine der Nahrung spielen.

***Unter Verdauungsstörungen** hat jeder schon einmal gelitten. Kritisch werden sie erst, wenn sie chronisch werden oder sich dahinter eine richtige Darmkrankheit verbirgt. Anhaltende Probleme sollten deshalb unbedingt ärztlich abgeklärt werden. Richtige Ernährung und Bewegung sind die Grundvoraussetzung für einen gesunden Darm. Besonders wichtig: viel trinken!*

WENN DER BAUCH WEHTUT

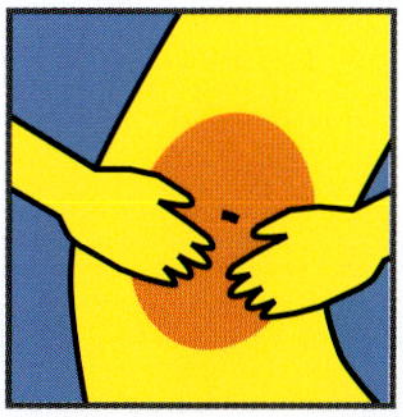

Reizmagen: Jeder Dritte hat schon einmal über unklare Schmerzen im Oberbauch geklagt – Magendrücken, Krämpfe und Völlegefühl, die durch eine Verdauungsstörung hervorgerufen wurden. Fettes oder spätes Essen, Stress, aber auch ein Enzymmangel können verantwortlich sein. Manchmal können beim chronischen Verlauf auch Helicobacter-Bakterien im Magen vorhanden sein, die im Verdacht stehen, Krebs auszulösen; sie können mit Antibiotika abgetötet werden.

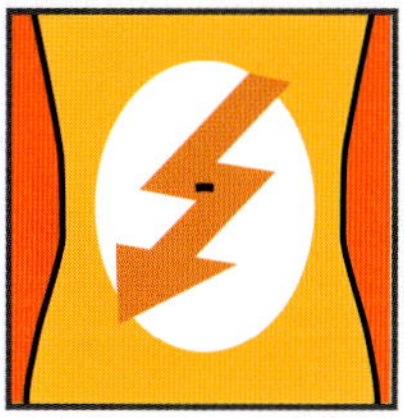

Reizdarm: Jeder fünfte Bewohner eines Industrielandes leidet unter unterschiedlich schweren Symptomen eines Reizdarms (»irritable bowel syndrome«). Patienten mit dieser Krankheit spüren vermehrt alles, was in ihrem Darm vorgeht. Die Ursache könnte im Kopf liegen: Während bei Darmreizen im Gehirn eines Gesunden die Wahrnehmung unterdrückt wird, aktivieren sie bei den Betroffenen eine Hirnregion. Das verursacht Schmerzen, aber auch Krämpfe, Übelkeit, Durchfälle und Verstopfung.

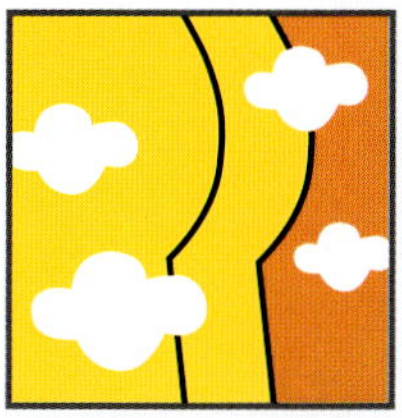

Blähungen: Übermäßige Gasentwicklung im Darm ist keine Krankheit. Die lästigen Blähungen hängen davon ab, was gegessen wird (ballaststoffreiches Gemüse wie Hülsenfrüchte, Kohl), aber auch, wie die individuelle Mikroflora beschaffen ist. Blähungen können jedoch ebenso ein Zeichen dafür sein, dass die Verdauung nicht richtig funktioniert und Essensreste Faulgase entwickeln. Dann hilft eine Umstellung der Nahrung und der Essgewohnheiten.

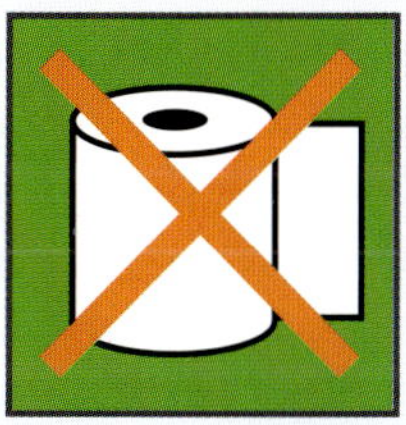

Verstopfung: In Deutschland können jede dritte Frau und jeder sechste Mann nicht regelmäßig abführen. Ursachen sind vor allem zu wenig Bewegung, zu wenig Flüssigkeit und eine ballaststoffarme Ernährung. Auch Stress, Ortswechsel, bestimmte Medikamente und ein unregelmäßiger Tagesrhythmus können sich negativ auswirken. Rund ein Viertel der Betroffenen nehmen dauerhaft Abführmittel, die meist die Schleimhaut des Darms reizen und ihn langfristig lähmen.

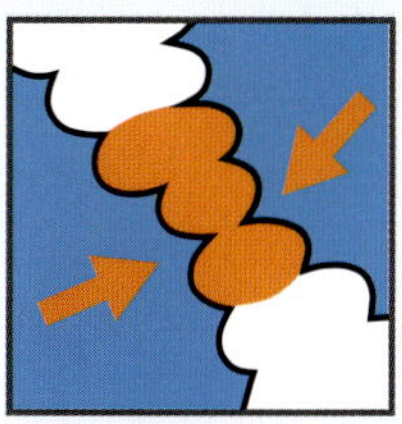

Entleerungsstörungen: Sie führen dazu, dass Menschen viel Zeit auf der Toilette verbringen, weil sie beim Entleeren besonders lange pressen müssen. Die Ursache dafür kann ein Fehlen bestimmter Nervenzellen am Ende des Dickdarms sein (Morbus Hirschsprung), was seine Bewegung beeinträchtigt und die Stuhlpassage behindert. Sie kann aber auch psychisch sein. Von der lästigen Darmblockade betroffen sind überwiegend Frauen.

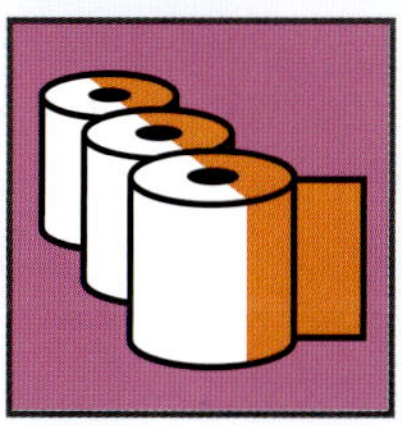

Durchfall: Wenn der Darm nicht richtig funktioniert, entzieht er dem Speisebrei zu wenig Wasser und entleert sich dadurch rascher. Daran können verdorbenes Essen und Krankheitskeime schuld sein, aber auch bestimmte Medikamente (Antibiotika, Eisenpräparate, Chemotherapie) oder Nahrungsmittelallergien. Durchfall entzieht dem Körper auch wichtige Mineralstoffe. Er sollte deshalb nicht länger als 1 bis 2 Tage anhalten. Für Kinder kann massiver Durchfall gefährlich werden.

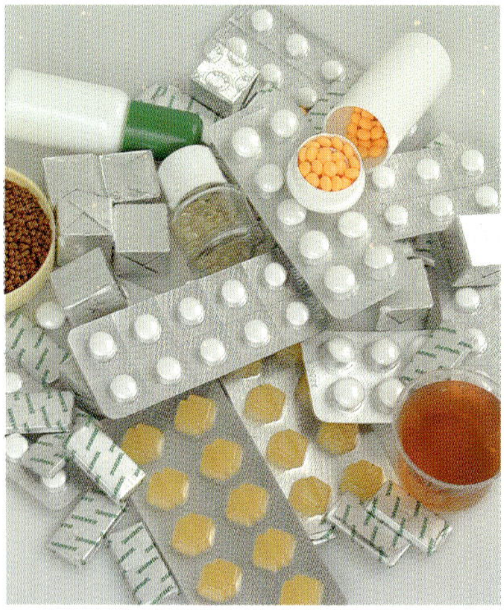

16 Millionen Menschen in Deutschland leiden unter Verstopfung. Frauen sind doppelt bis dreimal so häufig betroffen wie Männer. Im Alter verschlimmern sich die Beschwerden. Rund ein Viertel der Betroffenen nehmen mehrmals wöchentlich oder sogar täglich Abführmittel. Allein für rezeptfreie Mittel wurden 2001 rund 500 Millionen Mark (mehr als 255 Millionen Euro) ausgegeben. Dabei sollten Abführmittel nur ausnahmsweise und nie über einen längeren Zeitraum eingenommen werden: Sie beeinträchtigen den Stoffwechsel so, dass der Stuhlgang von alleine bald nicht mehr funktioniert. Auf diese Weise kann man von Abführmitteln abhängig werden.

Eintritt in den Körper

Das Universum des Darms ist ständig im Fluss, keine Sekunde gleicht der anderen. Stimmungsschwankungen, Fressanfälle oder Infekte wirken sich sofort auf sein Innenleben aus. Die riesigen Bakterienkolonien verändern innerhalb von wenigen Stunden ihr Sozialleben – mit enormen Folgen. Hormone werden anders in unserem Körper umgesetzt, das Immunsystem und die Psyche spielen verrückt, fremde Keime breiten sich im Organismus aus. Erbgut, also das Genmaterial aus den Zellen der Nahrungsmittel, wird nicht ordentlich zersetzt, sondern wandert ziellos durch unseren Körper.

»Der Darm ist die Wurzel des Menschen.«

Dr. med. F. X. Mayr, Naturheilmediziner

Das wirft viele Fragen auf, wenn es zum Beispiel um Gentechnik – die gezielte Veränderung des Erbguts – in Lebensmittel geht: Kann eine fremde Erbinformation auf Darmbakterien übergehen und uns so unempfindlich gegenüber lebensrettenden Antibiotika machen? Wie kommen die Prionen aus BSE-Fleisch aus dem Darm in das menschliche Gehirn? Woher weiß der Körper, was ihn nährt oder ihm schadet? Wenn wir uns falsch ernähren, fanden Genetiker heraus, könnte das nicht nur uns selbst, sondern auch unseren Nachkommen schaden: Ersten Studien zufolge beeinflusst ungesundes Essen schon innerhalb von 2 Generationen die Gene. War der Großvater als Kind dick, steigt das Risiko der Enkelkinder, später an Diabetes zu erkranken. Der Darm spielt bei der Veränderung des Erbguts wohl eine größere Rolle, als bisher bekannt war.

Sensor der Gefühle

Doch der Darm sorgt auch für unser Wohlbefinden – nicht nur, indem er eine wichtige Rolle im körpereigenen Immunsystem und bei der Abwehr von Krankheiten spielt. Er beeinflusst direkt unsere Psyche: über zahlreiche Botenstoffe, die im Darm synthetisiert und gelagert werden – neben dem »Wohlfühlhormon« Serotonin auch andere psychoaktive Stoffe wie Dopamin, Opiate, Benzodiazepine und Cannabinoide. Kleine Kinder sind der lebende Beweis für diese zentrale Rolle des Darms: »Mein

Bauch tut so weh!« Wenn sie Schmerzen oder Kummer haben, nennen sie stets zuerst den Bauch, auch wenn die Ursachen ganz andere sind.

Sitz der Seele

In den ersten Lebensjahren wird über den Darm die psychosomatische Struktur eines Menschen geprägt. In dieser Zeit wird schon festgelegt, wie er auch als Erwachsener noch auf Stress, Belastungen und Enttäuschungen reagieren wird. Satte Zufriedenheit oder nervöse Verkrampfung, der Bauch ist und bleibt ein Leben lang ein sensibler Sensor für alles, was auf oder in uns eindringt.

So füttern wir täglich mit dem Darm nicht nur unseren Körper, sondern auch unsere Seele: So wie Essen Sehnsüchte befriedigt, Kraft gibt und gute Laune macht, so schlägt vieles von dem, was wir täglich »schlucken müssen«, auf das zentrale Nervengeflecht in unserer Mitte und damit auch auf das Gemüt. Prüfungsstress und Trennungsleid bringen das Kraftfeld in unserem Zentrum genauso in Unordnung wie die erste Liebe mit den berühmten »Schmetterlingen im Bauch«.

Die Fliege im Bauch

Ein antiker Mythos erzählt, dass Zeus als junger Gott seine Vorherrschaft im Olymp dadurch sicherte, dass er Metis, die Göttin des Maßes, überlistete. Er forderte die Rivalin auf, ihre legendären Zauberkünste zu beweisen. Metis ließ sich provozieren und verwandelte sich in Windeseile in eine Fliege. Prompt wurde das Insekt von Zeus verschluckt und damit besiegt. Doch die Göttin hat er damit nicht vernichtet: Seitdem weissagt sie aus Zeus' göttlichem Bauch heraus.

Diese Geschichte zeigt, dass Weisheit, die aus dem Bauch kommt, die älteste Weisheit der Welt ist. Entwicklungsgeschichtlich hat sich das Nervensystem der Mitte vor dem Gehirn entwickelt. Verdauen war der erste Schritt des Lebens: Das Gehirn wurde

Bei Beschwerden zum Arzt gehen!

Achten Sie auf Ihren Bauch und nehmen Sie Warnzeichen nicht auf die leichte Schulter. Dazu gehört auch, Ihren Stuhl nicht einfach wegzuspülen, sondern täglich wahrzunehmen: Verändert er seine Konsistenz? Wie reagiert er auf bestimmte Nahrungsmittel? Ist er hart oder weich?

Bei folgenden Symptomen sollten Sie unbedingt die Ursachen abklären lassen:

Bleistiftdünner Kot zeigt eine Verengung des Darms durch Polypen oder andere Verwachsungen an.

Blut, das dem Kot aufliegt, kann aus dem Dickdarm stammen. Zeigt auch das Toilettenpapier Spuren, handelt es sich vermutlich um Hämorrhoiden. Trotzdem: unbedingt mit einem Arzt besprechen!

Bauchschmerzen, die keine klare Ursache (Menstruation, Darmgrippe) haben, müssen immer vom Arzt abgeklärt werden. In Verbindung mit Fieber, Erbrechen und Druckempfindlichkeit kann es sich um einen entzündeten Blinddarm handeln.

Verstopfung und Durchfall sind dann ein Warnsignal, wenn sie länger als 3 Tage anhalten, ebenso alle andauernden Störungen der Stuhlgewohnheiten.

Lange Presszeiten beim Stuhlgang könnten auf eine Störung der Darmbewegung hindeuten.

Gewichtsverlust ohne erkennbare Ursachen, Appetitlosigkeit oder Eisenmangel könnten Zeichen einer chronischen Darmentzündung sein.

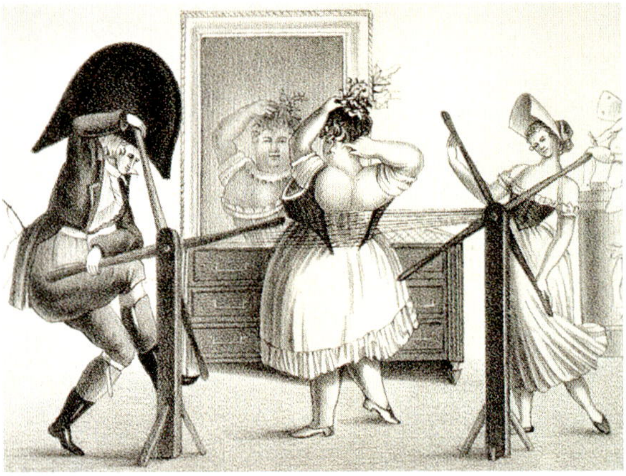

Wespentaillen bei den Damen wurden bisweilen mithilfe absurder Geräte erzeugt. Nach der hoch sitzenden Taille des Mittelalters, die Schwangerschaft idealisierte, mussten vornehme Frauen jahrhundertelang ihre Leiber in Korsetts einschnüren. Dies führte zur Beeinträchtigung der inneren Organe. Die »sens ventre« (ohne Bauch)-Mode hielt sich bis 1910, als bequeme Reformkleider und knabenhaftes Aussehen bei den Frauen in Mode kamen.

erst gebraucht, als es darum ging, die Beutesuche zu optimieren. Die beiden Zentren kooperieren aber miteinander: So trifft der Darm auch heute noch viele unserer Entscheidungen.

Sitz der Intuition

Der Bauch ist, so zeigt auch die moderne Wissenschaft, der Sitz der Intuition. Die Mitte informiert den Kopf, umgekehrt lässt sie sich jedoch von der Zentrale im Kopf nur wenig sagen: Weit mehr Nervenstränge führen von der Mitte unseres Körpers aus zum Gehirn als wieder zu ihr zurück.

Immer mehr unserer angeblich so logischen oder rationalen Entscheidungen und Urteile in Politik, Wirtschaft und Wissenschaft werden heute von der Wissenschaft als intuitiv enttarnt – wir fällen sie »aus dem Bauch heraus«.

Die Mitte aktivieren

Lohnt es sich da nicht, der verdrängten Leibesmitte wieder mehr Platz in unserem Leben einzuräumen? Anstatt Essen und Verdauung ständig nur dem hektischen Kalender des Alltags unterzuordnen, sollten wir unserem Darm wieder mehr Aufmerksamkeit widmen, ihm Gutes tun, ihn hegen und ihn pflegen. Dazu gehören neben bewusster Ernährung auch ausreichend Bewegung, aber auch Zeit zur Entspannung sowie eine Vielzahl von Techniken und Therapien, die den Darm wieder aktiv und lebendig machen. Denn nur, wenn wir auch als Erwachsene auf unseren Bauch hören, können wir etwas von dem wonnigen Urgefühl der Windelzeit bis ins hohe Alter bewahren.

»Essen hält Leib und Seele zusammen.«

Volksmund

Besonders wichtig für unsere Gesundheit ist, dass der Darm und alles, was mit ihm verbunden ist, nicht länger mehr Tabu-Thema sein darf. Das heißt ganz konkret: Nicht mehr weghören, wenn es im Bauch grummelt. Nicht mehr schweigen, wenn der Darm Probleme macht. Nicht mehr wegschauen, wenn es um unseren Kot geht. Schließlich handelt es sich dabei nur um einen Haufen abgestorbener Bakterienmasse mitsamt den Überresten der letzten Mahlzeiten. Dieser Haufen verrät mindestens so viel über unser Befinden wie unser eigenes Aussehen.

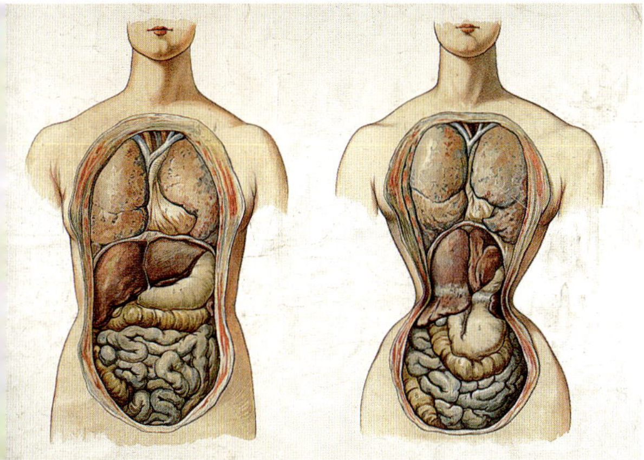

Die Hektik unseres Lebensstils, die permanente Anspannung der Nerven bei gleichzeitiger Unbeweglichkeit des Körpers, wirkt sich besonders auf den Darm und damit unser Wohlbefinden aus.
Wer keine Zeit hat, isst falsch oder zumindest zu schnell. Wer immer unterwegs ist, kann den Rhythmus nicht einhalten, an den sich der Körper gewöhnt hat. Wer sich maximal eine halbe Stunde am Tag intensiv bewegt, wie die meisten Schulkinder und viele, die den ganzen Tag am Schreibtisch verbringen, legt auch sein Inneres lahm.

Respekt für die Rhythmen

Sich mit dem Darm zu beschäftigen bedeutet demnach mehr, als nur auf eine regelmäßige Verdauung zu achten und für sie zu sorgen. Auch der Lebensstil spielt eine Rolle: Wenn unser Körper permanent im Stress ist, wird seinem Inneren das Blut entzogen und in die Außenregionen gepumpt – um den archaischen Fluchtmechanismus zu ermöglichen, der Stress-Signalen zugrunde liegt.
Fehlt wiederum die körperliche Aktivität, um den Stress zu kompensieren, leidet die Muskelaktivität des Darms. Die Blutgefäße, die die Muskulatur des Darms versorgen, verkümmern. Das alles verlangsamt die Darmbewegungen und behindert die Produktion von Verdauungsenzymen – unerlässliche Lebensgrundlagen unseres Stoffwechsels.
Gesunde Ernährung allein reicht also nicht, um den Körper zufrieden zu stellen. Der Darm muss vital sein, wenn die Nährstoffe und ihre Abbauprodukte am Zielort ankommen sollen.
Ein faszinierender Kosmos, der da im Dunkeln unseres Bauches verborgen liegt und nur ab und zu leise gluckernde oder knurrende Geräusche von sich gibt. Lassen Sie sich in seine weitläufigen Labyrinthe entführen und folgen Sie den verschlungenen Windungen, die nicht selten über unser Schicksal bestimmen. Spüren Sie Ihre Mitte – entdecken Sie Ihren Bauch wieder als die Quelle Ihres persönlichen Wohlbefindens.

Tiefes Atmen entspannt den Bauch!

Heute sind die Bäuche nicht mehr durch Korsetts, aber immer noch durch Gürtel, enge Hosen und Röcke sowie langes Sitzen eingeengt. Mit folgender Yoga-Übung können Sie auch im Büro Ihren Bauch entspannen und ihm etwas Gutes tun:
Setzen Sie sich in bequemer Haltung mit gerader Wirbelsäule auf einen Stuhl. Entspannen Sie Ihre Schultern. Atmen Sie nun langsam durch die Nase ein und drücken Sie dabei den Bauch nach außen. Beim Ausatmen darf er wieder in die Ruhestellung zurückkehren. Machen Sie diese Übung 3 bis 5 Minuten lang. Sie werden spüren, wie Ihre Anspannung nachlässt und Sie innerlich ruhig werden.

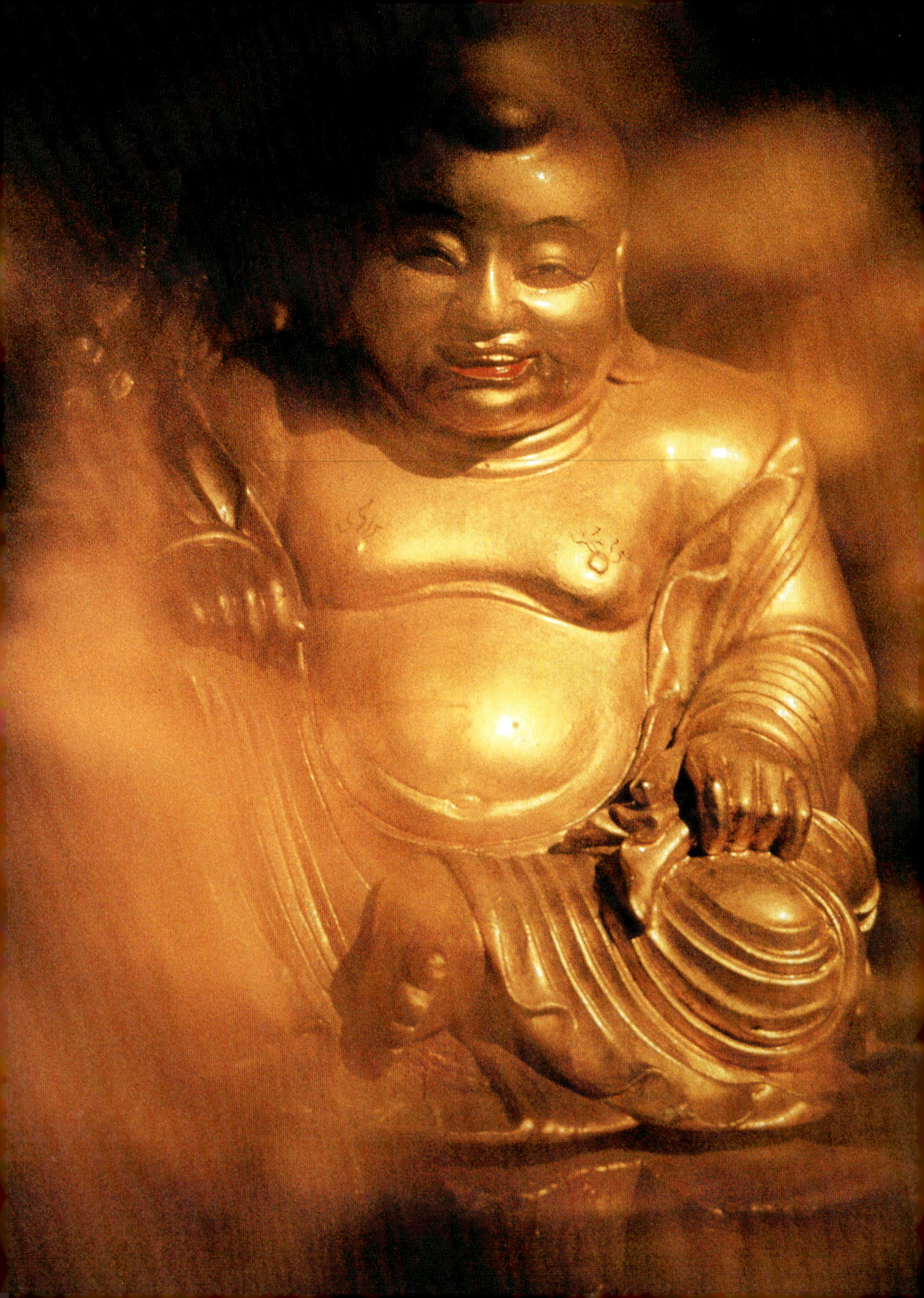

Sitz der Seele

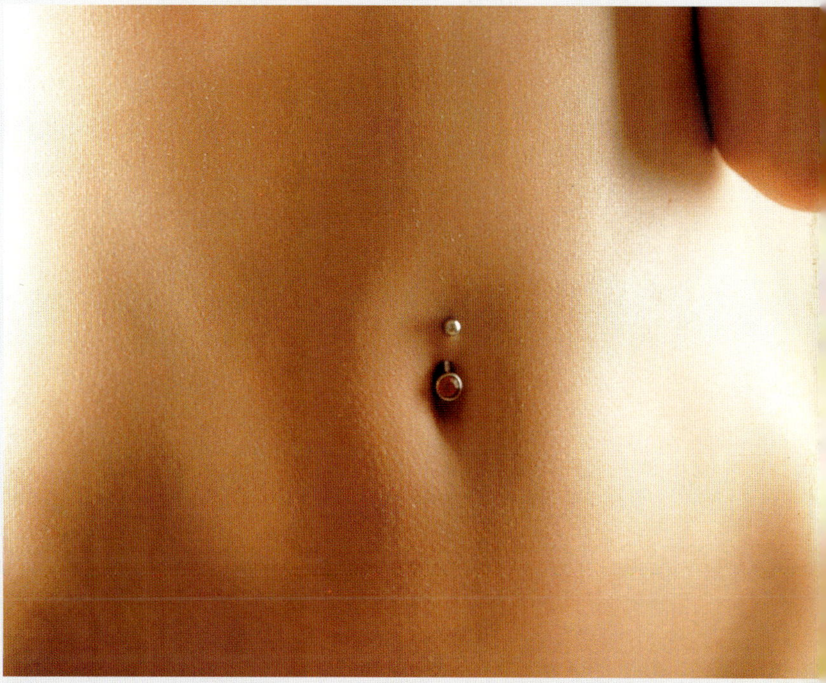

Maitreya, der lachende **Buddha**, lässt sich gerne seinen imposanten nackten Bauch streicheln – die Berührung bringt Glück. In den Kulturen Asiens genießt die »geehrte Mitte« große Wertschätzung, sie gilt als Sitz der **Seele**. Die Achtung vor dem Bauch spiegelt sich auch in den antiken Heilsystemen wider: Er wird von Säften und Dämpfen durchzogen, die zentral für die Lebenskraft sind. Die westliche Kultur entdeckt den **Bauch** gerade erst wieder – als Blickpunkt für Mode und Medizin.

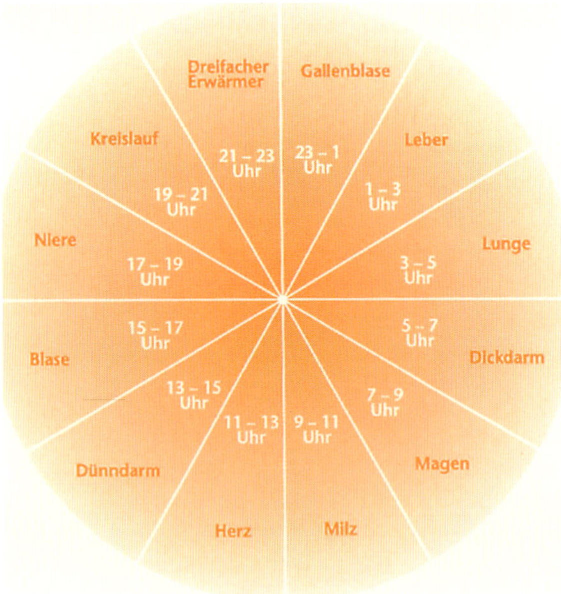

In der chinesischen Medizin werden periodische Schwankungen von Körperfunktionen beobachtet, die durch äußere wie innere Faktoren beeinflusst werden. Sie werden hier auf einer Organuhr dargestellt, die für die Akupunktur von Bedeutung ist. Um eine möglichst große Wirkung zu erzielen, sollten die Organe nämlich in ihrer aktiven Phase behandelt werden. Der Dickdarm zum Beispiel ist zwischen 5 und 7 Uhr morgens am aktivsten, der Dünndarm zwischen 13 und 15 Uhr. Später flacht die Energie des Darms bis fast zur völligen Ruhe ab. Danach sollte sich auch das Essverhalten richten.

»Lasst dicke Männer um mich sein« – dieser Satz, mit dem der römische Feldherr Caesar (100–44 v. Chr.) einen Senat ohne Verräter beschworen haben soll, ist ein berühmtes Beispiel für die Wertschätzung, die Bäuche in früheren Gesellschaften genossen haben. Wer einen Bauch hatte, galt nicht nur als friedlich, sondern auch als wohlhabend, zufrieden und von den Göttern begünstigt. In der modernen westlichen Gesellschaft haben Bäuche jede Anziehung verloren – unter anderem, weil wir inzwischen wissen, dass entgegen Cäsars Einschätzung auch Diktatoren und Verschwörer zu Korpulenz neigen, vor allem aber wegen der negativen gesundheitlichen Auswirkungen: Bauchfett ist wegen seiner hohen Stoffwechselaktivität ein Risikofaktor für Blutgerinnsel, Herzinfarkt oder Schlaganfall.
Doch hinter dem positiven Bild vom Bauch früherer Kulturen verbarg sich nicht nur die Anerkennung des Wohlstands, der damit verbunden wurde, es verbarg sich dahinter mehr: die Wertschätzung der »Mitte«.

Glücksbringer Bauch

Maitreya, der lachende Buddha, lässt sich gerne seinen imposanten nackten Bauch streicheln. Die Berührung bringt all jenen Glück, die in chinesischen Klöstern die Halle der 4 Himmelskönige aufsuchen, wo Maitreya traditionell seinen Platz hat.
In China gilt die Bauchgegend als die »geehrte Mitte«. In Japan heißt sie Hara – das Zentrum der geistigen und körperlichen Kraft eines Menschen –, der Sitz seiner Seele. Das Sinnbild des Bauchs dient dort sogar dazu, Menschen zu charakterisieren: Ein »Mann mit Bauch« ist eine gefestigte Persönlichkeit, einer »ohne Bauch« oder jemand, der »mit dem Bauch noch nicht fertig ist«, weist auf einen aus dem Lot gekommenen oder noch unsicheren Menschen hin. Ein besonders dramatischer Aspekt dieser japanischen Kulturbetrachtung ist auch Europäern bekannt: das Hara-Kiri, die ehrenvolle Selbstentleibung der Samurai (japanische Adelsklasse). Dabei mussten sie sich in sitzender Haltung lang-

sam den Bauch aufschlitzen. Das größte Lob aus japanisch-chinesischer Sicht ist es, »einen großen Bauch« zu haben: Das bedeutet nicht, dass er dick ist, sondern dieser Mensch hat eine Mitte, spirituell wie körperlich.

Der »Rechte Weg«

Auch in der Medizin Chinas hat diese Mitte einen hohen Stellenwert. Trotzdem war auch in der antiken chinesischen Medizin Völlerei schon als Krankheitsursache bekannt. Das Wort »xiaoke« bedeutete »Zerfließen und Durst« und wurde als Konsequenz des langfristigen Verzehrs von fetten und süßen Speisen erkannt: ein Hinweis auf den ständigen Durst derjenigen, die aufgrund falscher Ernährung an Diabetes litten. Dieses Symptombild ist typisch für die klassische chinesische Medizin: Sie wusste zwar viel über das detaillierte Krankheitsgeschehen, sah aber keine Notwendigkeit darin, Veränderungen an einzelnen Organen zu beschreiben. Entsprechend ist das Wissen um die Krankheitsprozesse im Darm dort auch nur Teil eines weiter reichenden Körperverständnisses. In der frühen Han-Dynastie (2.–1. Jh. v. Chr.) wurde ein Teil der Organsysteme des Körpers in 5 Kraftzentren, die »Speicher« (Lunge, Herz, Milz, Leber, Niere), gegliedert. Dünndarm und Dickdarm sowie Magen und Galle oder die Harnblase wurden den »Verwaltungseinheiten« zugeordnet.
Analog zur sich verändernden Ordnung des Kaiserreichs wurden in späteren Jahrhunderten die Organsysteme neu strukturiert: Das Herz wurde mit einem Minister verglichen, die Lungen mit Rechtsorganen in Verbindung gebracht und der Magen mit Beamten gleichgesetzt, die für die Verteilung des öffentlichen Speichers zuständig sind. Dem Dickdarm kam nun die Rolle zu, den »Rechten Weg des Lebens« zu befürworten und die Veränderungen der physischen Substanz zu bewirken.

Ernährung als Medizin

Ernährung galt stets als wesentlicher Teil der Lebensführung – und damit sah man in ihr auch eine Wurzel von Krankheit oder Gesundheit. Schon vor über 3000 Jahren wurden ausführliche Anleitungen zur Nahrungsmitteltherapie verfasst: Vor allem Speisen mit intensiverem Geschmack und stärkerer Würzung galten in China als Arzneien.

***Die europäische Medizin** erforschte seit der Renaissance das Innere des Menschen mithilfe des Sezierens. Damals wurden die Schriften der Antike wiederentdeckt, meist in arabischer Übersetzung. Hippokrates (460–377 v. Chr.) und Galen (129–199 n. Chr.) hatten dem Darm eine besonders wichtige Rolle für den Erhalt der Gesundheit zugeschrieben. Sie verordneten Diäten zum Abführen und Reinigen. Ihre Lehren hatten mehr als 1000 Jahre Gültigkeit, bis Paracelsus dagegen rebellierte.*

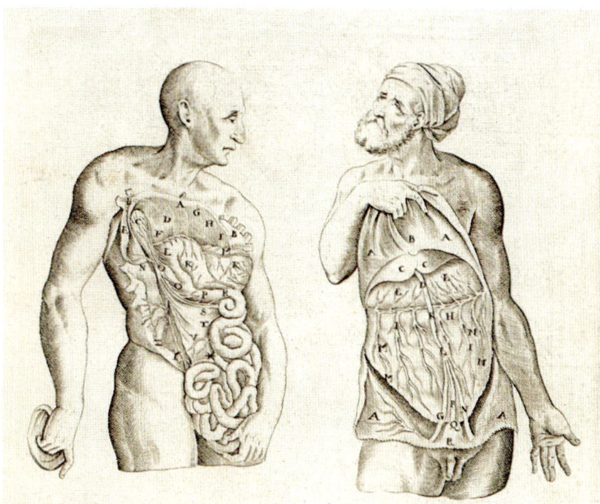

Das eigentliche Ziel der chinesischen Medizin ist jedoch nicht die Behandlung, sondern die Vorbeugung – heute als Prävention bezeichnet. Eine ausgewogene Lebensführung stand deshalb im Zentrum ihres Denkens. Man achtete auf Körper und Seele: Selbst leichte Störungen, so wusste man, wanderten unbehandelt im Körper weiter und verschlimmerten sich im Laufe der Zeit.

Geheimnisvolle Kraft

Eine wichtige Rolle spielt dabei das Qi, eine Kraft, die mit dem europäischen Begriff »Energiefluss« nur unzureichend beschrieben ist. Es meint Luft und zugleich Hauch, Dampf, Äther, Energie, Temperament, Kraft sowie Atmosphäre. Qi ist die vitale Energie, die Lebenskraft, die alle Dinge durchdringt und belebt. Qi nährt die Organe, erzeugt die Körpersubstanzen, bewegt Blut und zirkuliert durch ein kompliziertes, aber klar umschriebenes Netzwerk von Leitbahnen (Meridiane). Diese verbinden verschiedene Körperregionen und -gewebe miteinander und versorgen die inneren Organe. Fließt die Qi-Kraft frei und ungehindert, herrscht körperliches und seelisches Wohlbefinden. Blockaden können dagegen zu psychischen Symptomen und Krankheiten führen. Bewegung kann den ausgewogenen Fluss des Qi fördern, zum Beispiel das Schattenboxen. Kampfsportarten hatten nicht zuletzt den Sinn, das Innere zu stärken und damit nicht nur menschliche Feinde, sondern auch Krankheiten abzuwehren.

Die Leitbahnen des Körpers

Das Qi ist auch über ein System von Leitbahnen zu beeinflussen, das den ganzen Körper überzieht. Die Stimulation einzelner Punkte kann weit entfernte Körperregionen erreichen, etwa durch Akupunktur, das Verbrennen von Kräutern (Moxibustion) oder Massage. Auf dem Bauch sitzen besonders viele solcher Punkte. Wer ihn liebevoll streichelt, sorgt deshalb nicht nur für ein angenehmes Wärmegefühl im Körper, sondern stimuliert seinen Energiefluss und schützt sich vor Krankheiten.

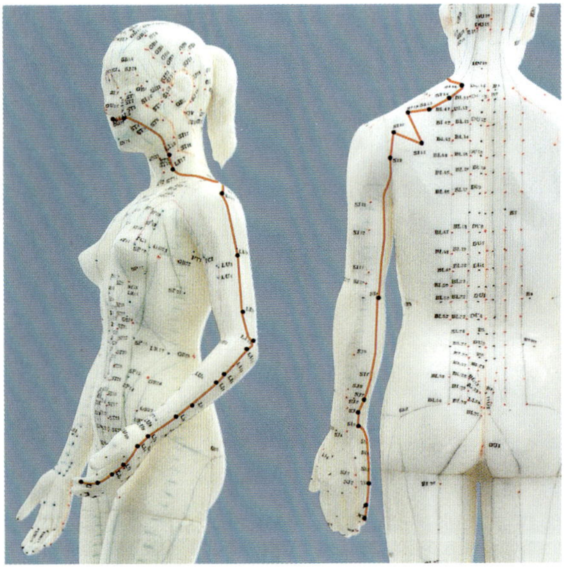

***Das System der Akupunktur** ist jahrtausendealt. Über ein System von Leitbahnen lassen sich Funktionskreise stimulieren (nicht identisch mit unserem Verständnis von Organen). Die Leitbahn für den Dickdarm verläuft zum Beispiel von der Nase über Schulter und Arm bis zum äußersten Punkt des Zeigefingers. Wie Akupunktur genau funktioniert, ist nicht geklärt. Vermutlich kennzeichnen die Punkte kleine Gewebsspalten, die durch die Drehung der Nadeln elektrisch stimuliert werden und Impulse weiterleiten.*

Der Ur-Schrei

Doch das Qi, die geheimnisvolle Kraft, lässt sich mit körperlichen Übungen allein nicht beeinflussen: Sie ist dem rationalen Willen entzogen. Daher ist der Zugang zur inneren vitalen Kraft nicht möglich, indem man sich bewusst darum bemüht. Man muss sich dem inneren Wissen, das man sich durch jahrelange Übungen aneignet und sich dafür öffnet, überlassen. Erst dann ist ein Mensch, etwa in Japan, »mit dem Bauch fertig« – er ist reif.

Der Schrei, der im entscheidenden Moment des meditativen Kampfsports ausgestoßen wird, kommt deshalb nicht einfach aus der Kehle, sondern muss aus dem Hara, dem Bauch, kommen. Das setzt die richtige Atmung genauso voraus wie die richtige Geisteshaltung – das Fühlen der eigenen Tiefe.

Sonne und Schatten

Neben dem freien Fließen des Qi ist auch der Ausgleich der Gegensätze, als Yin und Yang bezeichnet, wichtig – zum Beispiel als Basis der Ernährungsempfehlungen. In seinem Schriftzeichen stellt Yin die Schatten-, Yang die Sonnenseite eines Berges dar. Yin repräsentiert deshalb Nacht, Kälte, Feuchtigkeit, verminderte Tätigkeit und eine nach innen und unten gerichtete Bewegung. Yang dagegen wird mit Wärme, Trockenheit, verstärkter Tätigkeit und aufsteigender Bewegung in Verbindung gebracht. Die Anzahl der möglichen Verknüpfungen ist unendlich, denn Yin und Yang sind keine festen Größen, sondern nur in Verbindung zum jeweils anderen Aspekt zu verstehen. Wie Licht und Schatten sind sie nur zwei Aspekte einer Existenz, die sich durch die Bewegung der Sonne ineinander verwandeln.

Bewegung und Wandel

Eine Störung des Qi-Flusses oder ein Ungleichgewicht von Yin und Yang kann sich in einem der 12 Funktionskreise manifestieren. Diese dürfen allerdings nicht einfach mit denen der westlichen Medizin gleichgesetzt werden: Die unterschiedlichen Funktionskreise von Magen, Dünn- und Dick-

***Reflexzonen** können ähnlich wie die Akupunktur Energieströme im Körper aktivieren. Das entdeckte der amerikanische Arzt William Fitzgerald 1913. Er teilte den menschlichen Körper in 10 Längs- und 3 waagerechte Zonen ein, die er proportional auf die Fußsohle übertrug: Ist ein Organ erkrankt, kann ein Druck auf die entsprechende Reflexzone Schmerz auslösen. Reflexzonenmassage dient der Diagnose und Behandlung. Sie kann zum Beispiel helfen, Darm und Leber besser zu durchbluten und die Selbstheilungskräfte des Körpers zu unterstützen. Auch der Darm selbst ist ein Abbild des Körpers. Massiert man seine Reflexzonen, aktiviert das einzelne Organe. Es kann auch psychische Reaktionen auslösen.*

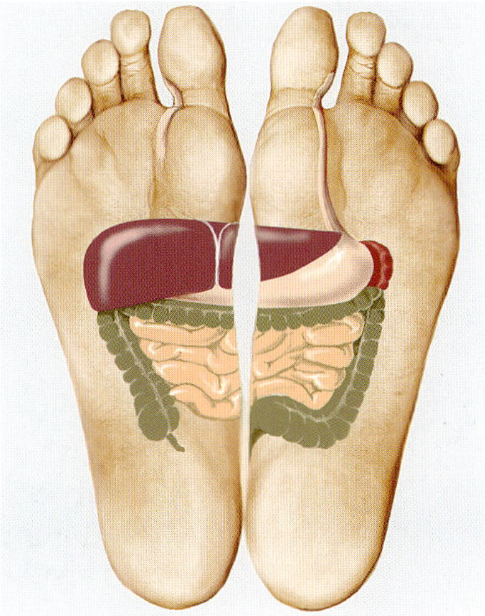

darm umfassen neben den betreffenden Geweben auch ihre Leitbahnen, Körperfunktionen sowie emotionale, psychische und spirituelle Aspekte. Die Umwandlung der Nahrung und der Transport zu den verschiedenen Organen und Körperteilen wird dem Milz-Pankreas-Bereich zugeschrieben.

Schließlich taucht das Verständnis von Bewegung und Wandel noch im System der 5 Phasen auf. Diese Phasen sind Holz, Feuer, Erde, Metall und Wasser. Jede Phase steht für charakteristische Eigenschaften, und jede Naturerscheinung (Jahreszeit, Wachstumsphasen, Organe, Gewebe, Gefühle, Nahrungsmittel, Farben, Geschmacksrichtungen) lässt sich einer der Grundeinheiten zuordnen – der süße Geschmack zum Beispiel zur »Erde«. Die 5 Phasen beeinflussen sich positiv wie negativ: Holz erzeugt Feuer. Letzteres mit seiner Asche Erde. Aus ihr wird Metall gewonnen, bei dessen Verhüttung Wasser entsteht. Wasser wiederum ernährt Holz. Metall hingegen kontrolliert das Wachstum des Holzes, und die Erde bremst das Wasser.

Chinesische Diagnostik

Herz und Dünndarm gelten entsprechend als Feuer (sie sind heiß und sauer), Lunge und Dickdarm dagegen als Metall (sie sind kalt und scharf). Bei seiner Diagnose unterscheidet ein chinesischer Arzt, ob eine Disharmonie eher außen oder innen besteht, ob sie heiß oder kalt, ein Fülle- oder ein Leere-Zustand, Yin oder Yang ist. Dabei befragt und betrachtet er den Patienten, hört und riecht, tastet den Puls und die Meridianpunkte und analysiert die Zunge. Er erkundigt sich nach der Gefühlslage, der Ernährung, den Lebensumständen und Träumen.

Wenn dann eine »feuchte Hitze im Dickdarm« herauskommt, ist das nicht mit dem »Durchfall« westlichen Musters zu vergleichen, so wie wir ihn kennen. Diese Diagnose beschreibt ein ganz spezifisches Krankheitsbild: Gemeint ist Durchfall mit meist akuten Bauchkrämpfen, mit losem, übel riechendem Stuhl, häufig mit Blut- und Schleimbeimengungen und heftigem, anhaltendem Stuhldrang. Was europäische Mediziner als »chronisch entzündliche Darmerkrankung« bezeichnen würden, wird in der chinesischen Medizin mit völlig unterschiedlichen Disharmoniemustern beschrieben und entsprechend individuell therapiert.

Chakren und Winde

Auch in Indien weiß man seit langem um die Kraft der Körpermitte: Am Sonnengeflecht, der empfindlichen Stelle oberhalb des Bauchnabels, sitzt das so genannte Nabelchakra. Von dort aus werden nicht nur alle Gefühle, sondern auch zwischenmenschliche Beziehungen gesteuert. Inderinnen, die ihrem Nabelchakra etwas Gutes tun möchten, tränken einen Wattebausch in ätherischem Lavendelöl und betupfen damit sanft das Sonnengeflecht.

Die ayurvedische Medizin ist geprägt von der hinduistischen Vorstellung der Wiedergeburt und dem Glauben, dass alles aus dieser oder vergangenen Existenzen eine Wirkung hat (Karma). Ihre Wurzeln

__Der Bauch__ hat in allen medizinischen Traditionen einen hohen Stellenwert – auch wenn die Kulturen ein unterschiedliches Verständnis von den Funktionen des Körpers haben. Die komplexen biochemischen Vorgänge im Verdauungstrakt konnten jedoch erst mit den naturwissenschaftlichen Methoden der Neuzeit beschrieben werden.

DIE WURZELN DER MEDIZIN

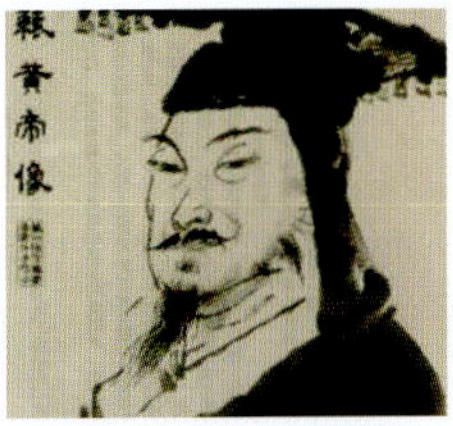

Die **chinesische Medizin** wurde lange Zeit nur mündlich vom Vater auf den Sohn überliefert. Sie ist über 3000 Jahre alt. Nach einer komplizierten Diagnostik (Puls, Zunge, Auge, Befragung) werden Kräuter und bestimmte Lebensmittel als Arznei verordnet. Wie Akupunktur und meditative Übungen haben sie das Ziel, das gestörte Gleichgewicht des Qi, einer alles durchdringenden Kraft, wiederherzustellen. Ziel ist vor allem die Vorbeugung von Krankheiten.

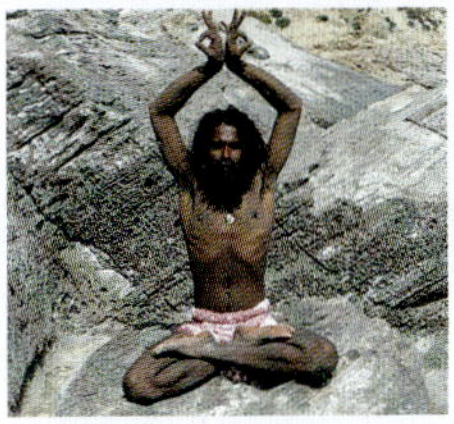

Ayurveda, die klassische indische Medizin, ist geprägt von dem hinduistischen Glauben an Karma und Wiedergeburt. Das Verhältnis von 3 Lebenssäften (Doshas) wird bei der Geburt durch den Stand der Sterne festgelegt. Es beschreibt die individuelle optimale Konstitution, die es immer wieder zu erreichen gilt. Dabei helfen innere und äußere Reinigungen mit Ölen und Klistieren sowie dem individuellen Typ angepasste Diätempfehlungen.

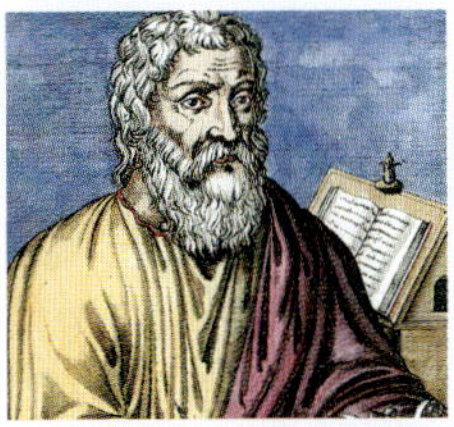

Hippokrates (460–377 v. Chr.) begründete auf Kos die erste Ärzteschule im antiken Griechenland und gilt deshalb als Vater der europäischen Medizin. Gesundheit sahen die Griechen im Ausgleich verschiedener Körpersäfte. Den versuchten sie mit Diäten, Salben und Arzneien zu erreichen. Der Darm galt als zentraler Ort von Krankheit und Gesundheit. Er wurde mit Abführmitteln und Klistieren behandelt. Vorbild der Darmreinigung waren die Ägypter.

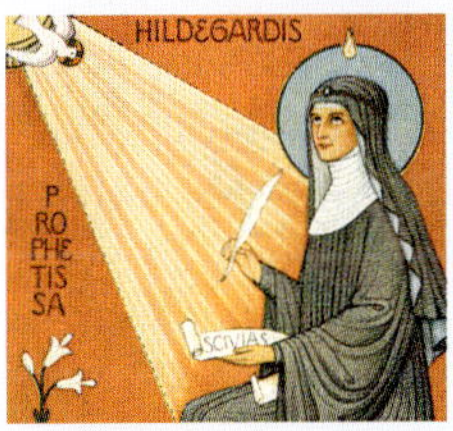

Hildegard von Bingen (1098–1179) war die bedeutendste Vertreterin der mittelalterlichen Klostermedizin. Sie war entgegen ihrer eigenen Aussage eine äußerst gelehrte Theologin und Schriftstellerin. Sie beschränkte sich auf Fürsorge und Krankenpflege mithilfe von Kräutern und Bädern. Die Heilkräuter-Kenntnis der Nonnen und Mönche wird durch moderne phytopharmakologische Forschungen oft bestätigt.

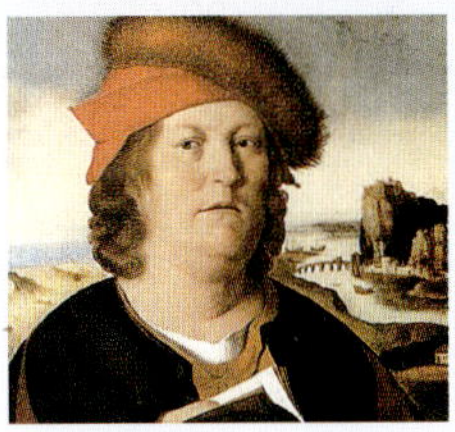

Paracelsus (1493–1541) gilt als Vater der modernen Pharmakologie. Der Sohn eines Arztes und weit gereiste Wissenschaftler brach mit der Säftelehre der Antike: Er verbrannte öffentlich die Schriften des griechisch-römischen Arztes Galen (129–199). Stattdessen interessierten ihn die Stoffwechselvorgänge, die er durch Alchemie zu beeinflussen suchte. Als Erster verwendete er auch mineralische und metallische Heilmittel.

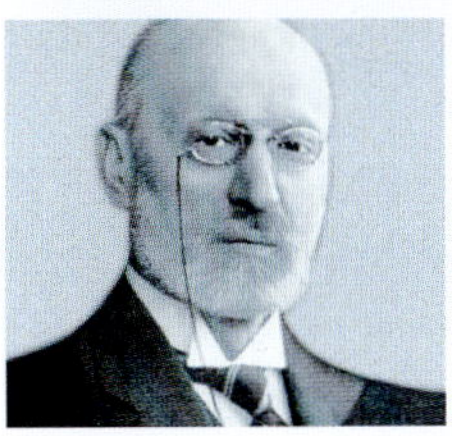

Ismar Boas (1858–1938) ist der Begründer der modernen Gastroenterologie, der Medizin des Verdauungstraktes. Er untersuchte mithilfe von Schläuchen und Lichtleitern die Einzelheiten des Verdauungsvorgangs und studierte die Auswirkungen von bestimmten Mahlzeiten oder psychischen Einflüssen. In Berlin eröffnete er die erste Praxis für Magen-Darm-Krankheiten. Später wurde der jüdische Arzt zur Emigration gezwungen und nahm sich 1938 in Wien das Leben.

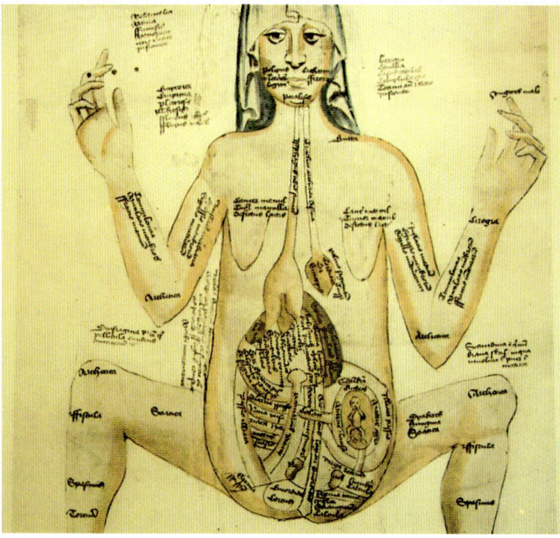

Im Mittelalter dominierte die Klostermedizin die ärztliche Heilkunst. Den Mönchen und Nonnen lag weniger daran, die organische Herkunft von Krankheiten aufzuklären: Sie sahen darin ein von Gott gegebenes Schicksal. Stattdessen legten sie den Schwerpunkt auf Barmherzigkeit und pflegten die Kranken: mithilfe von Bädern, Ölen und Heilpflanzen. Die Abbildung links zeigt eine »Krankheitsfrau« mit anatomischen Erklärungen aus einer Schrift des frühen 15. Jahrhunderts.

sind jahrtausendealt. Das Ziel von Ayurveda ist ein langes Leben (Ayur = Leben, Veda = Weisheit).
Wie in der chinesischen Medizin spielt auch hier die Ausgewogenheit der Kräfte eine zentrale Rolle: Die 3 Lebenssäfte, Doshas genannt (Vata = Wind, Pitta = Galle, Kapha = Schleim), müssen im Gleichgewicht sein, wenn die Organe und Glieder funktionieren sollen. Sie stehen mit den hinduistischen Elementen – Luft, Feuer und Wasser – in Beziehung. Erde und das fünfte Element – Äther – üben keinen Einfluss auf den Körper aus. Überwiegt der Lebenssaft des Windes, ist ein Mensch zum Beispiel aktiv bis aggressiv, er zeigt einen unsteten Charakter, hat kaum Libido und ist dem religiösen Leben abgeneigt. Dabei wird nach verschiedenen Formen des Windes unterschieden: Der Samana-Wind entsteht im Magen und bewirkt die Verdauung. Der Apana-Wind hat seinen Ursprung in den unteren Eingeweiden und führt zu sämtlichen Ausscheidungen wie Samenfluss, Menstruation oder Geburt. Das Grundverhältnis der Lebenssäfte wird bei der Geburt festgelegt (Geburtskonstitution = Prakriti). Sie kennzeichnet die bestmögliche individuelle körperliche, seelische und geistige Gesundheit. Krankheiten entstehen aus dem Ungleichgewicht durch Umwelteinflüsse und falsche Lebensweise, haben also physiologische und psychische Ursachen.
Im heutigen Indien lebt die traditionelle Heilkunst neben der naturwissenschaftlich orientierten westlichen Medizin weiter. Auch wenn ein ayurvedischer Arzt, der Vaidya, inzwischen über umfassende Anatomiekenntnisse verfügt, spielt die Funktion einzelner Organe für ihn keine Rolle. Das hat historische Gründe: Aufgrund ritueller Vorschriften durften früher Leichen nicht berührt oder seziert werden. Nur das Herz hat eine herausragende Stellung. Es verteilt Flüssigkeiten und ist der Sitz der Gedanken.

Lebenssaft im Bauch

In der ayurvedischen Medizin haben alle 3 Doshas ihren Hauptsitz im Magen-Darm-Kanal: Kapha liegt im Magen, Pitta im Dünn- und Vata im Dickdarm. Für den Darm zuständig ist erstens die Bioenergie Vata. Sie kontrolliert die Zellteilung und Formierung der Zellschichten sowie die Differenzierung der Organe. Sie lenkt aber auch die Impulse zwischen den Sinnesorganen und Gehirn oder Rückenmark, die Bewegung von Herz, Lunge, Magen und Darm sowie das Ausscheiden von Abfallprodukten. Vata ist die treibende Kraft hinter allen körperlichen und mentalen Aktivitäten.

Pitta bildet die Körpergewebe wie auch deren Abfallprodukte aus Nahrung, Wasser und Luft. Sie steuert den Stoffwechsel und ist verantwortlich für alle Sekretionen im Magen-Darm-Trakt. Sie kontrolliert Hunger und Durst und steht außerdem für Mut, Intellekt, Klarheit und Heiterkeit.

Der dritte Lebenssaft, Kapha, wiederum erhält die Funktionen der Schmierung, des Zusammenhalts verschiedener Körperstrukturen sowie Masse und Gewicht. Es sorgt für sexuelle Potenz und Fruchtbarkeit und symbolisiert Widerstandskraft, Geduld und Seelenstärke.

Reinigung von innen

Nach ayurvedischer Auffassung kann der Mensch durch eine Steuerung seiner Körpersäfte das Verhältnis der Bioenergien spürbar beeinflussen. Im Mittelpunkt steht die Reinigungstherapie, das Panchakarma. Sie soll bereits vor 8000 Jahren entstanden sein. Beim Panchakarma werden aus dem Gleichgewicht geratene Energien und Stoffwechselschlacken mobilisiert.

Die Einnahme spezieller Fette (Ghee = geklärte Butter) dient dem Gleichgewicht genauso wie äußerliche Ölbehandlungen mit Ganzkörper- und Fußmassagen sowie Stirngüssen. Ergänzt werden diese Methoden durch Wärme und Schwitzen. Die Therapien sollen das Bewusstsein für die innere Programmierung fördern und die Selbstheilungskräfte im Körper wecken.

Als zweiter Schritt folgen ausleitende Verfahren mit einem Abfuhrtag, manchmal auch therapeutischem Erbrechen. Verschiedene Darmeinläufe sollen aber nicht nur abführend, sondern auch aufbauend, nährend wirken (Bastis) und für Ausgleich sorgen. Möglich sind auch Inhalationen oder gar Aderlass (Raktamoksama).

Um den Ausgleich der Bioenergien aufrechtzuerhalten, ist eine richtige Ernährung wichtig. Anders als im Westen wird dabei nicht auf Fett, Kohlenhydrate, Vitamine oder den Energiegehalt geachtet, sondern darauf, dass die Speisen dem Typ des Patienten entsprechen, also zum Beispiel in ihrem Charakter

Meditation für den Bauch

In Anlehnung an die asiatische Meditation setzt die westliche Medizin Entspannungsübungen als Therapie ein: Legen Sie sich auf eine weiche Unterlage. Atmen Sie gleichmäßig und tief. Stellen Sie sich vor, wie Ihre einzelnen Körperteile schwer werden. Dann konzentrieren Sie sich ganz auf den Bauch: Spüren Sie ihn, wie er von Ihrem Atem bewegt wird. Sie können sich vorstellen, wie sich eine warme Tasse Tee in Ihrem Inneren ausbreitet oder dass die Sonne auf Ihren Bauch scheint. Sagen Sie sich im Geiste immer wieder den Satz: »Mein Bauch ist angenehm warm.«

Ziel dieser Übung ist es, das Blut von den äußeren Körperregionen in Ihr Inneres zu leiten. Das Sonnengeflecht (Solarplexus), ein Geflecht von Nervenfasern zwischen Bauchnabel und Brustbein, entspannt sich allmählich und versorgt nun alle Bauchorgane besser mit Energie. Angst und Sorgen verschwinden.

Dabei würde das Blut vollständig aufgebraucht und seine Abfallprodukte würden als Schweiß ausgeschieden.

Erst Mitte des 12. Jahrhunderts weckt die arabische Medizin in Spanien wieder das Interesse am antiken Erbe. Avicenna (980–1037), den die Araber Abdallah Ibn Sina nennen und als einen der größten islamischen Denker ansehen, hatte das gesamte medizinische Wissen seiner Epoche – das der Griechen, Römer, Araber und Inder – in einem »Kanon der Medizin« zusammengefasst, der nun an der legendären Ärzteschule von Toledo wieder unterrichtet wurde. Maimonides, jüdischer Arzt (1135–1204) aus dem damals maurischen Córdoba, formulierte Prinzipien einer allgemeinen Krankheitslehre.

Dosis und Wirkung

Doch erst Philippus Aureolus Theophrastus Bombastus von Hohenheim, genannt Paracelsus (1493–1541), Arzt und Chemiker, revolutionierte das traditionelle Körperverständnis auf radikale Weise: Er verbrannte die Bücher Galens öffentlich und erklärte: »Im Leib sind die Krankheiten in der Wurzel weder kalt noch warm, wider was sollte dann kalte oder warme Arznei fechten?«

Paracelsus, der ein ausgiebiges Wanderleben vorweisen konnte und in ganz Europa Studien betrieben hatte, legte die Grundlage für die moderne Arzneimittelkunde. Seine These: »Alle Dinge sind ein Gift, und nichts ist ohne Gift, nur die Dosis bewirkt, dass ein Ding kein Gift ist« hat heute noch Gültigkeit. Als Erster setzte der Verfasser der »Grossen Wundartzney« auch mineralische und metallische Heilmittel ein. Er erkannte zudem die Wichtigkeit des Darms für die Gesundheit. Ihn interessierten vor allem die Stoffwechselvorgänge dieses Organs.

Einen großen Teil seines Wissens bezog der Arztsohn aus der Schweiz von den oft magisch begründeten Praktiken des einfachen Volkes. Von der äußeren Erscheinung einer Pflanze, also von Gestalt, Form und Farbe, so glaubte Paracelsus, ließen sich bereits heilende Eigenschaften ablesen (Signaturenlehre). Gleiches wirke auf Gleiches – ein Grundsatz, den sich später die Homöopathie zu Eigen machte. Auch moderne Arzneimittel wurden noch nach den paracelsischen Prinzipien entdeckt, zum Beispiel die Salicylsäure aus dem Aspirin. Die aus der Weidenrinde gewonnene Substanz folgt dem Grundsatz: »Wenn du eine Krankheit heilen willst, die durch Nässe entsteht, so nimmt dazu eine Pflanze, die an einem feuchten Standort gedeiht!«

Eine eigene Form von Signaturenlehre entwickelte der Philosoph Rudolf Steiner (1861–1925), der Begründer der Anthroposophie. Er unterteilte Pflanzen wie Menschen in dreigliedrige Wesen zwischen Himmel und Erde und teilte ihnen entsprechende Arzneien zu: Da die Blütenprozesse den Stoffwechselvorgängen im Menschen gleichen (wobei der Mensch als »umgekehrte Pflanze« gesehen wird), wirken nach Steiner blüten- und fruchtbetonte Pflanzen auf Magen, Darm und Eingeweide. Damit eine Pflanze jedoch überhaupt ein geeignetes Heilmittel

Naturvölker, *rechts eine südamerikanische Indianerfrau vom Stamm der Yanomami mit ihrem Kind, achten besonders genau auf Zeichen einer gestörten Verdauung: Denn Durchfall kann eine tödliche Bedrohung sein. Oft werden die Exkremente auch für Zauberei und Magie verwendet – eine Vorstellung, die ebenso im europäischen Aberglauben und in der Volksmedizin zu finden ist.*

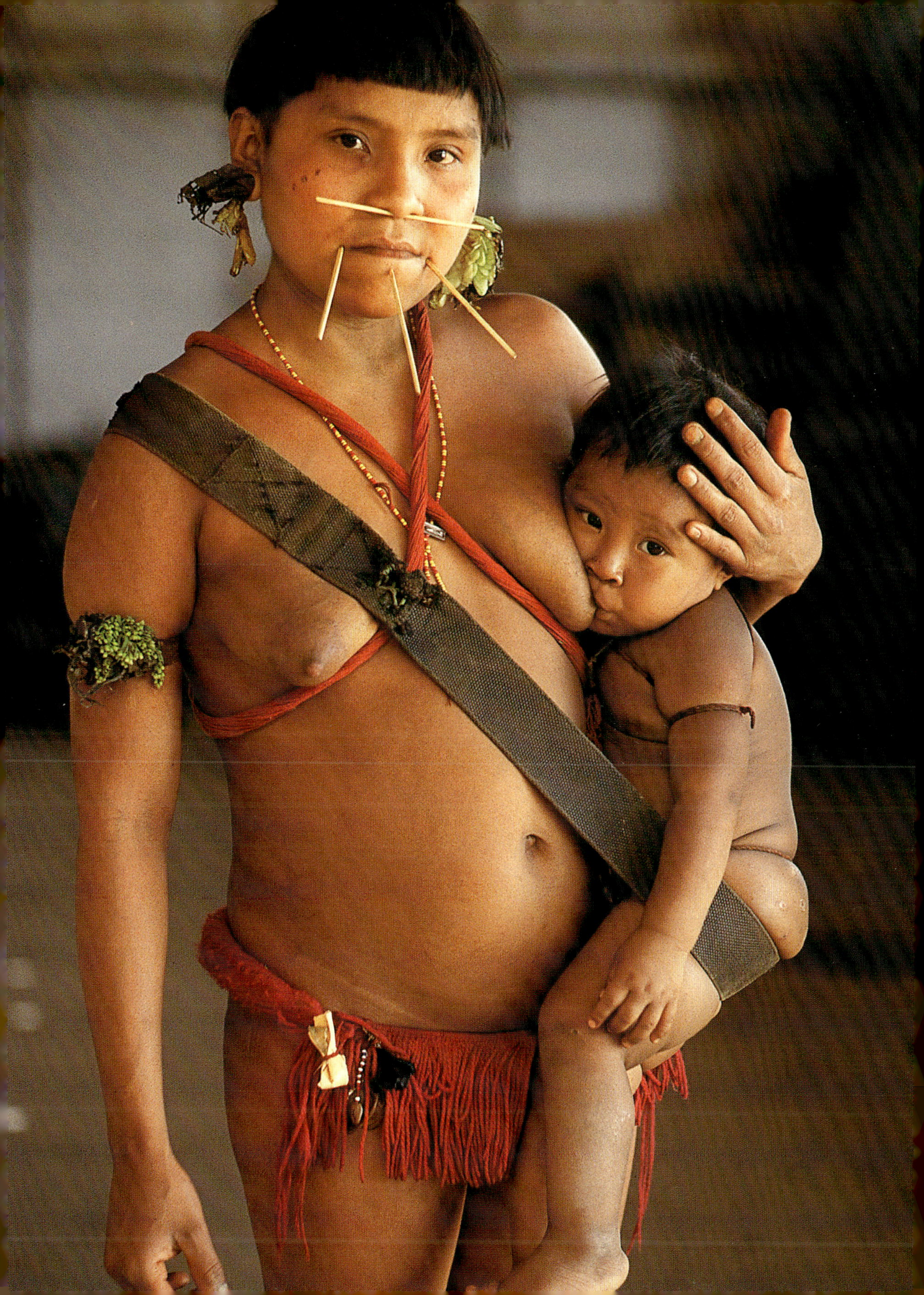

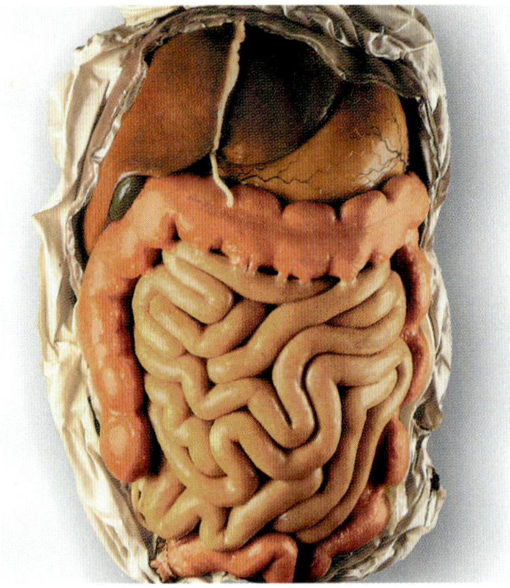

***Das Sezieren** von Leichen war vor der Erfindung bildgebender Verfahren in der Neuzeit die einzige Möglichkeit, Krankheiten zu studieren und genaue Todesursachen zu ergründen. Offiziell war das Öffnen der Verstorbenen bis zum 14. Jahrhundert, unter manchen Fürsten bis Ende des 15. Jahrhunderts, verboten – wissbegierige Mediziner und auch Künstler durchbrachen aber immer häufiger die Verbote und stahlen heimlich Leichname, die gerade beigesetzt worden waren. Später wurden Hingerichtete seziert. Wachsmodelle gaben die Erkenntnisse weiter – links eines vom Darm und den zugehörigen Organen.*

sein kann, muss sie, und das ist wichtig, eine Verzerrung, Verzeichnung oder Abnormalität aufweisen, also in ihrer Dreigliederung gestört sein.

Göttliche Verrichtung

Ob bei den alten Chinesen, Paracelsus oder Steiner – die kosmischen und damit göttlichen Kräfte als Quelle der Heilkunst spielen in allen Kulturen eine Rolle. Vorläufer der Gottes- oder Götter-Vorstellung der Hochkulturen war ein Ahnenkult, wie er auch heute noch in einigen Naturvölkern gepflegt wird.
Der amerikanische Laienethnologe John Gregory Bourke (1846–1896), eigentlich Offizier der US-Armee, hat solche Bräuche erforscht und bei den nordamerikanischen Indianern selbst beobachtet. Dabei fiel ihm auf, dass menschliche und tierische Ausscheidungen bei den religiösen Praktiken eine große Rolle spielten. Und da der Schamane Priester und Heiler in einer Person war, wurden Kot und Urin häufig in der Volksmedizin als Heilmittel eingesetzt. Bourke zeichnete seine Beobachtungen in einem »Buch des Unrats« auf, ein Werk, das von Sigmund Freud höchstpersönlich sehr gelobt wurde. Denn es versuchte, ein Thema wieder ins Bewusstsein zu rufen, das nach seiner Psychoanalyse in den so genannten zivilisierten Gesellschaften kulturell verdrängt wurde und höchstens in der Neurose wieder auftauchte: die analen Bindungen des Menschen.
Bourke betonte jedoch immer wieder, ihm ginge es im Wesentlichen um die ethnologischen Wurzeln der Religion, und registrierte akribisch die einzelnen Gebräuche. Sein Buch wurde zur »Bibel der Skatologie«, einer – dezent wie ironisch übersetzt – »Wissenschaft von den Überresten«.

Ethno-Medizin

Trotz der fraglichen Quellentreue ist Bourkes Buch eine beeindruckende Sammlung von Fakten und Meinungen zu einem Thema, über das zu sprechen auch damals schon unfein war. So beschreibt er die verschiedensten rituellen Reinigungszeremonien, bei denen sich Naturvölker auf der ganzen Welt zunächst mit Kot und Erde beschmieren mussten, um danach von allem Übel gereinigt zu werden.
Er erzählt von dem Stamm der Bengalen, die ihren Kot vergraben, damit er von ihren Feinden nicht für

irgendeine Hexerei verwendet werden kann. Noch heute, bestätigt der Ethno-Mediziner Wolfgang Schiefenhövel, fürchten die Eipo aus dem indonesischen Irian Jaya dasselbe.

Teuflischer Furz

Bourke zitiert auch aus den Schilderungen der Narrenfeste des Mittelalters, auf denen das Volk sich mit Dung und menschlichen Exkrementen bewarf und auch vor einer Beschmutzung des heiligen Weihwassers nicht Halt machte. Das ging so lange, bis Heinrich VIII. in England die orgienhaften Ausschweifungen ein für alle Mal verbot.

Hinter den unflätigen Narreteien des Karnevals steckte – wie bei vielen Naturvölkern auch – nichts anderes als die Abwendung unheilvoller Geister, vermutet Bourke. Denn der populäre Hexenglauben wurde über Jahrhunderte von der Kirche selbst geschürt. Schließlich hatte selbst der Reformator Luther seinen Anhängern die Geschichte von der Frau erzählt, die den Leibhaftigen mit einem Furz in die Flucht geschlagen habe. Der Teufel hasse nichts so sehr wie menschlichen Kot, hatte Luther in seinen Tischreden behauptet. Die Planken eines Schiffs von innen mit Exkrementen zu bestreichen hatte den Ruf, Klabautermänner und Piraten abzuhalten. Gehalten hat sich auch der Volksglaube, nach dem ein Tritt in Hundehaufen Glück bringt.

Kot als Liebesmittel

Kein Wunder, dass dem magischen Kot in der Volksmedizin auch heilende Kraft zugeschrieben wurde: nicht nur als »Liebesmittel«, auch zur Behandlung von Hämorrhoiden oder Muttermalen. So schwor im 17. Jahrhundert der Arzt Michael Ernst Ettmüller auf Schweinekot zur Stillung von Blutungen, auf Pferdeäpfel als Mittel gegen Hysterie und auf Wildschweinlosung gegen Nasenbluten. Über die Heilungserfolge ist wenig bekannt, der Chronist vermeldet nur solche Fälle, welche die Kur überlebten.

Die Geruchstoleranz früherer Zeiten ist uns modernen Menschen abhanden gekommen. Die Skatologie, die »wissenschaftliche Untersuchung von Kot«, spielt sich heute mehr in der Theorie als in der Praxis ab: Laut Lexikon beschränkt sie sich auf die »Vorliebe für das Benutzen von Ausdrücken aus dem Analbereich«. Und die Koprophagie, also das Essen von Kot, wird im Duden mit dem Zusatz »Triebanomalie« versehen.

Als Mittel der Provokation haben die Exkremente jedoch bis heute nichts an explosiver Kraft verloren: Ob in Pier Paolo Pasolinis (1922–1975) Film »Salò« oder in den Karrikaturen von Roland Topor (1938–1997), ob in der Rock-Oper »Tommy« oder bei den Kunstaktionen des Wiener Aktionismus – Fäkalien symbolisieren immer noch Protest und gezielte Normverletzung.

Fuß-Ball-Spiel für die Verdauung

Um eine gesunde Verdauung zu fördern, eignet sich eine spezielle Fußmassage, die über Ihre Reflexzonen den Darm stimuliert: Nehmen Sie einen Tennisball und rollen Sie mit dem nackten Fuß darüber – vor allem mit der gekrümmten Fußhöhlung und der inneren Ferse. Führen Sie Vor- und Rückwärtsbewegungen aus. Wenn es wehtut, seien Sie etwas behutsamer, sonst dürfen Sie aber ruhig kräftig rollen. Sie werden rasch merken, dass Ihr Bauch sich entkrampft und Blähungen abgehen. Anfangs sollten Sie 5 bis 10 Minuten üben, am besten morgens und abends. Später reichen 2 bis 3 Minuten am Tag.

VON DER LATRINE AUS

Jahrtausendelang hatten die meisten Menschen keinen bestimmten Ort, um ihre Notdurft zu verrichten. Sie hockten sich dorthin, wo es gerade halbwegs bequem war – oft direkt in die Gosse. In Japan sollen die Bauern früher in ihrem Ort stolz das Produkt herumgezeigt haben, das der Shogun, der adlige Ritter, in ihrer Hütte hinterließ, wenn es ihn gerade auf seiner Reise überkam.

Unangenehm wurde das erst mit dem Wachstum der Städte. Im alten Rom kippten die Bewohner der 4- bis 6-stöckigen Mietskasernen ihre Fäkalien direkt aus dem Fenster auf die Straße. Das war erlaubt – nur treffen durfte man keinen. Dass die Stadt mit immerhin 1 Million Einwohnern (um Christi Geburt) vor allem im Sommer »zum Himmel stank«, ist in vielen antiken Quellen beschrieben.

An die legendäre Kanalisation, die Cloaca Maxima, durch die man heute noch Führungen machen kann, waren nur der Hof, die Adligen und die Reichen angeschlossen – sowie einige öffentliche Latrinen, von denen eine direkt auf dem Forum Romanum stand. Dort ging es dann – wie in den Badehäusern – luxuriös zu: Die Sitzreihen, im Halbkreis gefasst, damit man sich mit seinem Gegenüber unterhalten konnte, waren aus Marmor und mit wertvollen Intarsien verziert.

Pecunia non olet

Die Latrinen wurden von Privatunternehmern betrieben. Da sich dies als lukratives Geschäft erwies, erhob Kaiser Vespasian eine Latrinensteuer mit der Begründung »pecunia non olet« – Geld stinkt nicht. Das fließende Wasser unter den Allerwertesten diente auch gleich der Hygiene. Über eine ausgefeilte hydraulische Technik wurde es in einigen Villen bis in den dritten Stock geleitet.

Die älteste öffentliche Abwasserversorgung – über 5000 Jahre alt, aber schon mit Hähnen – fand man übrigens im Tal des Indus. Der Palast des Minos auf Kreta hatte ein Abwassersystem, das aus gespeichertem Regen vom Dach gespeist wurde – Recycling vor 4000 Jahren. In chinesischen Kaiserpalästen gab es durchlöcherte Steinsitze mit fließendem Wasser und komfortablen Armlehnen.

Doch mit den Hochkulturen ging auch die Technologie unter: Im Mittelalter galt schon ein frei ste-

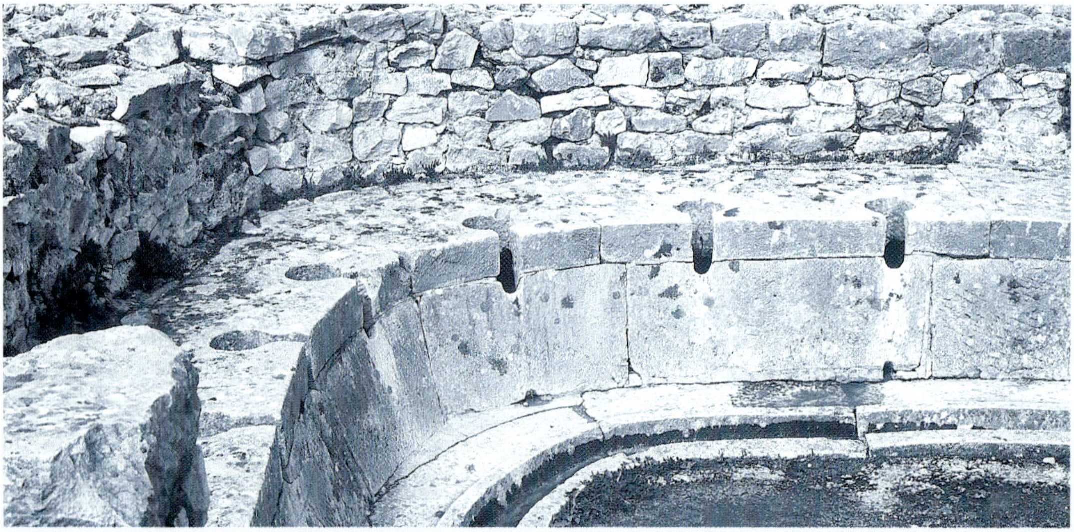

Im Halbrund, damit man sich besser unterhalten konnte: römische Latrinen.

hender Donnerbalken als Luxus, weil man nicht mehr hocken musste, sondern sitzen durfte. In Nürnberg, damals eine europäische Metropole, soll es sogar eine öffentliche Bedürfnisanstalt gegeben haben – an den Komfort der Antike war dabei allerdings nicht zu denken. Das vom übrigen Haus getrennte Plumpsklo, das mit einigen Tricks wie Rinden- oder Aschenstreu halbwegs geruchsfrei gehalten werden konnte, kam erst in der Renaissance auf. 1596 konstruierte John Harrington (1561–1615) ein Patenkind von Königin Elisabeth I, in England

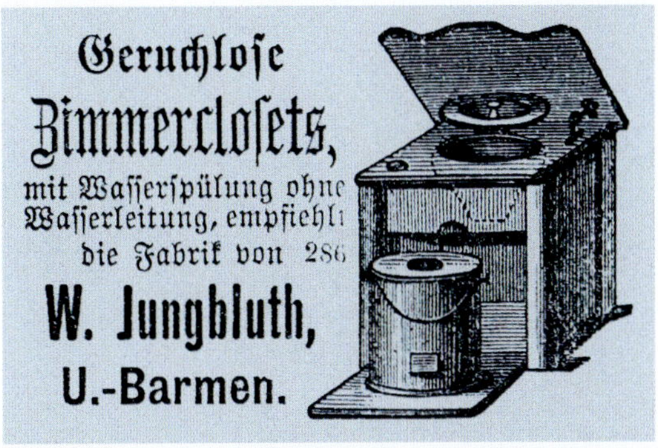

Das WC in der Wohnung setzte sich erst im 19. Jh. durch.

das Erste Wasserklosett mit Spülkasten. Es befand sich in den Privatgemächern der Regentin, wurde aber bei Hofe so lächerlich gemacht, dass es ein Unikat blieb. So musste auch Ludwig XV. in Versailles noch ohne Örtlichkeit auskommen und erledigte seine Geschäfte in geeignete Gefäße, auch während seiner Audienzen.

Die Erfindung des WC

Ein Jahr nach Ludwigs Ableben erfand der englische Uhrmacher Alexander Cumming den Prototyp des WC: nämlich das spülbare »water closet« – die eigentliche Revolution war dabei das S-förmige Abflussrohr, dessen Aufgabe es war, unangenehme Gerüche von der Toilettenschüssel fern zu halten. 1852 wurden in der Londoner Fleet Street schließlich die ersten öffentlichen Bedürfnisanstalten, natürlich getrennt für Damen und Herren, eröffnet.

England erhob sich damit über das aus seiner Sicht völlig rückständige Frankreich. Dort, und in vielen anderen Mittelmeerländern, gibt es auch heute noch einfachste öffentliche Toiletten, die nur eine im Boden eingelassene Keramikschüssel enthalten – und zwei Abtritte zum Stehen. In Paris dagegen sind Luxustoiletten das Aushängeschild prominenter Hotels und Restaurants.

Japan wird seinem Ruf als Hightech-Nation auch auf diesem Sektor gerecht. Nach dem Überstreifen der eigens für diesen Ort bestimmten WC-Pantoffeln wird die Klobrille auf Knopfdruck desinfiziert und auf eine gewünschte Temperatur vorgewärmt. Kontrollfelder erlauben zudem die punktgenaue Einstellung eines Wasserstrahls zur Körperreinigung und ein Warmluft-Finishing. Automatische Raum-Deodorisierer, die Geräuschkulisse rieselnder Bäche und den höhenverstellbaren Sitz nicht zu vergessen.

Es gibt mittlerweile auch Pilotversuche mit Telemedizin, bei denen Urin und Kot bis ins Kleinste chemisch analysiert und über Datenleitung dem Hausarzt übermittelt werden.

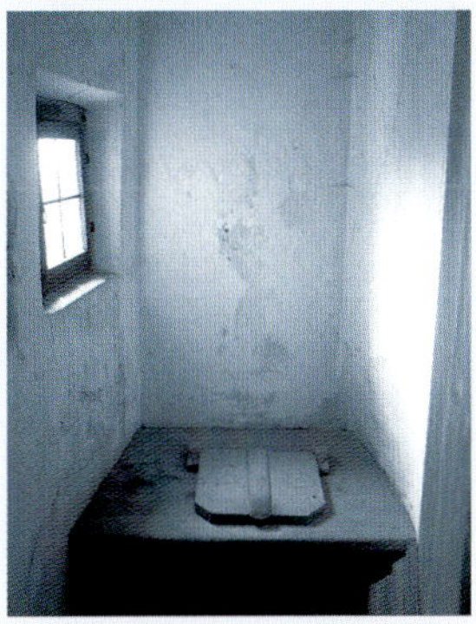

Ein Klassiker: das Plumpsklo

Moderne Öko-Toiletten sind im gegenläufigen Trend. Sie spülen nicht mit kostbarem Trinkwasser, sondern nutzen aufgefangenes Regenwasser. Sie sollen sogar noch Energie und Ressourcen liefern: beim zielgerechten Kompostieren. Luxus-Wassertoiletten nach westlichem Vorbild entsprechen nicht mehr den Anforderungen der Zukunft: 436 Millionen Menschen leben schon heute in Ländern, in denen Wasser ausgesprochen knapp ist.

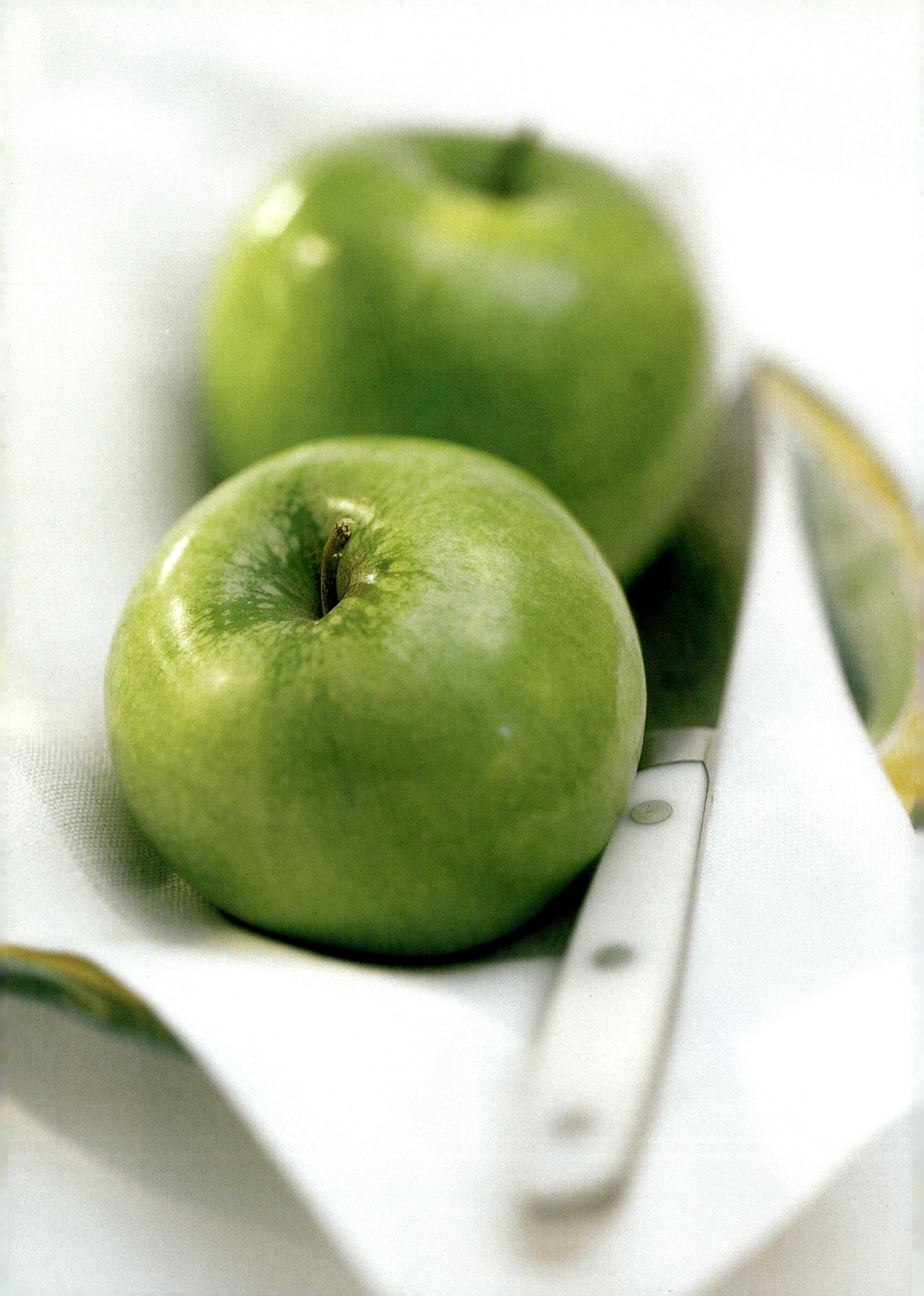

DAS WUNDERWERK DER VERDAUUNG

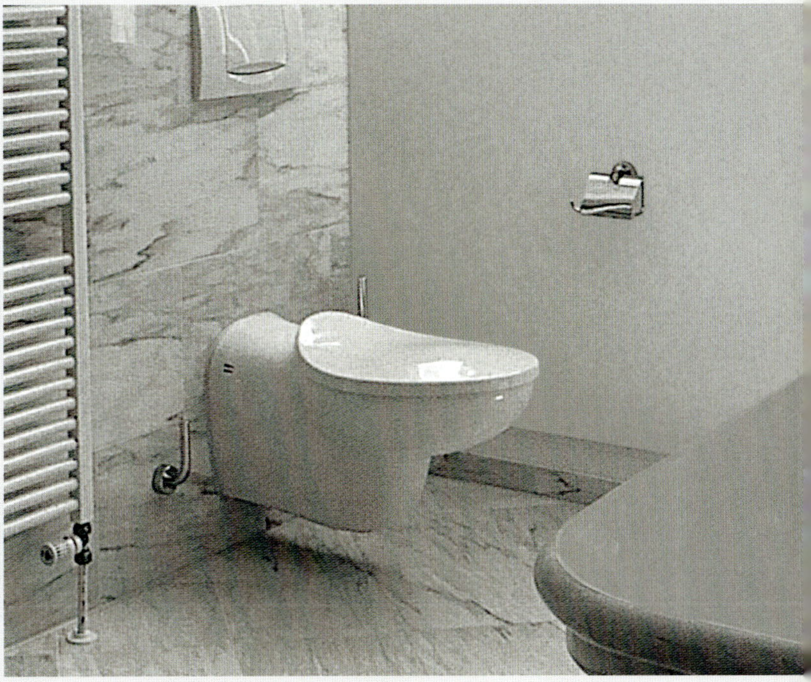

Der Darm ist ein **Organ der Superlative**: 30 Tonnen Nahrung und 50 000 Liter Flüssigkeit werden im Laufe eines Lebens konsumiert. Weil der Mensch ein Allesesser ist, hat die Natur ein **raffiniertes Netzwerk** der Verdauung aufgebaut, um so unterschiedliche Dinge wie ein Stück rohes Fleisch, einen Apfel oder ein **Vollkornbrot** zu zerlegen. Mit den Bausteinen werden die Zellen gefüttert: das spannendste Verwandlungsspiel des Lebens.

Viele Menschen haben keine Vorstellung davon, was in ihrem Inneren passiert, nachdem sie etwas gegessen oder getrunken haben. Sie wissen nicht, dass es 4 bis 8 Stunden, manchmal sogar Tage dauern kann, bis eine Mahlzeit den Körper wieder verlässt. Und dass der simple Vorgang des Essens bis dahin ein Feuerwerk an Reaktionen im Organismus ausgelöst hat, von denen die meisten vom Darm aus gesteuert werden. Dabei geht es längst nicht nur um die Verdauung, die Umwandlung von Fett, Eiweiß und Kohlenhydraten in Energie und Zellbausteine; es geht um die Immunabwehr, um Botenstoffe, Hormone, das unbewusste Nervensystem, die Psyche.

Das tägliche Rätsel

Ob wir uns mit einer Mahlzeit wohl fühlen oder nicht, hängt nicht nur von deren Fett- oder Vitamingehalt ab. Die Stoffe, die im Darm erzeugt werden, wirken über ein Netzwerk von Systemen im ganzen Körper. Viele Vorgänge werden von Wissenschaftlern bis heute nicht verstanden. Was das Essen mit uns macht, war jahrtausendelang ein Prozess des »trial and error« – was uns nicht umbrachte, stärkte uns. Erst seit wenigen Jahren ermöglichen die Fortschritte in der Molekularbiologie, die Schritte der Verdauung langsam nachzuvollziehen – und eröffnen verblüffende Einsichten in den Körper.

Doch viele Fragen sind noch ungeklärt. Wie kommen zum Beispiel bei BSE die infektiösen Prionen (BSE-Erreger) vom Darm ins Gehirn? Betroffen von der menschlichen Variante des Rinderwahnsinns sind vor allem junge Menschen. Funktioniert ihr Darm anders als der von älteren Personen? Können gentechnisch manipulierte Pflanzen unser Immunsystem verändern? Wieso steigt die Zahl der Lebensmittelallergien? »Essen ist immer noch ein großes Experiment«, betont die Molekularbiologin Hannelore Daniel, Professorin am Institut für Ernährungsmedizin der Technischen Universität München.

Der Vogel der Erkenntnis

Das Innere des Bauchs war seit Jahrtausenden bekannt. Den Magen und seine anderen Organe kannte man aus Unfällen oder vom Ausschlachten der erlegten Jagdbeute. Schon zu Zeiten der Etrusker, vor rund 2500 Jahren, zeigte ein Ton-Torso die verschlungenen Windungen des Darms, eine Nachbildung steht im Medizinhistorischen Museum in

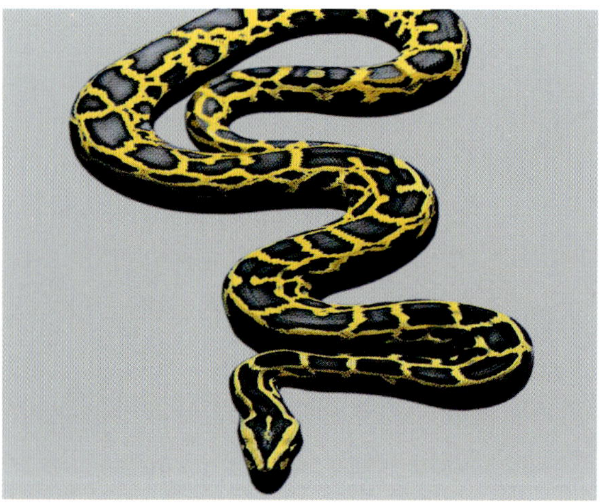

***Wie eine Schlange** bewegt sich der Verdauungstrakt, der die Länge einer ausgewachsenen Anakonda (etwa 8 Meter) erreicht. Er funktioniert nach dem Prinzip des »peristaltischen Reflexes«: Auf der gesamten Länge ziehen sich Muskelringe im Wechsel zusammen und entspannen sich. So kann die Nahrung (außer beim Erbrechen) nur in eine Richtung transportiert werden. Diese Reflexe geschehen unbewusst. Sie werden vom vegetativen Nervensystem und lokalen Reflexzellen gesteuert.*

Ingolstadt. Aber was in diesem Organ eigentlich passierte, blieb den Wissenschaftlern bis zum Ende des 18. Jahrhunderts rätselhaft. Man nahm an, das Essen würde im Magen zerrieben, dann irgendwie verwesen und über den Darm nach draußen geleitet. Bis der französische Physiker und Biologe René de Réaumur (1683–1757) diese bereits aus der Antike stammende Theorie an einem zahmen Vogel, einer Gabelweihe, überprüfte. Zu diesem Zweck fütterte er ihn mit winzigen Schwämmen. Der Vogel erbrach diese und Réaumur fand darin eine saure Flüssigkeit, die so ätzend war, dass sie sogar Fleischstückchen auflöste: den Magensaft.

Der Italiener Lazzaro Spallanzani (1729–1799) setzte die Experimente im Selbstversuch fort: Er verschluckte kleine, mit Brot oder Fleisch gefüllte Leinenbeutel und durchlöcherte Holzröhrchen, die mit Nahrung gefüllt waren. Nach dem Erbrechen stellte er fest, dass sich ihr Inhalt zersetzt hatte, obwohl die Speisen wegen der verschiedenen Umhüllungen keinen direkten Kontakt zur Magenwand gehabt haben konnten. Eine Muskelarbeit des Magens konnte bei der Zersetzung keine Rolle gespielt haben. Allein auf den Magensaft kam es an.

Löcher und Röhren

Immer kühner wurden die Forscher mit ihren Experimenten: Der schottische Chirurg John Hunter (1728–1793) erfand 1790 gemeinsam mit einem Uhrmacher ein Gerät aus Fischbein, über das die Haut eines kleinen Aals gezogen war. Durch diese Röhre ernährte er einen Patienten mit Schlucklähmung. Die Idee zu dem biegsamen Magenrohr war ihm gekommen, als er überlegte, wie man den Überlebenden von Schiffskatastrophen wohl das tödliche Salzwasser aus dem Magen pumpen könnte.

Im Jahr 1822 sollte die Wissenschaft zum ersten Mal Einblick in einen lebendigen Magen erhalten: An der amerikanisch-kanadischen Grenze wurde der Felljäger Alexis St. Martin von einer verirrten Musketenkugel getroffen. Der 18-Jährige überlebte zwar, musste sein Leben aber fortan mit einem offenen Magen führen: In diesem klaffte nun zeitgenössischen Berichten zufolge eine beachtliche Fistel, die bis an die Oberfläche des Körpers führte, ein Loch von immerhin 6 Zentimeter Durchmesser.

Dem Arzt William Beaumont bot das die einmalige Gelegenheit, von außen in das Innere eines lebendigen Menschen zu blicken. Durch die Öffnung

Der Mund ist die erste Station der Verdauung: Er tastet und schmeckt, er zerkleinert die Nahrung, um ihr eine größere Oberfläche für die folgenden chemischen Prozesse zu verleihen. Und er liefert den notwendigen Speichel, um das Essen geschmeidig in die Speiseröhre zu befördern. Dieser enthält Enzyme, welche die Nahrung in ihre molekularen Bestandteile zerlegen, Immunzellen, die unerwünschte Substanzen erkennen sollen, und auch Mineralien für die Stabilität der Zähne.

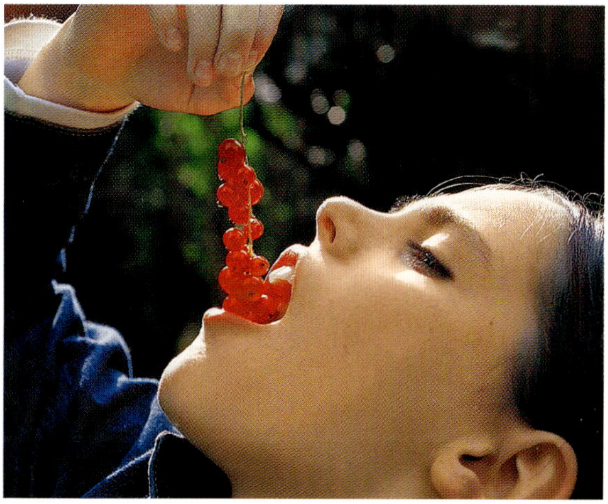

stopfte er verschiedene Nahrungsstücke, die er an Bindfäden geknüpft hatte, und zog sie nach ein bis zwei Stunden teilverdaut wieder heraus. So unangenehm und drastisch diese Forschungsmethode auch wirkt, so wenig scheint sie dem Probanden geschadet zu haben. St. Martin jedenfalls überlebte seinen Arzt um viele Jahre und erreichte das damals beachtliche Alter von 76 Jahren.

Der Weg des Essens

Was passiert wirklich in unserem Körper bei der Verdauung? Nehmen wir als Beispiel ein ganz normales Frühstück: Morgens um 7.30 Uhr essen wir ein Vollkornbrot mit Butter und Erdbeermarmelade und trinken dazu 2 Tassen Kaffee. Während wir es uns schmecken lassen und unsere Zeitung lesen – ohne weiter darüber nachzudenken, was im Mund und unserem übrigen Körper passiert – beginnt in unserem Inneren bereits ein raffiniert aufeinander abgestimmter Produktionsvorgang: Das Frühstück verwandelt sich in einen chemischen Baukasten aus Kohlenhydraten, Eiweiß, Fett und Vitaminen – wichtige Bausteine für unsere Zellen.

Ausführliches Kauen führt als Erstes dazu, dass die Speicheldrüsen Flüssigkeit freisetzen: im Schnitt um die 1,5 Liter täglich. Die Speichelflüssigkeit enthält Enzyme, das sind auf die Verdauung spezialisierte Eiweiße. Wenn diese auf die Stärke aus dem Frühstücksbrot treffen, zerlegen sie wie eine Schere die langen Zuckermoleküle in viele kleine Stücke. Dadurch wird die Stärke in Form von Zucker für den Körper rascher verfügbar: Das Brot schmeckt zunehmend süßer, je länger es gekaut wird.

Das Kauen dient nicht nur dem Zerkleinern und Portionieren der Nahrung, sondern soll vor allem die Oberfläche der Nahrung vergrößern. Das schafft Angriffsfläche für die chemische Zerlegung des Essens in lebenswichtige Bausteine. Theoretisch sollten wir Nahrung dazu 30- bis 40-mal kauen – und nicht nur, wie meist üblich, nach 2 bis 3 Kaubewegungen hinunterschlingen.

Letzter Kontrollpunkt

Das Kauen ist – neben dem Stuhlgang – der einzige Abschnitt der Verdauung, den wir zumindest zum Teil bewusst steuern können. Die Frage, ob das Essen später schwer im Magen liegt, hängt entscheidend von unserer Geduld beim Kauen ab. Spätestens nach einer Minute ist die Nahrung reif für den Magen und wird hinuntergeschluckt. Dabei verschließt der weiche Gaumen die Nasenhöhlen und der Kehldeckel legt sich auf den angehobenen Kehlkopf. So wird die Nahrung schließlich durch die Rachenmuskulatur in die Speiseröhre gedrückt. 7.40 Uhr: Das Frühstücksbrot wandert durch die Speiseröhre zur nächsten Station – dem Magen.

Einbahnstraße abwärts

Vom Rachen über die Speiseröhre und den Magen bis hin zum Darmausgang: Der gesamte Verdauungsgang ist nach dem Prinzip der Peristaltik aufgebaut. So nennt man die Bewegung vieler hinter-

***Der Magen** bereitet die Speisen vor: 2 Liter Salzsäure desinfizieren den Nahrungsbrei. Die Verdauungsenzyme des Speichels haben bereits im Mund begonnen, Kohlenhydrate zu zerlegen. Jetzt zerschneiden Enzyme (Pepsine) der Magenschleimhaut das Eiweiß in der Nahrung. Leer ist der Magen etwa 25 Zentimeter lang. Doch gefüllt kann er sich zu mehrfacher Größe ausdehnen.*

DER MAGEN

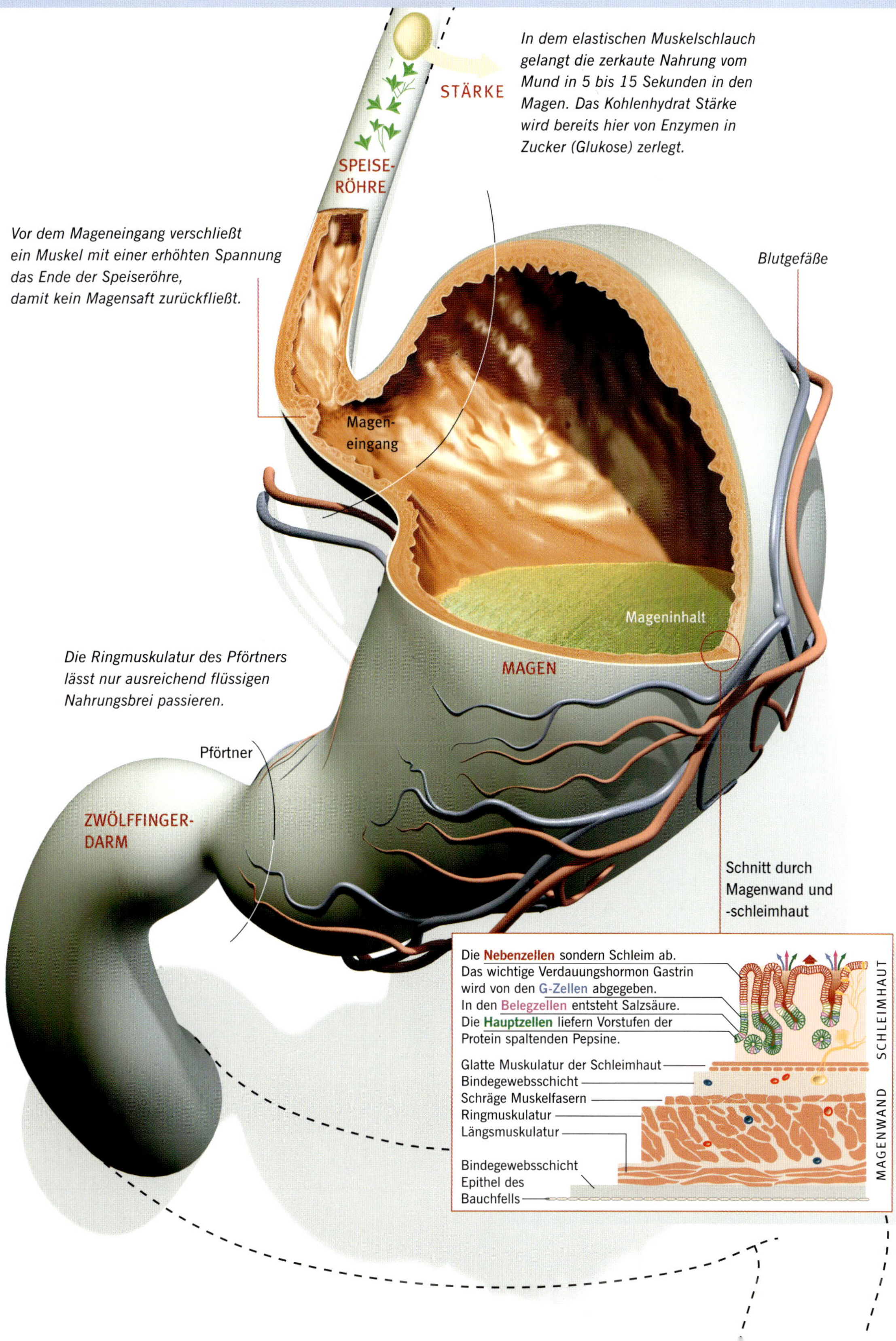

In dem elastischen Muskelschlauch gelangt die zerkaute Nahrung vom Mund in 5 bis 15 Sekunden in den Magen. Das Kohlenhydrat Stärke wird bereits hier von Enzymen in Zucker (Glukose) zerlegt.
STÄRKE
SPEISE-RÖHRE
Vor dem Mageneingang verschließt ein Muskel mit einer erhöhten Spannung das Ende der Speiseröhre, damit kein Magensaft zurückfließt.
Blutgefäße
Mageneingang
Mageninhalt
MAGEN
Die Ringmuskulatur des Pförtners lässt nur ausreichend flüssigen Nahrungsbrei passieren.
Pförtner
ZWÖLFFINGER-DARM
Schnitt durch Magenwand und -schleimhaut
Die **Nebenzellen** sondern Schleim ab.
Das wichtige Verdauungshormon Gastrin wird von den **G-Zellen** abgegeben.
In den **Belegzellen** entsteht Salzsäure.
Die **Hauptzellen** liefern Vorstufen der Protein spaltenden Pepsine.
Glatte Muskulatur der Schleimhaut
Bindegewebsschicht
Schräge Muskelfasern
Ringmuskulatur
Längsmuskulatur
Bindegewebsschicht
Epithel des Bauchfells
SCHLEIMHAUT
MAGENWAND

einander geschalteter Muskelgruppen, die sich im Kontakt mit Nahrung ständig neu zusammenziehen und wieder entspannen – fast wie eine Schlange, die sich durch das Gras schlängelt.

Mischen und Mahlen

Durch diese Bewegungen wird der Nahrungsbrei immer weiter zum Magen hin geschoben: mit einer Geschwindigkeit von 4 Zentimetern pro Sekunde. Nach ungefähr 6 Sekunden hat der zerkaute Frühstücksbissen die 25 Zentimeter lange Speiseröhre passiert und den Magen erreicht. Dieser liegt wie eine dicke Wurst zwischen Bauch und Rippen quer in unserem Leib. In leerem Zustand ist er nicht größer als die Speiseröhre: ungefähr 25 Zentimeter lang. Wenn er gefüllt wird, kann er sich aber zu mehrfacher Größe aufblähen; 1,6 bis 2,4 Liter passen in den Magen eines Erwachsenen. An der Verwertung der Nahrung hat der Magen keinen wesentlichen Anteil. Seine Rolle besteht vor allem darin, den Brei weiter zu zerkleinern und zu durchmischen und für den Dünndarm vorzubereiten, der die einzelnen Bestandteile »sortieren« und aufnehmen wird. Besonders wichtig dafür ist die Salzsäure, die von spezialisierten Zellen (Belegzellen) abgesondert wird. Diese beginnen mit der Produktion der Salzsäure schon, wenn die Nahrung noch im Mund gekaut wird, und sie wird verstärkt, wenn der Brei in den Magen eintritt. Auch psychische Faktoren verändern den Magensaft. Etwa 2 Liter Salzsäure entstehen täglich im Magen. Mit ihrem hohen Säuregrad (pH-Wert nüchtern 1 bis 1,5) wehrt sie Bakterien ab, die mit der Nahrung eindringen. Die Belegzellen stellen außerdem auch den »intrinsic factor« bereit, eine Substanz, an die sich später im Dünndarm Vitamin B_{12} aus der Nahrung bindet und erst so für den Organismus verfügbar wird.

Da die Magenwand auch nichts anderes ist als Eiweiß und sich dieses chemisch kaum von dem der Lebensmittel unterscheidet, müsste sie eigentlich durch die Säure angegriffen und selbst verdaut werden. Um das zu verhindern, sondert die oberste

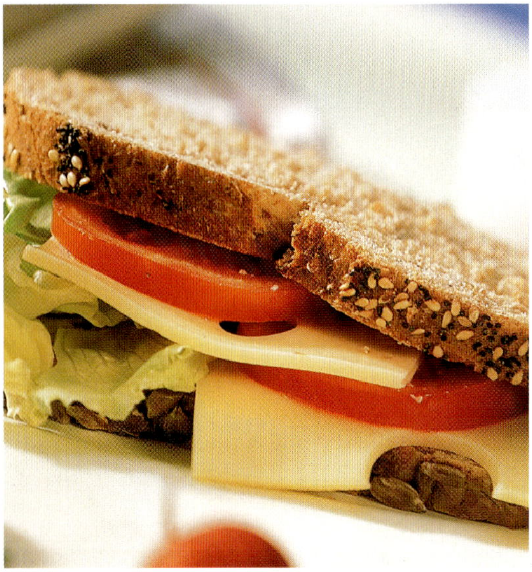

***Wie schwer das Essen** im Magen liegt, hängt von seiner Zusammensetzung ab: Alkohol und Wasser werden rasch absorbiert. Kohlenhydrate gelangen schon nach kurzer Zeit in den Dünndarm, Eiweiß braucht dagegen etwas länger. Fett hemmt die Entleerung des Magens und verlangsamt die Verdauung. Proteinhaltige weiche Eier oder fettarmer gekochter Fisch bleiben also nur 1 bis 2 Stunden im Magen, stärke- und ballaststoffhaltiges Vollkornbrot schon bis zu 4, Hülsenfrüchte und Geräuchertes sogar 5 Stunden. Am schwersten verdaulich sind fette Ölsardinen: Sie verlassen erst nach 8 Stunden den Magen.*

Zellschicht des Magens, die unter anderem aus Nebenzellen besteht, undurchdringlichen, zähen Schleim ab. Dieser neutralisiert die Säure entlang der Magenwand. Bei Gastritis aber ist diese schützende Schleimhaut defekt und kann sich, wie bei chronisch Magenkranken, immer weiter abbauen.
Die größte Zellgruppe des Magens, die Hauptzellen, produzieren Pepsinogen, einen Stoff, der von der Salzsäure in das Enzym Pepsin umgewandelt wird. Pepsin spaltet die in der Nahrung enthaltenen Proteine und wirkt ebenfalls bakterienabtötend.
Im Vorraum (Antrum) des Pförtners, des Übergangs vom Magen in den Zwölffingerdarm (Duodenum), liegt eine vierte Art von Zellen, die G-Zellen genannt werden, weil sie das Gewebshormon Gastrin produzieren. Gastrin, das ins Blut abgegeben wird, soll die Aktivität der Magen-Darm-Muskulatur steigern und regt zur weiteren Produktion von Salzsäure und Pepsinogen an.

Saft der Gefühle

Bei der Produktion der Magensäure spielt die Psyche eine große Rolle. Entdeckt wurde das um die Wende zum 20. Jahrhundert, und das außergewöhnliche Schicksal eines Patienten spielte dabei eine große Rolle: 1895 hatte in den USA ein 9-jähriger Junge, Tom, aus Versehen eine Muschelsuppe getrunken, die er mit Bier verwechselt hatte. Die kochend heiße Brühe zerstörte seine Speiseröhre, die dabei den Zugang zum Magen blockierte. Alle Versuche, die Speiseröhre wieder für Nahrung oder Flüssigkeit durchgängig zu machen, schlugen fehl. Auch ein künstlich gelegter Magenzugang gelang nur teilweise. Der Junge behielt eine 3 Zentimeter lange Öffnung im Bauch zurück.
Um zu überleben, durfte Tom seine Nahrung künftig nicht mehr hinunterschlucken, sondern musste sie nach dem Kauen in einen Trichter spucken. Dieser führte über einen Gummischlauch durch die Bauchdecke in den Magen. Damit der nicht überlief,

Mit Beschwerden zum richtigen Arzt !

Der Facharzt für den Magen-Darm-Trakt, der vom Mund bis zum Po reicht, ist der Gastroenterologe. Er macht Magen- und Darmspiegelungen, entfernt Polypen und Tumoren und behandelt chronische Entzündungen der Schleimhäute. Beschwerden, die länger anhalten oder besonders intensiv sind, sollten von diesem Facharzt abgeklärt werden, um Darmkrebs auszuschließen.
Der Proktologe ist auf Probleme des Enddarms spezialisiert. Er behandelt Fissuren, Hämorrhoiden und Marisken (Hautfalten am Anus) sowie perianale Thrombosen, schmerzhafte Gefäßverengungen am After. Außerdem kümmert er sich um Inkontinenz, wenn der Schließmuskel nicht mehr beherrscht wird.
Zumindest das Abtasten des Enddarms zählt zu dem Diagnostikspektrum von Urologe (er behandelt Krankheiten von Harnröhre und männlichen Geschlechtsorganen) und Gynäkologe (weibliche Geschlechtsorgane, Geburtsmedizin).
Der Internist ist auf alle Erkrankungen der inneren Organe spezialisiert und präzisiert die Befunde des Hausarztes.
Der Hausarzt erhebt bei seiner Grunduntersuchung allgemeine Blutwerte und liest an den Ergebnissen ab, ob eine Krankheit oder eine Allergie vorliegt. Außerdem untersucht auch er den Bauch auf Schwellungen und tastet den Enddarm auf etwaige Geschwüre oder Verletzungen ab.

Bis zum Ende des 18. Jahrhunderts hatte man in der Medizin ein eher starres Bild der Anatomie des menschlichen Körpers. Doch es wurde immer stärker von dem Interesse am funktionellen Geschehen aufgeweicht. Mit der Zeit begann man, den biochemischen Vorgängen bei der Verdauung auf die Spur zu kommen. Leider erwies es sich als schwierig, die Vorgänge tief im Inneren des Körpers zu beobachten und am lebenden Menschen zu studieren.

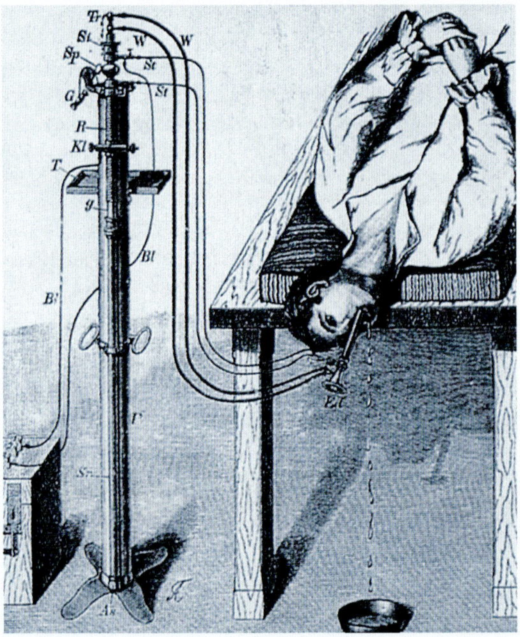

Die ersten »Gastroskope« waren reine Folterinstrumente: Sie bestanden aus langen, starren Röhren.

Der Arzt Adolf Kußmaul (1822–1902), der bereits eine Magenpumpe erfunden hatte, war der Erste, der mithilfe eines »Lichtleiters« Speiseröhre und Magen von innen betrachtete. Dabei wurde der Schein einer Kerze über eine Röhre, verstärkt durch einen Spiegel, in das Innere des Körpers gelenkt. Eine noch sehr einfache Technik, die sich Kußmaul, wie er unumwunden zugab, von einem Schwertschlucker auf dem Jahrmarkt abgeguckt hatte.

Einem Kollegen schrieb er: »Sie brachten den Schwertfresser zur Stelle, ich sah nun aus eigener Anschauung, wie er Kopf und Nacken richtete und das Schwert in gerader Richtung bis in die Magentiefe hinab stieß ... Die Schaustellung des Schwertfressers zeigte, dass sich eine Schwierigkeit für die Gastroskopie, die Knickung der Speiseröhre an der Halswirbelsäule, durch richtige Haltung von Kopf und Nacken überwinden ließe.«

Der »Schwertfresser« wurde, wie nicht schwer zu erraten ist, die erste Versuchsperson der neuen Verdauungswissenschaft und musste fürs Erste medizinische Röhren statt Schwertern schlucken.

Frühstück zur Probe

Einer der Wegbereiter der modernen Gastroenterologie, der Lehre der Verdauungsorgane, machte sich diese Technik zunutze. Ismar Boas (1858–1938) untersuchte in Berlin gemeinsam mit seinem Lehrer Carl Anton Ewald (1845–1915) Patientinnen in der Frauensiechanstalt. Beide dokumentierten die Besonderheiten der Verdauung ihrer Patientinnen, die oft in bemitleidenswertem Zustand waren. Aber sie konnten sich keinen Reim darauf machen. Eine Frau zum Beispiel quälte immer nach dem Trinken von Wasser ein rätselhafter Würgereflex.

Eine der Patientinnen, die über einen Schlauch ernährt werden musste, bekam plötzlich einen Hustenanfall und beförderte dabei Mageninhalt nach oben. Boas benutzte diese Technik bald, um den Verdauungsvorgang genauer zu studieren. Er entwickelte ein standardisiertes Probefrühstück (ein Weißbrötchen und 2 Tassen schwarzen Tee) und konnte damit beweisen, dass die Mägen verschiedener Patientinnen ganz individuell arbeiteten: Ihr Mageninhalt, der sich durch ein Röhrchen anzapfen ließ, war von Frau zu Frau unterschiedlich.

Außerdem erkannten Boas und Ewald bei ihren systematischen Untersuchungen, dass bereits im Magen Eiweiß und Stärke der Nahrung abgebaut wurden und dass Fett den Säuregrad des Mageninhalts herabsetzte. Boas wusste auch um die psychischen Einflussfaktoren: So untersagte er seinen Assistenten, während der Untersuchung das Furcht erregende Wort »Magen auspumpen« zu gebrauchen. Denn die Angst davor beeinflusste sichtbar die Sekretion des Magensafts.

Während sein Lehrer Ewald 1879 eine bahnbrechende »Lehre der Verdauung« publizierte, eröffnete Boas in Berlin die erste deutsche gastroenterologische Praxis. Zu einer Zeit, als seine Kollegen Magensonden höchstens bei Vergiftungen einsetzten, begann er systematisch mit der Erforschung der Krankheiten des Magen-Darm-Trakts und gründete gemeinsam mit Ewald die erste Fachgesellschaft. 1936 wurde der renommierte Arzt von den Nazis ins Exil nach Wien getrieben und nahm sich dort 1938, nach dem Einmarsch der Deutschen, das Leben.

Der »Normalkot«

Während Boas sich vor allem für Speiseröhre und Magen interessierte, erwachte das Interesse der Wissenschaft auch für das, was im unterhalb gelegenen Organ, im Darm, passierte. An der Universität Bonn fiel der Internist Adolf Schmidt (1865–1918) durch sein besonderes Interesse für neuartige klinische Untersuchungsmethoden und durch harsche Kritik an seinen Kollegen auf. Zum Beispiel prangerte Schmidt an, dass »die meisten Ärzte für alle Stuhlgangsuntersuchungen mangelndes Interesse« zeigten, was oft zu Verwechslungen bei der Diagnose von inneren Krankheiten führe.

Schmidt entwickelte eine neue Form der Probekost: Die Nahrung sollte nicht wieder abgesaugt werden, sondern den Körper auf normalem Weg verlassen: die erste Darmfunktionsprüfung in der Geschichte der Medizin.

Die standardisierte Mahlzeit führte zu einem »Normalkot«, den Schmidt peinlich genauen mikroskopischen Untersuchungen unterzog. Unter anderem machte er Gärungsproben und kam auf diese Weise einer Reihe von bis dahin unerforschten Stoffwechselstörungen und Krankheiten auf die Spur, zum Beispiel der Dickdarmentzündung.

In seinem Buch »Faeces des Menschen« gibt Schmidt für alle möglichen Bestandteile des Stuhls, Essensreste, Stoffwechselprodukte oder Darmsekrete, genaue Nachweismethoden an. Er wies schon damals auf die Schädlichkeit von Fäulnisprozessen im Darm hin – ein aktuelles Thema in der modernen Medizin. Und er erkannte bereits, dass die Verträglichkeit von Speisen nicht nur davon abhing, wie lange sie im Magen verblieben. Schon 1902 forderte er: keine einseitige Ernährung!

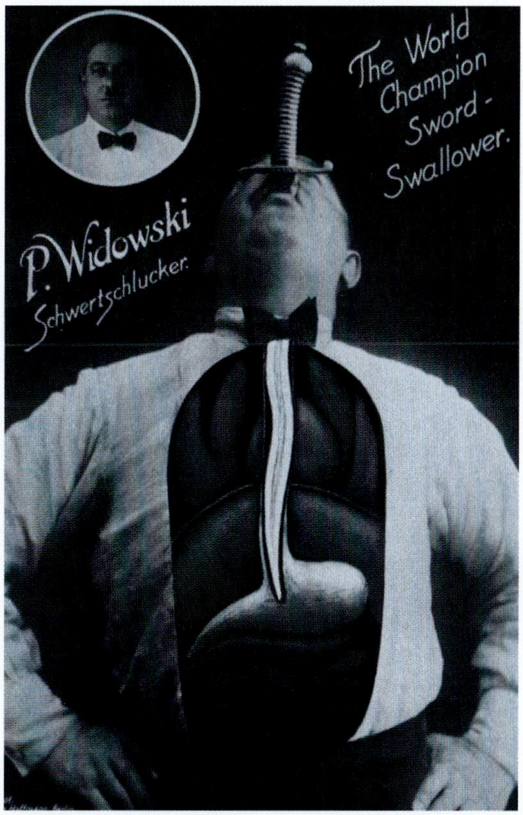

Schwertschlucker wurden zum Vorbild für die Gastroenterologen: Sie konnten Röhren ohne Schaden schlucken.

durfte der Junge nur 2-mal am Tag Nahrung zu sich nehmen und musste eine mindestens 5-stündige Pause zwischen den Mahlzeiten einlegen.
Trotzdem gelang es ihm, seine Behinderung vor der Außenwelt über lange Zeit geheim zu halten. Erst Jahrzehnte später, als er – längst erwachsen – als Straßenarbeiter in New York arbeitete, und die harte Arbeit zu chronischen Blutungen an seinem Mageneingang führte, wurde die Medizin auf Toms Schicksal aufmerksam. Zwei Klinikärzte, Stewart Wolf und Harold Wolff, machten verschiedene Experimente mit ihm. Sie interessierten sich vor allem für die Wirkung von Gefühlen auf das Körperinnere. So zeigte sich, dass der Magen verstärkt Magensaft absonderte und die Schleimhaut durch die gesteigerte Durchblutung tiefrot wurde, wenn ihr Patient wütend war. War er dagegen traurig oder fürchtete er sich, zog sich der Magen zusammen, die Haut wurde blass, weil die Durchblutung nachließ, die Säfte versiegten. Damit demonstrierten die beiden Ärzte, dass Gefühle und Gedanken körperliche Reaktionen im Verdauungstrakt hervorrufen können. Diese Erkenntnis des Zusammenhangs von Psyche und Physis stand auch im Mittelpunkt des Interesses des russischen Physiologen Iwan P. Pawlow (1849–1936), der wenige Jahre später bereits viele physiologische Vorgänge bei der Verdauung geklärt hatte. In Tierversuchen hatte er entdeckt, dass zum Beispiel Hunde schon Magensaft absonderten, wenn sie das Futter noch nicht angerührt, sondern nur von weitem gesehen hatten. Sie reagierten auf eine Glocke, die sie früher zum Futtertrog gerufen

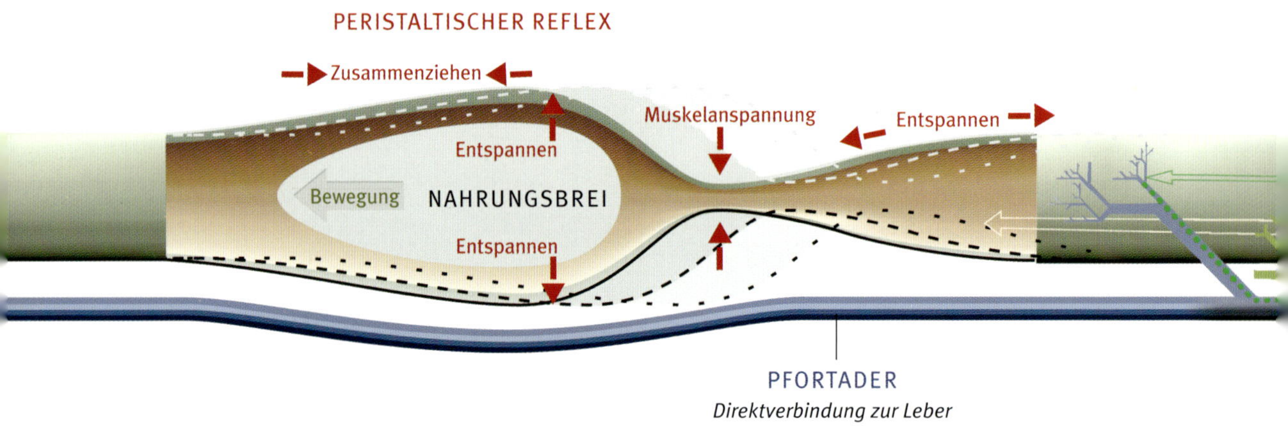

Der Dünndarm *nimmt den Nahrungsbrei aus dem Magen auf. Er hat lange Zotten und Mikroborsten, die seine Oberfläche auf fast 200 Quadratmeter vergrößern. Diese riesige Fläche ist nötig, um die Nährstoffe aus der Nahrung zu identifizieren und an den Organismus weiterzuleiten. In seinen ersten Abschnitt, den Zwölffingerdarm, fließen der Gallensaft der Leber und Sekrete der Bauchspeicheldrüse. Sie helfen bei der Fett-, Kohlenhydrat- und Eiweißverwertung. Durch unbewusste Muskelbewegungen bewegt sich der Darminhalt weiter in Richtung Dickdarm.*

DER DÜNNDARM

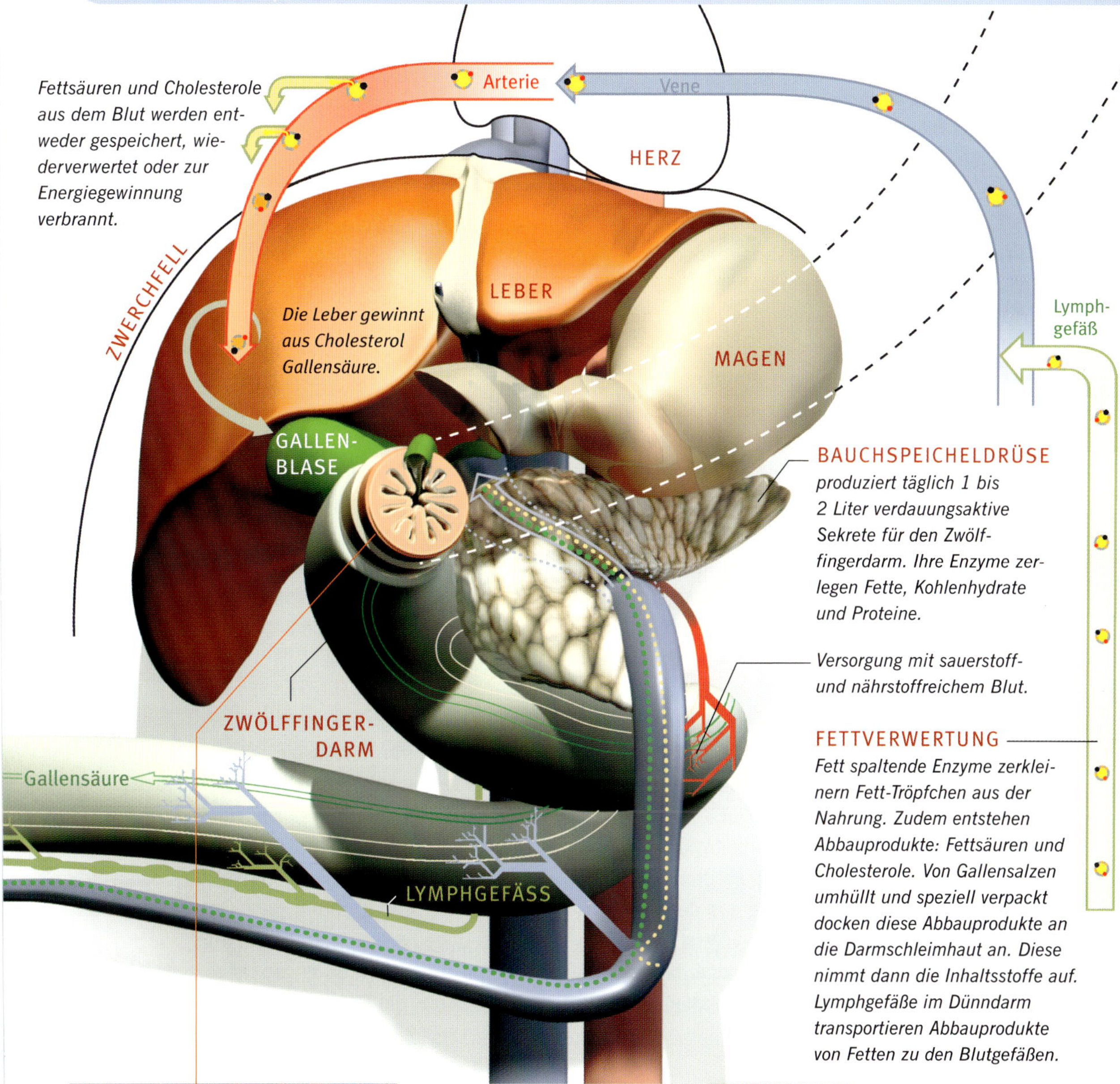

Fettsäuren und Cholesterole aus dem Blut werden entweder gespeichert, wiederverwertet oder zur Energiegewinnung verbrannt.

BAUCHSPEICHELDRÜSE
produziert täglich 1 bis 2 Liter verdauungsaktive Sekrete für den Zwölffingerdarm. Ihre Enzyme zerlegen Fette, Kohlenhydrate und Proteine.

Versorgung mit sauerstoff- und nährstoffreichem Blut.

FETTVERWERTUNG
Fett spaltende Enzyme zerkleinern Fett-Tröpfchen aus der Nahrung. Zudem entstehen Abbauprodukte: Fettsäuren und Cholesterole. Von Gallensalzen umhüllt und speziell verpackt docken diese Abbauprodukte an die Darmschleimhaut an. Diese nimmt dann die Inhaltsstoffe auf. Lymphgefäße im Dünndarm transportieren Abbauprodukte von Fetten zu den Blutgefäßen.

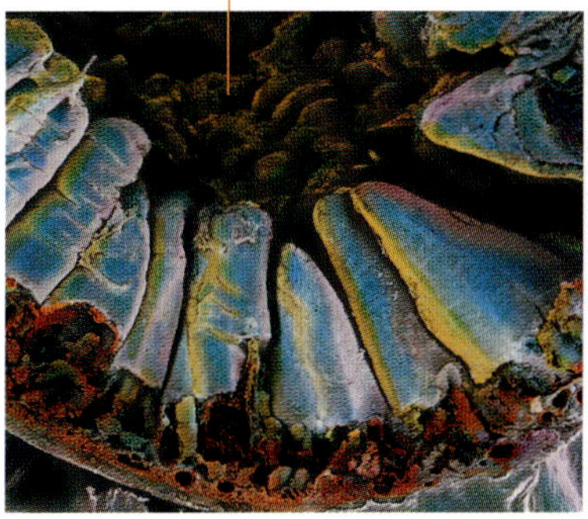

Im Zwölffingerdarm bildet die Schleimhaut Millionen kleiner Ausstülpungen – die Darmzotten. Sie vergrößern die Oberfläche dieses Darmabschnitts um das 400fache. Jede einzelne Schleimhautzelle wiederum ist mit tausenden Zellfortsätzen (Mikrovilli) besetzt, die rechts im Bild zu sehen sind.

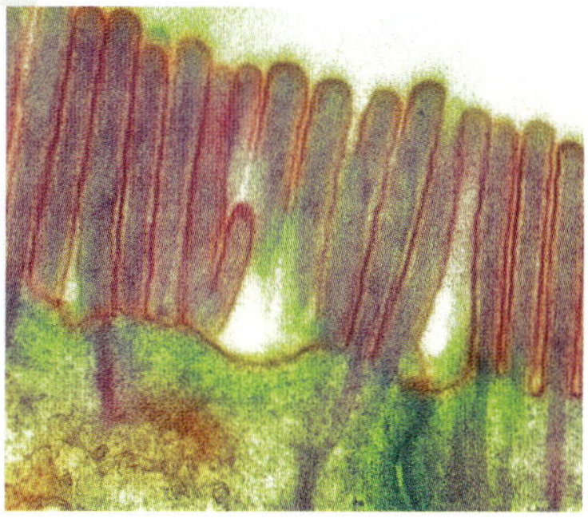

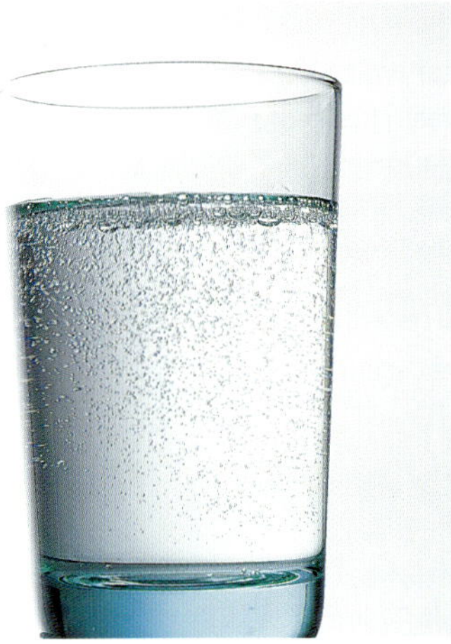

***Wasser** ist ein universelles Lösungsmittel und für alle Körpervorgänge wichtig: Es transportiert die Nährstoffe zu den Zellen und führt Abbauprodukte und Gifte ab. Im Darm reguliert Wasser die Konsistenz des Stuhls: Der Dickdarm entzieht ihm Feuchtigkeit und verdickt ihn. Wer zu wenig trinkt, leidet unter Verstopfung. Auch eine gesunde ballaststoffreiche Kost nützt nichts, wenn dazu nicht genügend getrunken wird, sonst können die Fasern im Darm nicht aufquellen. Einige Abführmittel verhindern die Aufnahme von Wasser und erzielen so ihre Wirkung. Bei Durchfall kann der Wasser- und Elektrolytverlust aus dem Darm bedrohlich werden.*

mündet über einen kleinen Gang in den obersten Abschnitt des Dünndarms, den Zwölffingerdarm (Duodenum). 1 bis 1,5 Liter Bauchspeichel werden von dieser bis zu 90 Gramm schweren Drüse täglich produziert. Der Bauchspeichel enthält wichtige Enzyme: Trypsin und Chymotrypsin zur Verdauung von Eiweiß, Amylase und Maltase zur Verarbeitung von Kohlenhydraten zu Zucker, Lipase zur Aufspaltung des Fetts in Fettsäuren und Glycerol. Nukleasen arbeiten vorhandene Nukleinsäuren auf. Durch seine basische Zusammensetzung neutralisiert der Bauchspeichel außerdem mit seinem Natriumbikarbonat die saure Masse, die aus dem Magen kommt. Bei diesem Vorgang helfen auch 2 Liter Dünndarmsekret.

Die Bauchspeicheldrüse stellt zudem die Hormone her, die den komplizierten Zuckerhaushalt des Körpers regulieren: das Insulin, das dafür sorgt, dass der Energielieferant Zucker aus dem Blut in die Zellen aufgenommen wird, und Glukagon, seinen unmittelbaren Gegenspieler. Glukagon lässt den Zuckerspiegel im Blut ansteigen, wenn der Organismus danach verlangt: etwa bei einem Schock oder bei erhöhter Muskelaktivität.

Multitalent Leber

»Crise de foie« – in Frankreich wird traditionell jedes Unbill, das mit der Verdauung zusammenhängt, der Leber zugeschrieben. Und die gallischen Gourmets haben entsprechend viele Mittelchen parat, um die negativen Folgen eines zu üppig geratenen Mahls zu bekämpfen.

In der Tat hat die Leber eine herausragende Stellung bei der Verdauung: Sie erfüllt mehr als 500 verschiedene Aufgaben. Das fast 1 Kilogramm schwere Organ filtert nicht nur Gifte aus, sondern verarbeitet und speichert Nährstoffe. Außerdem baut es Substanzen ab, die der Körper nicht mehr benötigt, etwa Hormone.

Indem sie einen präzise aufeinander abgestimmten Baukasten von Enzymen produziert, erleichtert die Leber die Aufnahme von Nährstoffen. Außerdem produziert sie Galle, einen grüngelben Saft, der aus Salzen, Cholesterin und Lecithin besteht. Er hilft bei der Verdauung von Fett, indem er die großen Fetttropfen in kleinere auflöst und so den Fett verdauenden Enzymen zugänglich macht. Die Leber filtert außerdem Giftstoffe aus der Blutbahn aus und sorgt dafür, dass genug Wasser im Darm ist.

Etwa 1 Liter Gallenflüssigkeit produziert die Leber täglich. Wenn er nicht unmittelbar für die Verdauung gebraucht wird, fließt er in einen etwa 6 Zentimeter langen Sack, die Gallenblase, und wird dort zwischengelagert. Wenn dann später fettreiche Nahrung in den Zwölffingerdarm eintritt, signalisiert das ein Botenstoff der Gallenblase: Diese zieht sich daraufhin zusammen und gibt Gallensaft frei.

Zwölffingerdarm mit Zotten

Alle diese Aktivitäten geschehen in dem etwa 30 Zentimeter langen Zwölffingerdarm (Duodenum), dem obersten Teil des Dünndarms. Er ist mit einer Schleimhaut ausgekleidet, die zu dichten, mit kleinen Borsten besetzten Zotten gefaltet ist. Dadurch wird die Oberfläche des Dünndarms für die zahlreichen chemischen Reaktionen deutlich vergrößert: auf das 600fache!

Außerdem produziert die Schleimhaut selbst verschiedene Substanzen, die zur Verdauung beitragen: Kohlenhydrate spaltende Enzyme wie Laktase, aber auch Eiweiß und Fett spaltende Stoffe. Da die meisten Nähr- und Wirkstoffe im Zwölffingerdarm oder dem folgenden Leerdarm (Jejunum) aufgenommen werden, führt das, wenn die Schleimhaut nicht voll funktionsfähig ist, rasch zu Nährstoffmangel und in der Folge zu schweren Stoffwechselproblemen.

Der Zwölffingerdarm und der Leerdarm sind schon äußerlich durch ringförmige Schleimhautfalten erkennbar. Der Krummdarm (Ileum), der kleine Lymphknoten enthält, ist wichtig für den Vitamin-B_{12}-Haushalt des Körpers. Ist dieser Teil des Dünndarms durch eine Entzündung beeinträchtigt, kommt es zu gravierendem Vitaminmangel und dadurch zu einer Blutarmut (perniziöse Anämie). Um diese zu behandeln, muss das Vitamin regelmäßig gespritzt werden.

Die Schleimhaut des Dünndarms hat auch die wichtige Aufgabe, die Aufnahme schädlicher Stoffe zu blockieren, zum Beispiel Chemikalien, bakterielle Gifte oder übergroße Moleküle, die nicht vollständig zerlegt wurden. Wenn die unerwünschten Stoffe die Darmschleimhaut berühren, werden sie von speziellen Immunzellen in den Peyer'schen Plaques identifiziert. Diese rufen Abwehrzellen wie B- und T-Zellen (Lymphozyten) auf den Plan, die sich des Eindringlings annehmen und ihn zerstören.

Darmgeräusche richtig deuten!

Darmgeräusche zeugen eigentlich von einer gesunden Darmfunktion. Dies vorweg als Argument für all jene, die sich des leisesten Grummelns schämen. Gluckern und Bauchgrimmen werden durch die Fortbewegung des flüssigen Nahrungsbreis im Dünndarm verursacht, während puffende, knurrende und zischende Geräusche auf eine Gasbildung im Dickdarm schließen lassen. Beides ist normal und kein Grund zur Beunruhigung. Bei totaler Entspannung sind die Darmgeräusche manchmal besonders heftig, weil Entspannung die Verdauung fördert. Ursache allzu starken Gluckerns im gesamten Bauchraum könnte eine Enteritis (akute Darmentzündung) mit Durchfall sein. Gar keine Darmgeräusche hingegen, wenn der Darm beim Abhorchen total stumm bleibt, alarmieren jeden Arzt. Es könnte eine Lähmung des Darms (paralytischer Ileus) vorliegen. Extreme Darmgeräusche nur in einem Abschnitt können aber auch auf einen Darmverschluss (mechanischer Ileus) hinweisen. In beiden Fällen muss der Arzt sofort eingreifen, da Lebensgefahr besteht.

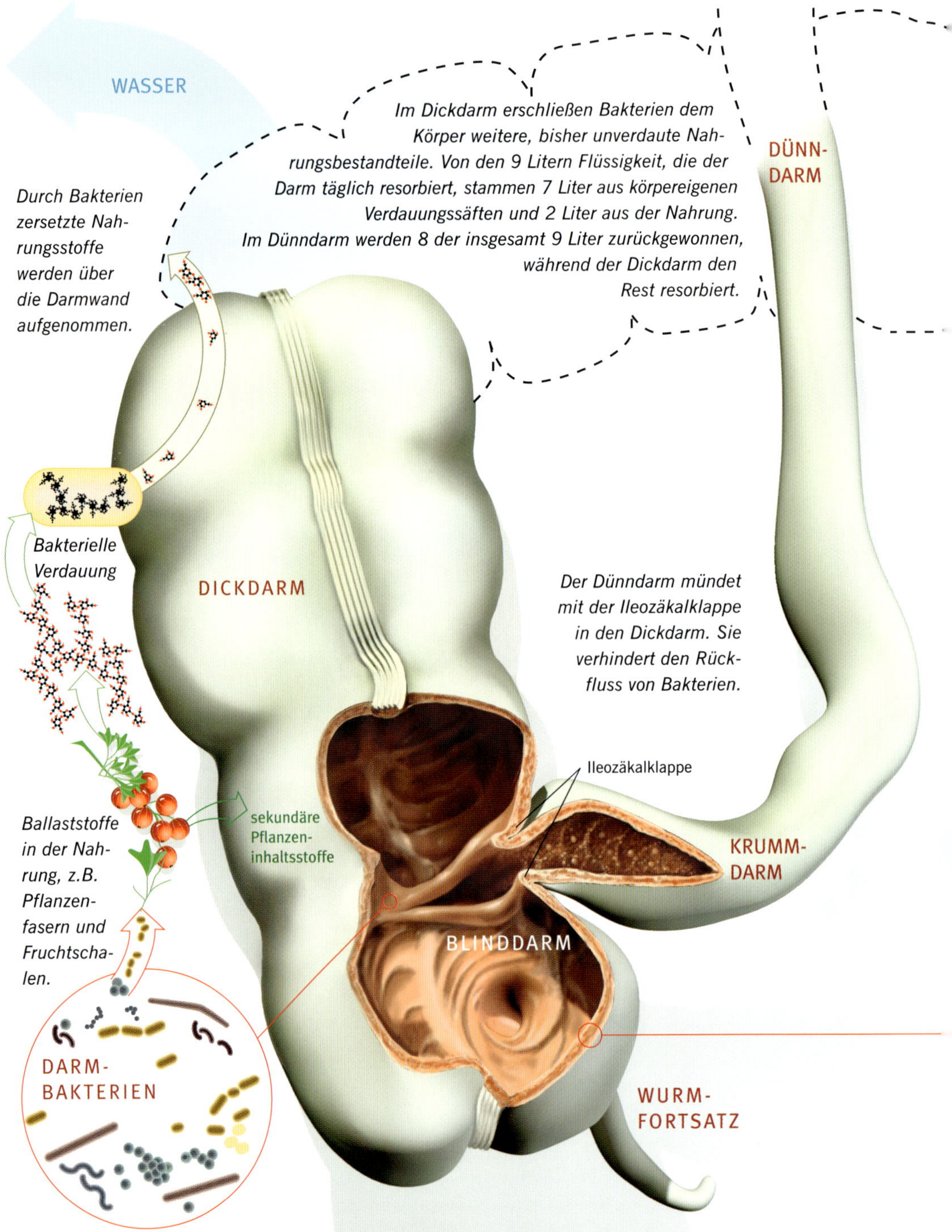

Im Dickdarm erschließen Bakterien dem Körper weitere, bisher unverdaute Nahrungsbestandteile. Von den 9 Litern Flüssigkeit, die der Darm täglich resorbiert, stammen 7 Liter aus körpereigenen Verdauungssäften und 2 Liter aus der Nahrung. Im Dünndarm werden 8 der insgesamt 9 Liter zurückgewonnen, während der Dickdarm den Rest resorbiert.

Durch Bakterien zersetzte Nahrungsstoffe werden über die Darmwand aufgenommen.

Der Dünndarm mündet mit der Ileozäkalklappe in den Dickdarm. Sie verhindert den Rückfluss von Bakterien.

Ballaststoffe in der Nahrung, z.B. Pflanzenfasern und Fruchtschalen.

Mehr als 400 Bakterienarten sind in der Lage, für den Menschen unverdauliche Nahrungsstoffe, wie etwa Cellulose, aufzuspalten. Dabei lösen sie z.B. sekundäre Pflanzeninhaltsstoffe aus den Pflanzenzellen.

Bakterien, die Cellulose und Protein zersetzen, werden im Blinddarm vermehrt. Auf diese Weise regeneriert sich permanent die Bakterienflora des Darms. Die Wände des Wurmfortsatzes am Ende des Blinddarms sind mit Lymphgewebe bedeckt.

DER DICKDARM

HAUSTREN

Ausbuchtungen, die so genannten Haustren, dienen als Gär- und Fäulniskammern für schwer verdauliche Nahrungsbestandteile.

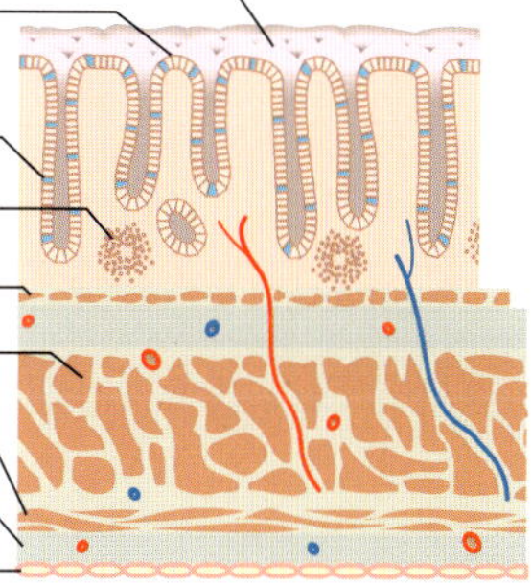

Schnitt durch Dickdarmwand und -schleimhaut

MASTDARM

Der Dickdarm *und seine Ausbuchtungen (Haustren) sind der Lebensraum für Bakterien, die Nahrungsreste abbauen. Außerdem synthetisieren sie einige Vitamine. Von einer Schleimhaut geschützt, wird der Darminhalt verdickt und zum After transportiert. Am Blinddarm hängt der Wurmfortsatz (Appendix), der sich entzünden kann.*

ZWEI SCHLIESSMUSKEL

DARMAUSGANG

Wenn die empfindliche Schleimhaut jedoch durch falsche Ernährung oder entzündungshemmende Medikamente geschädigt ist, können unerwünschte Substanzen in die Blutbahn gelangen. Das passiert auch, wenn die Immunabwehr beeinträchtigt ist. Dann muss das Immunsystem außerhalb des Darms aktiv werden und die Schadstoffe in bestimmte Moleküle (Immunkomplexe) einschließen. Danach werden sie an verschiedenen Stellen im Körper abgelagert, zum Beispiel in den Gelenken. So kann ein defektes Verdauungssystem zu Arthritis führen, aber auch zu Allergien, Überempfindlichkeit gegen bestimmte Nahrungsmittel, Migräne oder chronische Müdigkeit (siehe Kapitel Immunsystem).

Am Ende des Dünndarms verhindert eine Art Klappe wie ein Ventil, dass Verdauungsmasse aus dem folgenden Dickdarm zurückfließen kann.

Jetzt ist es 10.30 Uhr: Nach einer halben Stunde im Dünndarm sind 90 Prozent des Frühstücks verwertet und in körpereigene Bausteine umgewandelt. Die Reste davon wandern in den Dickdarm (Colon).

Biotop für Billionen

Was jetzt noch vom Frühstück übrig ist, sind Wasser, Elektrolyte wie Salze und Chloride, wasserlösliche Vitamine sowie zähe Fasern. Hinzu kommt Zellmaterial der Schleimhaut, das während der intensiven Arbeit des Dünndarms abgeschilfert wurde. Das können täglich bis zu 250 Gramm eiweißhaltige Masse sein. Diese Zellen müssen erneuert werden: In 1 bis 2 Tagen mausert sich der ganze Darm. Diese für den Menschen überwiegend unverdaulichen Bestandteile der Nahrung sind Futter für ein Imperium von Lebewesen, die es sich im warmen Dunkel des Dickdarms bequem gemacht haben: Dort wohnen Billionen von Bakterien, rund 1600-mal mehr, als derzeit Menschen auf diesem Planeten wohnen. Seit das Neugeborene trinkt und atmet, haben sie Schritt für Schritt den Dickdarm besiedelt und sich in Kolonien von 20 oder 30 verschiedenen Arten niedergelassen. Gemeinsam brächten sie gut 1 Kilogramm auf die Waage.

Weil diese Mikroflora die Verdauung des Menschen unterstützt, nennt man ihre Bewohner probiotisch, was übersetzt lebensfreundlich bedeutet. Das häufigste Bakterium der menschlichen Mikroflora ist Escherichia coli, das nach seinem Entdecker, dem Wiener Kinderarzt Theodor Escherich (1857 bis 1911) benannt wurde. Bifido- und Bacteroidesbakterien synthetisieren das wichtige Vitamin K und einen Teil des Vitamin-B-Komplexes.

Gemeinsam leistet der riesige Bakterienstaat Ähnliches wie ein Organ: Die Mikroflora zerlegt etwa die unverdaulichen Fasern und führt so zu ihrer Gärung. Die Buttersäure, die dabei entsteht, wird von den Darmzellen aufgenommen und liefert ihnen Energie. Das beschleunigt die wellenförmigen Bewegungen der Darmwand und den Abtransport des überschüssigen Darminhalts. Gleichzeitig senken die Bakterien durch ihre Arbeit den pH-Wert des Darms und damit das Risiko, dass sich unliebsame Bakterien dort ausbreiten können.

***Im Dickdarm** wird dem Nahrungsbrei Wasser entzogen. Billionen von Mikroorganismen synthetisieren dort außerdem K- und B-Vitamine. Sie zerlegen unverdauliche Fasern, sodass sie zu gären beginnen. Dabei entstehen Gase, die als Blähungen und Winde wahrgenommen werden. Die Becherzellen (blau) bilden schützenden Schleim für den Transport des Stuhls.*

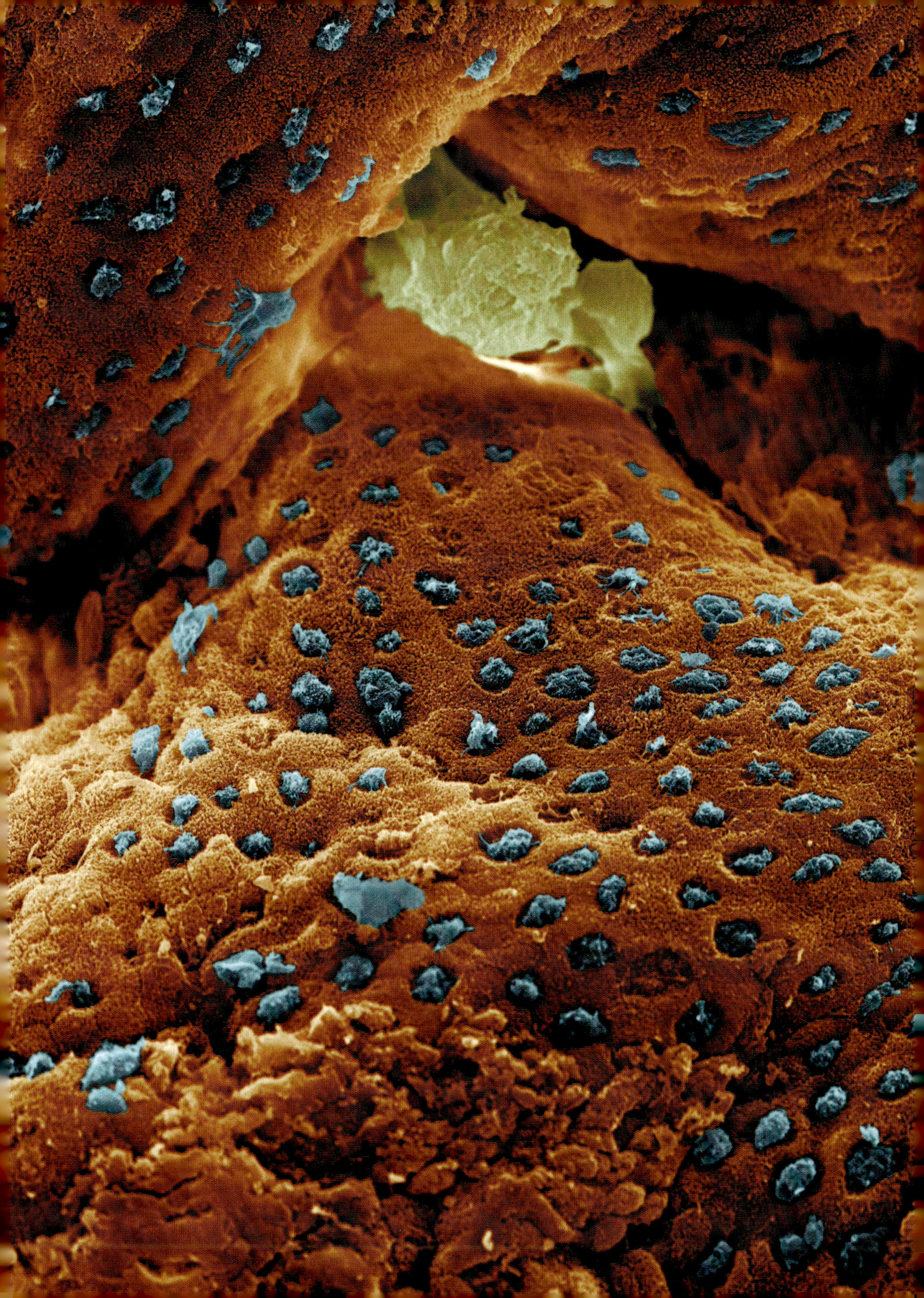

Während dieser Arbeit entstehen viele Gase: Zum Beispiel liefern 40 Gramm Kohlenhydrate bis zu 12 Liter Wasserstoff, die jedoch zu 90 Prozent wieder durch Bakterien verbraucht werden. Wasserstoff, aber auch Methan, Stickstoff, Kohlendioxid und andere gasförmige Abbauprodukte von Aminosäuren können sich an bestimmten Punkten des Darms ansammeln und Bauchschmerzen oder Blähungen verursachen. Ein Großteil der Gase wird jedoch vom Körper wieder aufgenommen und über Haut und Lunge abgeatmet. Die meisten der entstehenden Gase sind übrigens geruchlos. Nur der Schwefelwasserstoff, den wir vom Kochen von Kohlgemüsen oder Knoblauch kennen, führt zu den bekannten unangenehmen Gerüchen.

Weggespült

Am nächsten Morgen, 7 Uhr: Das Frühstück von gestern meldet sich durch ein leichtes Bauchgrimmen. Botenstoffe signalisieren dem Körper, dass der Enddarm mit den Resten der Nahrung gefüllt ist. Bis zu 2 Tage kann es dauern, bis die Mikroflora ihre Arbeit erledigt hat – bis dahin hat das Verdauungssystem längst wieder Nachschub von oben erhalten. Während seiner Passage durch den Dickdarm sind der Masse Wasser – über 1 Liter am Tag – und die darin enthaltenen wasserlöslichen Vitamine entzogen worden. Übrig bleiben nur noch unverdauliche Fasern und Bakterien: Rund ein Drittel dessen, was als »Stuhl« dann in der Toilettenschüssel landet, besteht aus Mikroorganismen.

Im Rhythmus von etwa 20 Minuten signalisiert uns der Körper, dass es nun Zeit wäre, den Schließmuskel zu öffnen, der verhindern soll, dass Kot oder Flüssigkeiten aus dem Darm austreten. Jetzt liegt es wieder an uns, auf diese Botschaft zu reagieren. Verdrängen wir den Drang, weil wir gerade keine Zeit oder keine Lust haben, auf die Toilette zu gehen, stellt der Darm seine Signale nach einiger Zeit ein und es kommt zu Verstopfung. Dann dauert es eine Weile, bis der Darm wieder seinen Rhythmus findet.

Veränderungen ernst nehmen

Nicht immer allerdings funktioniert dieses komplexe Zusammenspiel wie nach dem Lehrbuch. Viele Faktoren können den Darm negativ beeinflussen, angefangen von Verletzungen der Schleimhaut durch Alkohol, Säuren oder andere Gifte. Allergische Reaktionen schwächen den Darm genauso wie Stoffwechselstörungen, die vererbt oder die Folge falscher Ernährung sein können. Es ist deshalb wichtig, sich um seine Verdauung zu kümmern, sie wahrzunehmen und vor allem ernst zu nehmen. Anhaltende Veränderungen sind meist Anzeichen für eine Erkrankung. Man sollte sich daher unbedingt von einem Arzt untersuchen lassen.

Empfindliches Anhängsel

Der Appendix, der wurmähnliche Fortsatz des Blinddarms, der sich an den Dünndarm anschließt, entzündet sich im Kindes- und Jugendalter leicht, wenn er von einem bestimmten Bakterium infiziert

***Die Lebensweise** beeinflusst die Vorgänge im Darm in starker Weise. Was wir essen, wie wir essen – der Darm reagiert zum Teil sehr sensibel auf Umwelteinflüsse und Lebensgewohnheiten. Schlafentzug zum Beispiel kann zu einem »nervösen Bauch« führen, langes Sitzen behindert die Darmbeweglichkeit. Ursachen vieler Darmprobleme sind daher nicht organischer Natur.*

SCHLECHT FÜR DIE VERDAUUNG

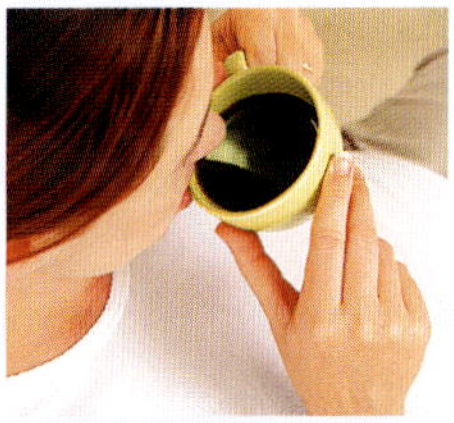

Kaffee enthält die verschiedensten Säuren, Öle und über 800 Aromastoffe und hat deshalb viele unterschiedliche Wirkungen auf den Körper. Das Koffein ist harntreibend und regt Kreislauf und Darmmuskulatur an, weshalb Kaffee bei vielen Menschen abführend wirkt. Er stimuliert die Produktion von Magen- und Gallensäften und kurbelt deshalb die Verdauung an. Übertriebener Genuss begünstigt die Entstehung von Magengeschwüren. Die Eisenabsorption aus dem Darm wird behindert.

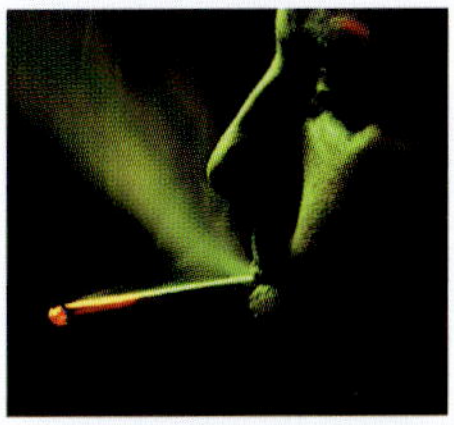

Rauchen schädigt die Schleimhäute des gesamten Verdauungstrakts und führt vor allem zu Gastritis und Sodbrennen. Es verzögert die Magenentleerung, deshalb wirkt es appetithemmend. Unter anderem führt Rauchen dazu, dass der Schließmuskel zwischen Speiseröhre und Magen erschlafft, was zum Rückfluss der Magensäure führt. Nikotin und andere Giftstoffe im Tabak erhöhen das Risiko von Krebs: Mundboden, Speiseröhre, Bauchspeicheldrüse und Darm sind betrofffen.

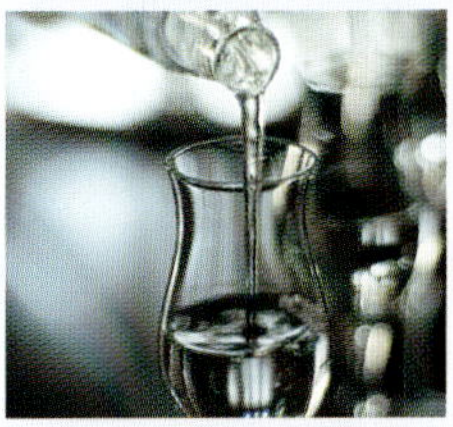

Alkohol verstärkt die Durchblutung der Gewebe und fördert so die Säure- und Pepsinsekretion des Magens. Außerdem senkt er (wie das Rauchen) die Muskelspannung des Schließmuskels. Die Bewegung der Speiseröhre ist eingeschränkt. Alkohol schädigt vor allem die Zellen der Leber und der Bauchspeicheldrüse und führt bei Missbrauch zu Zirrhose und chronischen, lebensbedrohlichen Entzündungen. Er begünstigt die Entstehung von Dickdarmkrebs.

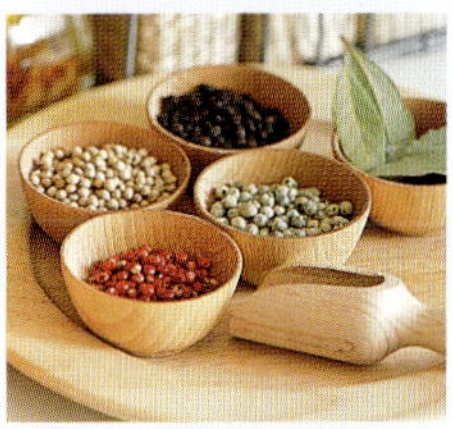

Scharfes Essen, vor allem der Gebrauch von zu viel Pfeffer, Paprika, Knoblauch, Meerrettich und scharfem Senf, hat Sodbrennen und Magengeschwüre zur Folge. Würzige Kräuter regen nämlich die Ausschüttung von Speichel und Magensaft an. Einige wirken desinfizierend, manche beruhigend (Kümmel), viele enthalten arzneimittelähnliche Substanzen. Empfindliche Menschen sollten mild würzen und auch kohlensäurehaltige Getränke vermeiden.

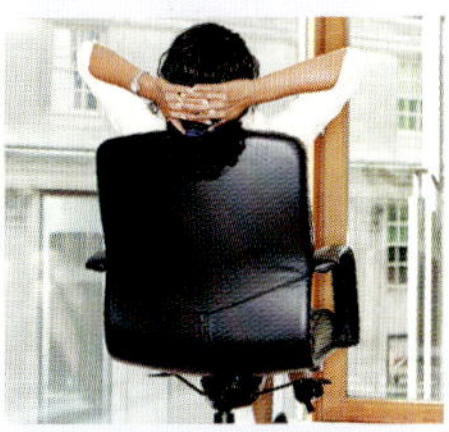

Bewegungslosigkeit legt den Darm lahm und endet häufig in Verstopfung. Besonders schädlich ist langes Sitzen in beengender Kleidung. Der Nahrungsbrei wird nicht weitertransportiert, es kommt zu schädlichen Faulprozessen und lästigen Blähungen. Übungen, die die Bauchmuskulatur stärken, wirken auf den Darm wie eine Massage. Langes Sitzen dagegen, vor allem im Kalten, lässt leicht Hämorrhoiden entstehen. Schwimmen und Radfahren tun dem Darm dagegen gut.

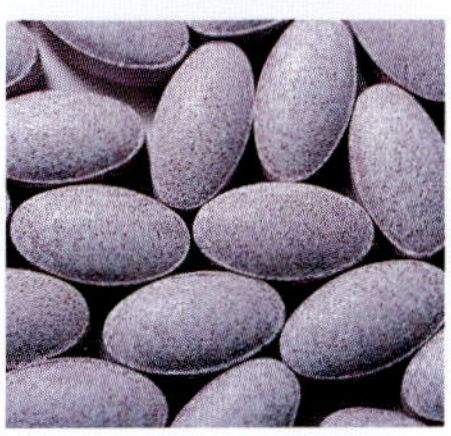

Medikamente greifen die Schleimhäute des Verdauungstrakts an. Besonders schädigend sind solche gegen entzündliche rheumatische Erkrankungen – sie können zu Blutungen führen. Auch so alltägliche Mittel wie Aspirin tragen dazu bei, ebenso manche Mittel gegen Bluthochdruck (Kalzium-Antagonisten). Antibiotika vernichten einen Großteil der Darmflora und können zu Pilzüberwucherung (Candida) führen. Abführmittel legen auf Dauer den Darm lahm und machen abhängig.

wird. Oft muss der Wurmfortsatz durch eine Operation entfernt werden, damit es nicht zu einem Durchbruch des Darms und damit zu einer Infektion des Bauchraums kommen kann.

Als Routine-Eingriffe standen Blinddarmoperationen lange Zeit im Verdacht, mehr Übung für angehende Chirurgen als medizinische Notwendigkeit zu sein – zumal man den Appendix für völlig überflüssig hielt. Zwischen 15 und 25 Prozent erwiesen sich als Fehldiagnosen. Heute weiß man, dass das lymphreiche Gewebe durchaus wichtig ist, da es vor allem das Immunsystem von Kindern und Jugendlichen unterstützt, und setzt das Messer seltener an.

Nur in schweren Fällen operiert werden müssen Hämorrhoiden, die sich in den Darm oder nach außen vorwölben und nicht mehr von allein zurückziehen können und im fortgeschrittenen Stadium schmerzhaft sind.

Kot-Kontrolle

Blut im Stuhl kann von Hämorrhoiden stammen und deshalb ungefährlich sein. Da Laien das aber nicht beurteilen können, sollte die Ursache auf jeden Fall von einem Arzt abgeklärt werden. Ein kontrollierender Blick auf unsere Ausscheidungen sollte uns daher nicht peinlich sein, sondern zur täglichen Routine werden – um ein Gefühl dafür zu bekommen, wie es unserem Darm gut geht oder wir vielleicht mehr für ihn tun sollten.

Regelmäßigkeit tut dem Körper gut, auch der Verdauung. Ob Sie dann täglich 2-mal oder nur alle 2 Tage die Toilette aufsuchen, ist nebensächlich, wenn Sie sich ansonsten wohl fühlen. Die Menge des Stuhls hängt davon ab, was Sie gegessen haben: Mitteleuropäer produzieren in der Regel nur noch zwischen 100 und 250 Gramm Kot, während afrikanische Dorfbewohner, die noch naturnah leben und viele Ballaststoffe verzehren, es auf die doppelte bis 3fache Menge pro Tag bringen.

Stress und Gifte

Viele Faktoren haben Einfluss auf die Verdauung, angefangen von der Frage, was wir essen, über die Art, wie wir essen, bis hin zu vielen anderen Dingen aus unserem täglichen Leben. Dass uns Stress und Hektik den Appetit verderben oder Heißhunger auslösen, zeigt, wie wichtig selbst psychische Faktoren sind. Regelmäßige Mahlzeiten in entspannter

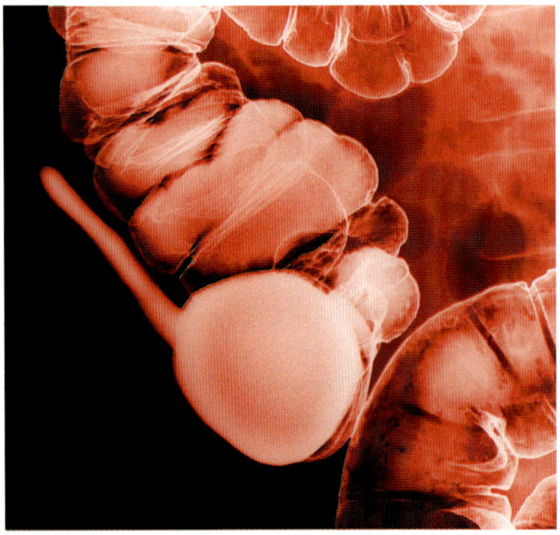

***Der Blinddarm** liegt am Übergang vom Dünndarm in den Dickdarm. Er hat eine wurmartige Ausstülpung – den Appendix. Dessen Schleimhaut ist ähnlich aufgebaut wie die des Dickdarms, enthält aber besonders viele Lymphzellen. Lange hielt man den Appendix für ein überflüssiges Anhängsel des Blinddarms. Neue Studien zeigen aber, dass sich das Risiko, die entzündliche Darmerkrankung Morbus Crohn zu bekommen, erhöht, wenn der Appendix entfernt wurde.*

Atmosphäre sind selten geworden: Viele Menschen, vor allem die jüngeren, essen im Stehen oder Gehen, dann, wenn sie gerade hungrig sind, und oft auch vor dem laufenden Fernseher.

Dem Darm schaden zum Beispiel Medikamente. Nicht nur Antibiotika, die die Darmflora zerstören, sondern auch gängige Schmerz- und Fiebermittel wie Aspirin oder Ibuprofen oder viele entzündungshemmende Mittel. Häufig oder in großen Dosen eingenommen, schädigen sie die Darmschleimhaut. Narkotika und Opiate wirken durch ihre beruhigende Wirkung oft verstopfend. Das gilt auch für Blutdruck senkende Mittel. Schlecht für den Darm sind auch Abführmittel. Wenn diese regelmäßig eingenommen werden, lähmt das auf Dauer die Beweglichkeit (Motilität) der Darmmuskulatur. Das verleitet oft zum jahrzehntelangen Missbrauch von Abführmitteln, bis schließlich die Schleimhäute in Mitleidenschaft gezogen sind.

Alkohol greift die empfindlichen Zellen des Verdauungstrakts an. Besonders schlecht ist er für den Magen, die Leber und die Bauchspeicheldrüse. Er beeinträchtigt die Muskulatur des Mageneingangs, sodass Säure in die Speiseröhre dringen kann. Deshalb verursacht Alkohol oft Sodbrennen. Das Gleiche gilt für Nikotin. Rauchen regt die Produktion von Magensäure an und bremst den Gehalt an basischen Stoffen im Zwölffingerdarm.

Auch Lebensmittel enthalten schädigende Substanzen: Räucherwaren zum Beispiel oder Grillfleisch. Besonders gefährlich sind Schimmelpilze, die oft so klein sind, dass sie mit bloßem Auge nicht zu erkennen sind (zum Beispiel auf Pistazien oder in Gewürzen). Erst in jüngster Zeit wurde das beträchtliche Risiko durch Acrylamid erkannt. Acrylamid ist eine kunststoffähnliche Substanz, die beim Erhitzen von Stärke (vor allem in Pommes frites, Knäckebrot und Kartoffelchips) entsteht und im Tierversuch Krebs hervorruft. Stark kohlensäurehaltige Getränke fördern Sodbrennen und Blähungen.

Warnzeichen aus dem Bauch !

Jeden zwickt mal der Bauch, jeder kennt Durchfall oder Verstopfung. Meistens vergehen die Symptome aber schnell wieder. Sind sie nach ein paar Tagen immer noch nicht verschwunden, sollten Sie unbedingt einen Arzt aufsuchen. Facharzt für Symptome des Magen-Darm-Trakts ist der Gastroenterologe.

Alarmzeichen sind <u>starke Schmerzen</u> im Ober- oder Unterbauch, eventuell sind diese auch mit <u>Erbrechen</u> verbunden. Sie könnten zum Beispiel eine Blinddarmentzündung anzeigen. Warme Umschläge oder heiße Bäder verschlimmern dann die Symptome. Es besteht die Gefahr eines Darmdurchbruchs. Typisch für Blinddarmentzündungen ist Druckschmerz im rechten Unterbauch.

Bei <u>Blut im Stuhl</u> oder bei Erbrechen sollte man auf jeden Fall zum Arzt gehen. Schuld daran könnte ein Magengeschwür oder ein Darmpolyp sein, es könnte sich aber auch um Darmkrebs oder eine Erkrankung der Darmschleimhaut handeln.

Eine <u>plötzliche Gewichtsabnahme</u> ohne erkennbaren Grund ist auf jeden Fall Anlass zur Besorgnis. Dauert eine <u>Verstopfung</u> mehr als 4 oder 5 Tage an, muss ein Arzt prüfen, ob es sich um einen Darmverschluss oder eine Darmverschlingung handelt. <u>Anhaltender Durchfall</u> ist genauso ein Zeichen, dass mit dem Darm etwas nicht in Ordnung ist, wie jede andere <u>plötzliche Veränderung</u> der Stuhlgewohnheiten.

Dem Arzt stehen viele Untersuchungsmöglichkeiten und Testverfahren zur Verfügung, um die Ursachen von Bauchschmerzen, Verdauungsstörungen und ernsten Beschwerden schnell abzuklären. Wichtig ist vor allem die Schilderung des Patienten. Wann treten die Schmerzen auf? Sind sie kolikartig? Stehen sie im Zusammenhang mit dem Essen?

Je genauer der Geplagte Auskunft gibt, desto eher kann sich der Arzt ein Bild machen. Das Abtasten und Abhorchen des Bauchs ist der zweite Schritt jeder Untersuchung: Der Arzt wird nach Verspannungen, Schmerzpunkten, Verdickungen und auch Geräuschen fahnden. Jeder normale Darm verursacht erhebliche Gluckergeräusche. Fehlen sie ganz, besteht die Möglichkeit eines Darmverschlusses, deshalb horchen Ärzte – auch bei Kindern – immer mit dem Stethoskop den gesamten Bauchraum ab. Denkt man sich 2 Linien über dem Bauch – eine horizontal durch den Bauchnabel, die andere von oben nach unten –, die sich in der Mitte kreuzen, erkundet der Arzt im Prinzip 4 Segmente: Bei der Untersuchung des linken Oberbauchs (aus der Sicht des Patienten) untersucht er vor allem Bauchspeicheldrüse und Magen. Im rechten Oberbauch sitzen Leber und Galle. Der rechte Unterbauch beherbergt den Blinddarm, oft das Objekt genauerer Untersuchungen bei unklaren Bauchschmerzen. Im linken Unterbauch lassen sich Dünndarm und Dickdarm spüren. Auffällig ist, dass der Dickdarm durch alle 4 Segmente verläuft. Je nach Befund werden weitere Untersuchungen veranlasst.

1. Was erkennt man im Blut?

Bereits eine kleine Menge Blut liefert eine Fülle von Erkenntnissen über den Gesundheitszustand: Hat ein Mensch eine Darmblutung, auch wenn er sie selbst nicht wahrnimmt, sinkt die Zahl der roten Blutkörperchen. Entdeckt das Labor eine deutlich erhöhte Anzahl weißer Blutkörperchen – die Immunzellen – im Blut, liefert dies Hinweise auf eine Entzündung. Auffällig sind auch erhöhte CRP-Werte. Dieses **C**-**r**eaktive **P**rotein entsteht vor allem bei Entzündungen, aber auch bei Krebs.

2. Stuhl im Labor

Im medizinischen Labor werden kleine Stuhlproben untersucht. Dazu genügen schon geringe Mengen. Parasiten wie Bandwurmeier lassen sich ebenso schnell entdecken wie Bakterien, die Durchfall und Schmerzen verursachen. Ein weiterer Test bei entzündlichen Darmerkrankungen wie Colitis ulcerosa ist die Schätzung der Leukozytenzahl. Leukozyten sind weiße Blutkörperchen, also Zellen des körpereigenen Abwehrsystems, die bei Personen mit chronischen Darmentzündungen viel häufiger im Stuhl auftreten als bei Gesunden. Beim Hämoccult-Test wird mit einer Speziallösung in Stuhlproben von 3 unterschiedlichen Tagen nach unsichtbarem Blut gefahndet. Es kann harmlos sein und von Hämorrhoiden stammen. Es kann aber auch ein Hinweis auf einen blutenden Polypen im Dickdarm sein, eine Vorstufe des Darmkrebs.

3. Hineinschauen in die Öffnungen

Mit einem beweglichen dünnen Endoskop – einem röhrenförmigen Instrument mit Lichtquelle und Kamera, das durch den Mund eingeführt wird – lassen sich die Speiseröhre, der Magen und sogar der erste Teil des Dünndarms von innen untersuchen (Ösophago-Gastro-Duodenoskopie). Entzündungen und Geschwüre sind damit gut zu erkennen. Bei der Darmspiegelung (Koloskopie) sucht der Arzt dagegen den Dickdarm vom After aus nach auffälligen Veränderungen ab und entfernt kleinere Polypen sofort. Die neueste Errungenschaft der Technik ist eine kleine Kapsel, so groß wie eine dicke Bohne, die verschluckt wird und auf ihrer Reise durch den Körper drahtlos Bilder vom Dünndarm liefert. Der galt bislang den Gastroenterologen als eine »weiße Landkarte«, denn endoskopisch konnte man ihn nicht untersuchen. Jetzt schluckt der Patient die Videokapsel, die 2 Bilder pro Sekunde schießt. Aus 60 000 farbigen Funkbildern ergibt sich eine Ansicht des Dünndarms, die Entzündungen, Blutschwämme und Polypen erkennbar macht.

4. Bilder vom Inneren des Bauchs

Röntgenaufnahmen mit Kontrastmittel können Verengungen und anatomische Unregelmäßigkeiten sichtbar machen. Genauere dreidimensionale Bilder liefert eine Computertomographie (CT). Bei der Magnet-Resonanz-Tomographie (Kernspin) entsteht im Gegensatz zum Röntgen und zur CT keine Strahlenbelastung für den Patienten, allerdings liefert ein Kernspin nur bei völliger Bewegungslosigkeit gute Bilder. Da der Darm durch seine Peristaltik nie ganz ruhig zu stellen ist, werden Kernspin-Aufnahmen hier nur selten von Nutzen sein. Ultraschalluntersuchungen macht nicht nur der Gastroenterologe, sondern auch Hausarzt und Internist, falls sie ein Ultraschallgerät besitzen. Im Magen-Darm-Bereich kann der Arzt mit dieser Technik Gallensteine, Luft im Darm und Einschnürungen gut erkennen.

5. Unverträglichkeiten an der Schleimhaut

Tests auf Nahrungsmittelallergien sind wesentlich komplizierter als Hauttests. Meist wird eine Eliminationsdiät veranlasst, man isst das in Verdacht geratene Nahrungsmittel einige Wochen nicht, um dann die Reaktion zu testen. Aber auch Bluttests liefern Hinweise auf Nahrungsmittelallergien. Bei der Laktoseintoleranz, bei der der Körper keinen Milchzucker abbauen kann, hilft ein Atemtest. Die Glutenintoleranz bei der Stoffwechselkrankheit Zöliakie ist durch bestimmte Antikörper im Blut und eine Gewebeprobe nachzuweisen.

6. Wenn der Darm nicht mehr so funktioniert, wie er soll

Nach einem Magen-Darm-Infekt kommt es manchmal zu Veränderungen der Schleimhaut, sodass sie allzu durchlässig wird. Mit dem intestinalen Permeabilitätstest kann man nachweisen, ob zum Beispiel der Eiweißverlust im Darm zu hoch ist. Dies würde die Regeneration verzögern. Der Patient trinkt eine Testflüssigkeit, die normalerweise nicht abbaubar ist. Finden sich im Urin Abbauprodukte der Flüssigkeit, ist die Darmschleimhaut geschädigt.

7. Blick ins Erbgut

Für gefährdete Familien gibt es Gentests zur Abklärung eines vererbten Darmkrebsrisikos. Defekte Gene lassen sich im Blut oder in abgetragenen Polypen aufspüren. Bisher sind sie aber nur für einen Teil der Darmkrankheiten bekannt. Für Darmkrebs sind mehrere Gene verantwortlich.

8. Kraftströme aus dem Darm

Ärzte, die sich auf Naturheilverfahren spezialisiert haben, aber auch Heilpraktiker setzen oft die so genannte Kinesiologie ein, um die Ursache von Beschwerden aufzuspüren. Dabei geht man davon aus, dass Energiestörungen im Körper und Unverträglichkeiten mithilfe von Muskeltests nachzuweisen sind. Eine andere Methode, die vor allem Nahrungsmittelunverträglichkeiten ausfindig machen soll, ist die Elektro-Akupunktur.

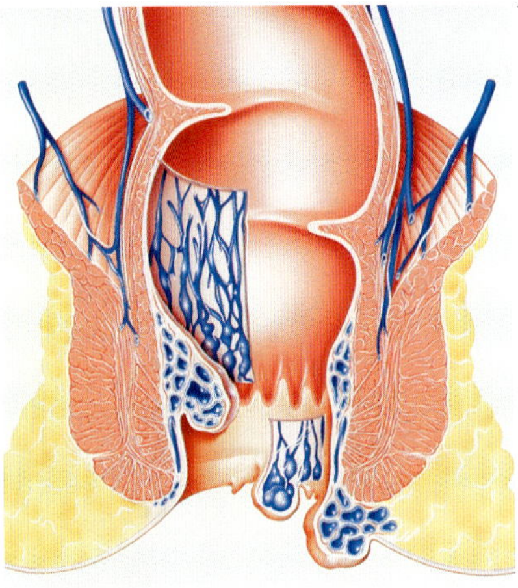

Hämorrhoiden *sind keine Ausstülpungen des Darms, sondern erweiterte Gefäße des von vielen Arterien versorgten Schwellkörpers. Er schließt den After nach außen ab. Eine angeborene Gewebsschwäche, zu starkes Pressen (bei chronischer Verstopfung) oder einseitige Belastung (sitzende Tätigkeit) können dazu führen, dass die vergrößerten Gefäße sich knotig nach außen wölben oder ins Innere des Darms drängen. Etwa jeder Fünfte leidet unter vergrößerten Hämorrhoiden, die anfangs unsichtbar sind, aber jucken oder brennen. Später drängen sie beim Pressen hervor und bluten. Wenn sie sich nicht mehr von allein zurückbilden, müssen sie operiert werden.*

Zu viel von zu wenig

Über die negativen Folgen unserer Ernährung ist viel geredet und geschrieben worden, doch die Fakten verblüffen immer wieder: Zum ersten Mal in der Geschichte der Menschheit, warnt die Weltgesundheitsbehörde WHO, sterben jährlich auf der Welt genau so viele Menschen an Überernährung wie an Hunger: 1,2 Milliarden.

Wir essen 70 Prozent weniger Getreide und sogar 75 Prozent weniger Ballaststoffe als unsere Vorfahren vor 100 Jahren. Unser Fleischkonsum hat sich dagegen verfünffacht. Die Mehle, die wir verwenden, enthalten kaum mehr Nährstoffe. Dafür haben wir unseren Zuckerverbrauch von früher 2 Kilogramm auf heute 36 Kilogramm gesteigert.

Die falsche Nahrung der Industrienationen führt langfristig zu einer Vielzahl von Krankheiten wie Diabetes, Arteriosklerose, Herz-Kreislauf-Krankheiten und Krebs – mit steigender Tendenz.

Denn die einseitige Ernährung überfordert die Regelkreise des Darms: Zu viel Fett im Essen setzt die Galle unter Stress und führt zu einem Überschuss an Cholesterin im Blut. Ein Übermaß an tierischem Eiweiß führt zu mehr Harnsäure, die sich in den Gelenken ablagert und Gicht auslöst. Und Zucker schließlich bringt den Insulinhaushalt durcheinander und schädigt die Bauchspeicheldrüse. Schließlich hängt auch jeder dritte Fall von Verstopfung direkt mit dem Essen zusammen.

Richtig essen

Die Regel für eine richtige Ernährung ist eigentlich ganz einfach: Essen Sie möglichst vielfältig, nicht zu viel tierische Produkte, sondern vor allem Obst und Gemüse, so frisch wie möglich und wenn es geht am besten aus biologischer Produktion.

Wenn Sie viel Fett zu sich nehmen, steigt Ihr Risiko, an Darmkrebs zu erkranken, deutlich an. Das gilt vor allem beim Verzehr tierischer Produkte wie Milch, Eier, Käse, Fleisch. In Japan, wo traditionell wenige dieser bei uns üblichen Lebensmittel verzehrt werden, ist Darmkrebs äußerst selten.

Wandern Japaner in Länder wie die USA aus, die sich nach westlichem Muster ernähren, erkranken jedoch auch sie bald an diesem gefährlichen Tumor. Bei Frauen wirkt das Fett auf den Hormonkreislauf und erhöht deshalb das Risiko der hormonabhängigen Tumoren (Brust, Eierstöcke, Gebärmutter).

Fett enthält die meisten Kalorien und ist deshalb ein wichtiger Faktor, der zu Übergewicht führt: 900 Kilokalorien stecken in nur 100 Gramm davon, während Stärke, Zucker und Eiweiß weniger als die Hälfte an Kalorien enthalten.
Höchstens 30 Prozent des täglichen Energiebedarfs, so die Empfehlung von Ernährungswissenschaftlern, soll ein Erwachsener täglich mit Fett bestreiten, das sind im Durchschnitt zwischen 50 und 70 Gramm.

Wie viel Fett?

In der richtigen Menge und Zusammensetzung genossen ist Fett jedoch auch ein sehr wichtiger Bestandteil unserer Nahrung – es liefert viel Energie, bietet wichtigen Schutz für Gefäßwände und Nerven. Außerdem ist es ein Baustein für Hormone und notwendig, um die fettlöslichen Vitamine A, D, E und K aus der Nahrung aufnehmen zu können.
Die wichtigen essentiellen Fettsäuren, die den Cholesteringehalt im Blut senken sollen, kann der Körper nicht selbst herstellen; er ist deshalb auf solche aus Nahrungsmitteln wie Leinsamen, Avocados, Oliven, Nüsse oder auch aus Kaltwasserfisch (Omega-3-Fettsäuren) angewiesen.
Gesättigte Fettsäuren dagegen sind ein wesentlicher Risikofaktor für Herz-Kreislauf-Erkrankungen wie Arteriosklerose und Herzinfarkt, aber auch – wie schon erwähnt – für hormonabhängige Tumorarten (Brust- oder Eierstockkrebs) und Darmkrebs.
Der Fettanteil in der Nahrung sollte nur zu einem Drittel aus gesättigten und zu zwei Drittel aus ungesättigten Fettsäuren bestehen, zum Beispiel aus pflanzlichen Ölen. Dabei sollte darauf geachtet werden, dass diese möglichst unbehandelt sind.
Pflanzliche Margarinen werden meist gehärtet, um sie streichfähig zu machen. Das verändert jedoch die Struktur ihrer Fettsäuren und erzeugt auf diese Weise ungesunde Transfettsäuren, die das Risiko einer Herzerkrankung steigern. Es gibt auch Alternativprodukte ohne gehärtete Fette.

Wenig Fleisch

Einen erheblichen Anteil unseres täglichen Fettkonsums machen Fleisch- und Wurstwaren aus. Das ist zu viel: Denn obwohl tierische Produkte wertvolle essentielle Aminosäuren enthalten (diejenigen Bausteine der Proteine, die unser Organismus nicht selbst herstellen kann), sollten sie wegen ihres hohen Gehalts an gesättigten Fettsäuren nur möglichst sparsam verzehrt werden. 40 Gramm Fleisch täglich reichen zum Beispiel aus, um unseren gesamten Proteinbedarf zu decken.
Aber auch Pflanzen enthalten Eiweiß: Große Mengen stecken vor allem in Getreide, in Soja, in Hülsenfrüchten und auch in Meeresalgen.

Hilfe bei Hämorrhoiden

Bei vergrößerten Hämorrhoiden ist es wichtig, den Druck auf die Schwellkörper am After zu reduzieren. Harter Stuhl lässt sich durch ballaststoffreiche Ernährung und Quellstoffe wie Leinsamen oder Kleie vermeiden. Dazu viel trinken, sonst tritt der gegenteilige Effekt ein! Kalt Duschen hilft: Im Hocken den Brausestrahl auf den After richten und diesen 1 bis 2 Minuten lang im Wechsel an- und entspannen.
Die Beschwerden können medikamentös behandelt werden, die erweiterten Gefäße selbst lassen sich damit jedoch nicht beseitigen. Zäpfchen oder Cremes stillen Schmerzen, Brennen oder Juckreiz, wirken blutstillend oder abschwellend. Hämorrhoiden können vom Arzt ambulant verödet oder operativ entfernt werden.

ANTIKE VÖLLEREIEN

»Die Feder willst Du, um zu spein?« Der griechische Dichter Aristophanes (etwa 445–385 v. Chr.) lässt in seinen »Scholien« einen Gast während des Mahles fragen, ob er gerne erbrechen würde – eine Technik, die in der Antike unter den reichen Bürgern und Aristokraten weit verbreitet war und anscheinend keinerlei Anstoß erregte. Oft wird sie mit den legendären Gastmählern des römischen Feldherrn Lucullus (etwa 117–57 v. Chr.) verbunden, der auf seinen Feldzügen in Kleinasien die Freuden einer ausgefeilten Küche kennen lernte.

Der reinigende Effekt des Erbrechens war nach schweren und üppigen Mahlzeiten, die über mehrere Stunden dauerten, leicht nachvollziehbar, auch ohne Kenntnis von Cholesterin- oder Leberwerten. Julius Caesar, berichtet der römische Schriftsteller Cicero (106–43 v. Chr.) einige Zeit später, nahm nach ausgiebigen Mahlen stets ein Vomitiv, ein Brechmittel, ein, um sich innerlich zu reinigen.

Der griechische Geschichtsschreiber Herodot (etwa 484–425 v. Chr.) hatte die Ägypter als die gesündesten Menschen der Antike bewundert – unter anderem deshalb, weil diese, seinen Berichten zufolge, in jedem Monat 3 Tage lang hintereinander abführende Mittel einnahmen, um durch »Erbrechen und Klistiere ihre Gesundheit« zu erhalten. Leisten konnten sich diese luxuriöse Therapie allerdings nur die Reichen. Die Armen waren froh, wenn sie überhaupt etwas im Magen hatten.

Königlicher Appetit

Pompöse Festmähler signalisierten den gottgleichen Status der Herrscher. Im alten China war von den 4000 Menschen, die im Kaiserpalast lebten, die Hälfte mit der Organisation und der Zubereitung der Mahlzeiten beschäftigt. Im 16. Jahrhundert zählte der Hof des türkischen Sultans 630 Köche. Damals erließ der Erzbischof von Canterbury auch Menübeschränkungen für die kirchlichen Fürsten Englands: Sie sollten künftig nicht mehr als 6 Fleischgerichte und 4 Beilagen pro Mahlzeit verzehren. Noch Otto von Bismarck (1815–1898) unterstrich seine Statur als Staatsmann durch ausgiebige Mahlzeiten. Die Vorliebe für mehr als ein Dutzend harter Frühstückseier bereitete ihm aber Verdauungsprobleme.

Rustikale Mittel

Aus der körperlichen Reue nach der Völlerei wurden über die Jahrhunderte verschiedene Techniken der Magenreinigung entwickelt, die auch zu medizinischen Zwecken eingesetzt wurden. Brechriemen sollten den Patienten so einschnüren, dass er seinen Mageninhalt wieder von sich gab. Der Renaissance-Anatom Fabricus ab Aquapendente (1537–1619) führte kleine Wachskörper an einer Schnur in den Schlund von Patienten ein, um Fremdkörper, die sich in der Speiseröhre verhakt hatten, in den Magen hinabzustoßen. Ein Verfahren übrigens, das schon 1000 Jahre zuvor in Indien praktiziert wurde. Gegen Ende des 17. Jahrhunderts kam eine Magenbürste in Mode – ein dünnes Gestell mit eingeflochtenen Tierhaaren, die selbst hartgesottene Zeitgenossen schon als »remedium durum et rusticum«, als hartes und rustikales Mittel, klassifizierten.

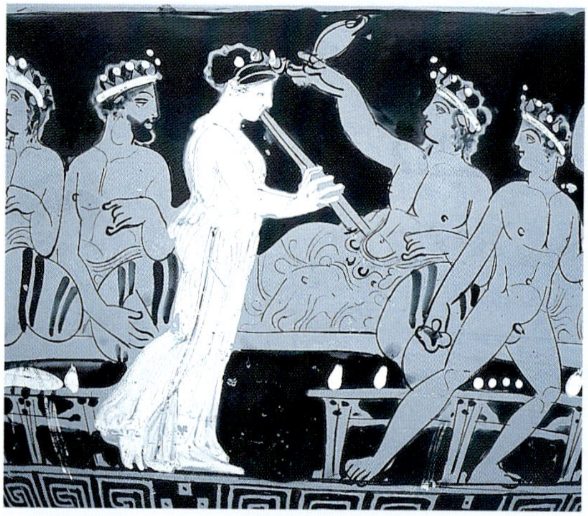

Trinkgelage aus dem attischen Griechenland (4. Jh. v. Chr.).

Eiweiße sind zentrale Bausteine unseres Organismus. Sie bauen Muskeln und Organe auf, setzen Enzyme und Hormone zusammen und sind Bestandteil von Knochen. Die Grundbausteine des Eiweißes sind Aminosäuren, von denen der Körper einen Großteil selbst herstellen kann. Unser Eiweißbedarf hängt vom Alter ab: In der Jugend ist er hoch und beträgt etwa 2 Gramm pro Kilogramm Körpergewicht. Ein Erwachsener benötigt dagegen nur noch 0,8 bis 1 Gramm. Zu viel Eiweiß führt zu Krankheiten wie Osteoporose und Nierensteinen. Auch der Anstieg der Körpergröße, die Zunahme von Allergien und rheumatischen Erkrankungen werden darauf zurückgeführt.

Komplex statt einfach

Zucker liefert dem Körper schnell Energie. Traubenzucker (Glukose) ist ein wichtiger Zellbaustein. Jeder Überschuss an Zucker wird von Muskeln und Leber in einer bestimmten Form (Glykogen) abgelagert. Sind die Glykogen-Speicher in Muskeln und Leber voll, wird Letzterer zu Fett verwandelt.

Der Zuckerhaushalt wird von dem Bauchspeicheldrüsenhormon Insulin geregelt. Kreist zu viel Zucker im Blut, können die Zellen ihn nicht mehr verarbeiten. Die Bauchspeicheldrüse schüttet jedoch immer mehr Insulin aus, um die Zellen dazu anzuregen – bis sie erschöpft ist oder die Zellen nicht mehr auf Insulin reagieren. Das führt zu Diabetes. Der glykämische Index gibt an, wie rasch die verschiedenen Zuckerformen des Lebensmittels abgebaut und dem Körper zugänglich gemacht werden. Komplexe Kohlenhydrate wie in Vollkorn sind gesünder als zum Beispiel Haushaltszucker – es gibt unter ihnen aber auch solche, die rasch abgebaut werden, zum Beispiel Stärke aus Vollkornweizen.

Mehr Ballast

Vollkorn hat zudem generell den Vorteil, dass es reich an Ballaststoffen ist. Dass Fett und Eiweiß in unserer Nahrung die notwendigen Fasern verdrängt haben, gilt als eine der Hauptursachen für die steigenden Darmkrebszahlen in den Industrieländern. Ballaststoffe helfen nicht nur gegen Verstopfung, Hämorrhoiden und Divertikel (Ausstülpungen der Darmwand), sondern reduzieren auch das Risiko für Herz-Kreislauf-Krankheiten und Diabetes und beugen Darmkrebs vor.

Unlösliche Ballaststoffe müssen länger und mit mehr Druck gekaut werden. Das verbessert den Speichelfluss, die Nahrung wird vom Organismus langsamer aufgenommen. Magen und Darm werden stärker gedehnt, ihre Wände vor scharfen Speisen, Enzymen und Säuren geschützt. Der Organismus nimmt weniger Gallensäuren auf. Auch Zucker gelangt langsamer in die Blutbahn.

Die durch Ballaststoffe vergrößerte Menge des Darminhalts beschleunigt im Dickdarm seine Passage: Etwaige Giftstoffe haben so weniger Kontakt mit der Schleimhaut. Wichtig: Wenn zu Ballaststoffen zu wenig getrunken wird, führt das zu Verstopfung. Kombiniert mit Flüssigkeit, blähen die Ballaststoffe sich allerdings bis zum 15fachen ihres eigenen Gewichts auf – das macht den Stuhl weich.

Der gesunde Apfel

Es gibt auch lösliche Ballaststoffe, wie etwa das Pektin aus Äpfeln. Lösliche Ballaststoffe binden Gifte und säubern den Darm. Unter anderem transportieren sie auch Gallensäuren aus dem Darm, die viel Cholesterin enthalten.

Ausreichend Ballaststoffe bieten den Darmbakterien Futter – manchmal kann das zu vorübergehenden Blähungen führen. Außerdem verlangsamen Fibern und Fasern die Aufnahme von Kohlenhydraten und senken so die Belastung der Bauchspeicheldrüse sowie das Risiko für Diabetes und Übergewicht. Wissenschaftler der Universität Granada wiesen sogar nach, dass lösliche Ballaststoffe Entzündungen im Darm lindern und Darmtumoren vorbeugen.

1. Eiweiße (Proteine)

... sind wichtig für den Auf- und Abbau unserer Körperzellen. Sie bestehen aus einzelnen Aminosäuren, die sich aus Kohlen- und Wasserstoff, Schwefel und Phosphor, Sauer- und Stickstoff zusammensetzen. Bei der Verdauung werden sie in Aminosäuren zurückverwandelt, aus denen die Zelle dann eigene Eiweiße auf- und wieder abbaut.

Es gibt mehr als 1000 verschiedene Eiweiße, manche haben eine Lebensdauer von nur wenigen Minuten. Sie geben dem Gewebe eine feste Struktur (Kollagen), ermöglichen den Stoffwechsel (Enzyme), bewirken die Muskelbewegung (Aktin und Myosin), lassen das Blut gerinnen (Fibrin), wehren Infektionen ab (Antikörper), übertragen Signale (Hormone), erkennen Moleküle (Rezeptoren) oder dienen als Transporter (Blutfarbstoff). Eiweiß wird im Körper nicht gespeichert, sondern auf Anforderung in dem Maße hergestellt, wie es gebraucht wird.

Der Körper kann 12 der 20 Aminosäuren selbst herstellen, die anderen (essentiellen) muss er regelmäßig mit der Nahrung bekommen. Wenn nur eine einzige Aminosäure fehlt, behindert das die gesamte Eiweißsynthese des Körpers. Biologisch hochwertige Eiweiße (Hühnerei) sind dem körpereigenen Eiweiß sehr ähnlich.

Beim Abbau nicht mehr benötigter Aminosäuren entsteht neben Kohlendioxid und Wasser Harnstoff, der über die Nieren ausgeschieden wird. Steigt der Harnsäuregehalt im Blut zu sehr an, kann dies zu Stoffwechselkrankheiten wie Arthritis führen.

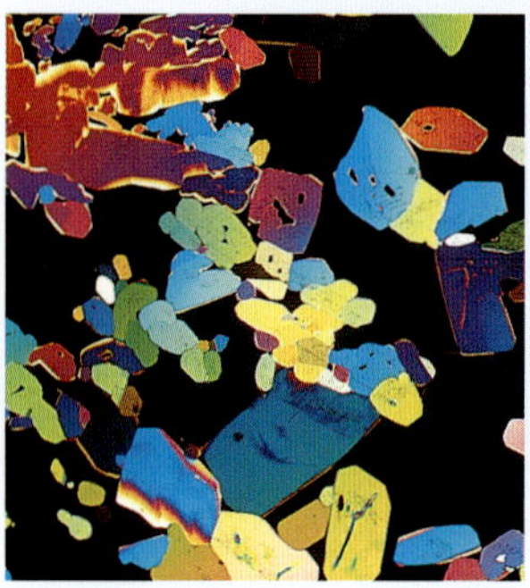

Albumine (links eine Mikroaufnahme seiner Kristalle) sind Proteine aus Fleisch, Milch oder Eiern, die dafür sorgen, dass das Blutplasma flüssig bleibt.

2. Kohlenhydrate

... können aus einfachen (1 bis 2 Zuckerbausteine) und komplexen Molekülen (bis zu 100 Zuckerbausteine) bestehen. Sie setzen sich aus Kohlenstoff, Wasserstoff und Sauerstoff zusammen. In den Lebensmitteln liefern sie Geschmack, Konsistenz, Volumen und Energie. Im Organismus werden sie zu wichtigen Energieträgern für den Zellhaushalt.

Der bedeutendste Einfachzucker ist Glukose (Traubenzucker). Er wird sofort ins Blut aufgenommen. Ein Zweifachzucker ist der aus Glukose und Fruktose zusammengesetzte Haushaltszucker (Saccharose), ebenso Milchzucker (Glukose und Galaktose) oder Malzzucker, der beim Abbau von Getreide entsteht. Alle werden im Darm durch Enzyme in Einfachzucker gespalten und dann aufgenommen. Bei Milchzucker (Laktose) ist dieser Vorgang gestört – es kommt oft zu Durchfällen.

Mehrfachzucker sind schwieriger abzubauen: Sie müssen von bestimmten Enzymen (Amylasen) im Speichel und Bauchspeichel bearbeitet werden. Die Aufnahme ins Blut geschieht viel langsamer. Die Bauchspeicheldrüse braucht dann nicht so viel Insulin auszuschütten. Ein Vollkornbrot liefert deshalb länger Energie als ein süßer Riegel mit Haushaltszucker, der schneller abgebaut wird.

Die meisten Kohlenhydrate stecken in pflanzlichen Lebensmitteln: einfache (süß schmeckende) in Obst, komplexe in Kartoffeln, Getreide oder Hülsenfrüchten. Glukose aus Kohlenhydraten liefert Energie oder speichert sie in Form von Glykogen in Leber und Muskulatur. Sie ist auch Grundsubstanz für die Synthese der verschiedensten Stoffe im Körper (Schleimsubstanzen oder Knorpel).

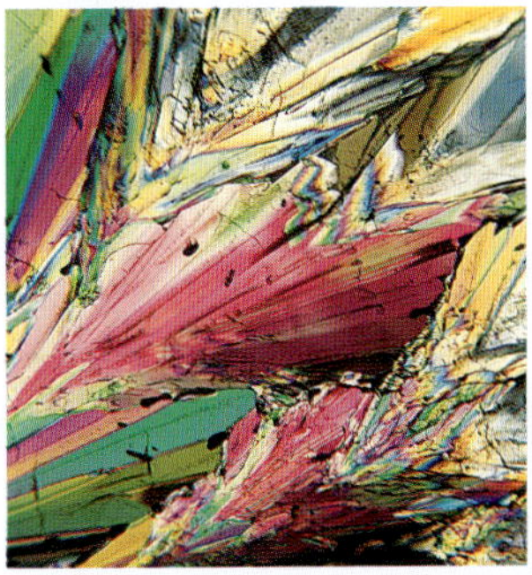

Kristallzucker (Mikroaufnahme) besteht aus Trauben- und Fruchtzucker. Er liefert rasch Energie, aber keine Vitamine.

3. Fette

... sind wasserunlösliche, energiereiche Verbindungen aus Kohlenstoff, Wasserstoff und Sauerstoff. Im Darm werden sie von Enzymen der Bauchspeicheldrüse in Glyzerin und Fettsäuren gespalten. Mit der Lymphflüssigkeit kommen sie aus dem Darm in das Körpergewebe.

Je nach seiner Molekülstruktur erfüllt Fett unterschiedliche Funktionen im Körper: Einfach ungesättigte Fettsäuren (zum Beispiel in Walnuss-, Oliven- oder Rapsöl) steigern die Elastizität der Zellwände. Mehrfach ungesättigte Fettsäuren (zum Beispiel Omega-3- und Omega-6-Säuren) sind essentiell, das heißt, der Körper produziert sie nicht selbst. Sie müssen mit der Nahrung (zum Beispiel Meeresfisch) aufgenommen werden. Sie lindern entzündliche Reaktionen und beugen Thrombosen vor.

Gesättigte Fettsäuren (vor allem in tierischen Produkten) haben keine wichtigen Funktionen, sondern liefern vor allem Energie.

Aus überschüssigen Kohlenhydraten und Eiweiß aus der Nahrung bildet der Körper Triglyzeride, die im Gewebe in Fettdepots gespeichert werden. Depotfett macht 90 Prozent des Körperfettgewebes aus. Bei Energiebedarf werden die Fettspeicher aufgelöst und die Triglyzeride zur Energiegewinnung abgebaut. Cholesterin ist eine fettähnliche Substanz, die zum größten Teil vom Körper selbst, in der Leber, gebildet wird. Sie stabilisiert Zellwände und ist Ausgangsstoff für Geschlechtshormone wie Östrogen. Nur ein Drittel des Blutfetts (etwa 300 Milligramm täglich), stammt aus Nahrungsmitteln, vor allem tierischen Produkten. Beim Abbau des Cholesterins entstehen Gallensäuren.

Transportiert werden Fette im Körper durch Eiweißmoleküle im Blut. Ein bestimmter Eiweißtyp, das LDL (»low density lipoprotein«), erhöht das Risiko einer Herz-Kreislauf-Erkrankung, weil er überschüssiges Cholesterin bindet und damit in der Blutbahn kreist: Das trägt zur Arteriosklerose bei.

4. Vitamine

... sind chemische Verbindungen, die der Mensch überwiegend nicht selbst bilden kann, aber in kleinen Mengen für seinen Stoffwechsel benötigt. Vitamine sind wichtig für Umwandlungsprozesse im Stoffwechsel (Vitamin-B-Gruppe, Vitamin C), zur Kalziumregulierung (Vitamin D) und als Schutzvitamin gegen Zellschäden durch freie Radikale (Vitamine A, E und C).

Die wasserlöslichen Vitamine stecken in fettfreien Teilen der Lebensmittel, zum Beispiel Vitamin B_1 (Thiamin) im Reis. Der Vitamin-B2-Komplex besteht aus Riboflavin (für Wachstum, Augen, Haut und Schleimhäute), Folsäure (für die Bildung der

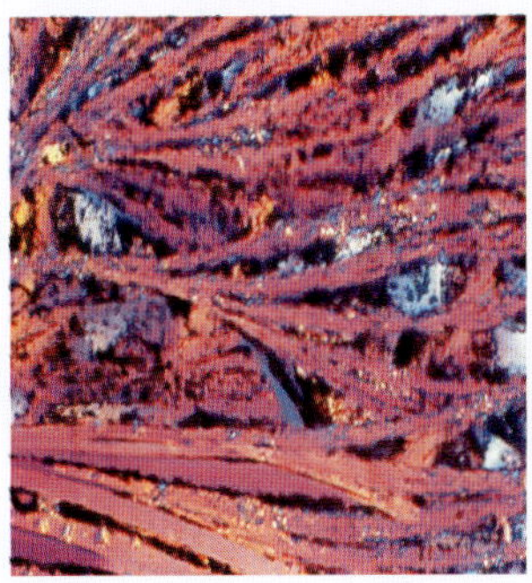

Gesättigte Fettsäuren erhöhen den Cholesterinspiegel und stammen meist aus tierischen Produkten. Seltener sind sie wie das Palmitin (Mikroaufnahme) auch in Pflanzen (Avocados oder Oliven) enthalten.

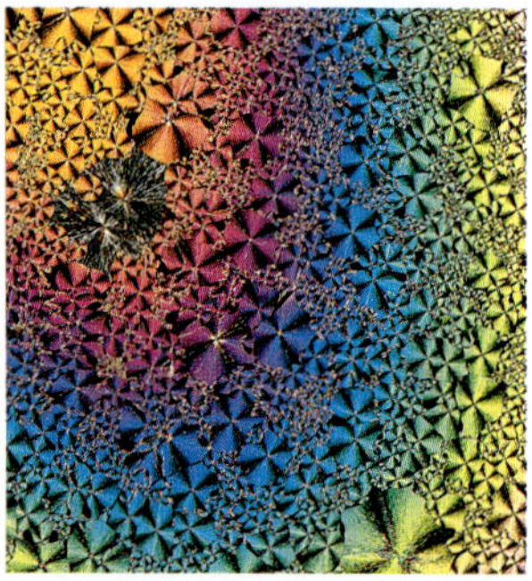

Vitamin E (Mikroaufnahme) ist fettlöslich und kommt vor allem in Nüssen, Gemüse und Pflanzenölen vor. Es ist besonders wichtig für den Zellschutz.

roten Blutkörperchen), Nikotinsäure (für Haut und Nerven) und Pantothensäure (für die Wundheilung). Vitamin B6 ist wichtig für Haut und Blutbildung, ebenso wie Vitamin B_{12}.

Fettlöslich ist zum Beispiel Vitamin A, notwendig für das Sehpigment in der Augen-Netzhaut. Betacarotin im Farbstoff von Karotten, Brokkoli oder Tomaten ist eine Vorstufe davon (Provitamin).

Vitamin D wird aus einer Vorstufe des Cholesterins gebildet. Dabei spielt das Sonnenlicht, das die Vitaminbildung in der Haut anregt, eine wichtige Rolle. Vitamin D ist notwendig für die Knochenstabilität, indem es den Kalziumstoffwechsel steuert.

Das fettlösliche Vitamin E ist wichtig für die Fortpflanzung. Gemeinsam mit den Vitaminen C und A neutralisiert es freie Radikale im Blut und verhindert so Zellschäden. Vitamin K (Phyllochinon) ist zentral für die Bildung von Gerinnungsfaktoren in der Leber. Die fettlöslichen Vitamine kann der Körper zum Teil über Monate oder sogar Jahre (Vitamin B_{12}) speichern. Eine Überdosierung führt zu Krankheiten.

5. Mineralstoffe

... sind anorganische Bestandteile des Körpers. Man findet sie als Salze in Körperflüssigkeiten (Elektrolyte). Im Dünndarm werden Natrium- und Kaliumsalze vollständig aufgenommen, Kalzium und Magnesium, die weniger löslich sind, nur zum Teil. Spezialisierte Transportproteine (Ionenpumpen) sorgen dafür, dass Natrium (aus Kochsalz) und Kalzium (zum Beispiel in Milch oder Käse) im Zwischenraum der Zellen verbleiben. Kalium (etwa in Kartoffeln, Fleisch, Hülsenfrüchten, Tomaten und Bananen) und Magnesium (Beeren, Nüsse, Hülsenfrüchte, Vollkorn, Fisch und Fleisch) werden dagegen in ihr Inneres aufgenommen.

Diese Verteilung sorgt für ein elektrisches Potential (Spannungsgefälle) der Gewebe. Der Wasserhaushalt des Körpers, Knochenaufbau und Energiestoffwechsel werden durch solche Prozesse gelenkt.

Phosphat (aus tierischen Produkten) ist wichtiger Bestandteil der Knochensubstanz, bestimmter Fette (Phospholipide), Nukleinsäuren (Grundgerüst der Erbsubstanz) und von Signalstoffen. Außerdem ist es wichtiger Teil des Hauptenergieträgers ATP (Adenosintriphosphat) der Zelle. Jod ist im Schilddrüsenhormon Thyroxin enthalten, Fluor in Skelett und Zahnschmelz.

Viele Spurenelemente sind Bestandteile von Enzymen und Coenzymen, zum Beispiel Selen (in Innereien, Vollkornprodukten), das die Zellen vor Oxidation schützt. Einen Großteil davon kann der Körper wegen ihrer schlechten Löslichkeit nur unvollständig aufnehmen. Eisen, Kupfer und Zink werden im Blut an spezielle Proteine gebunden und so besser zugänglich gemacht.

Eisen zum Beispiel ist zu 70 Prozent an das Eiweiß Hämoglobin, den roten Blutfarbstoff, gebunden, der Sauerstoff von der Lunge zu den Organen transpor-

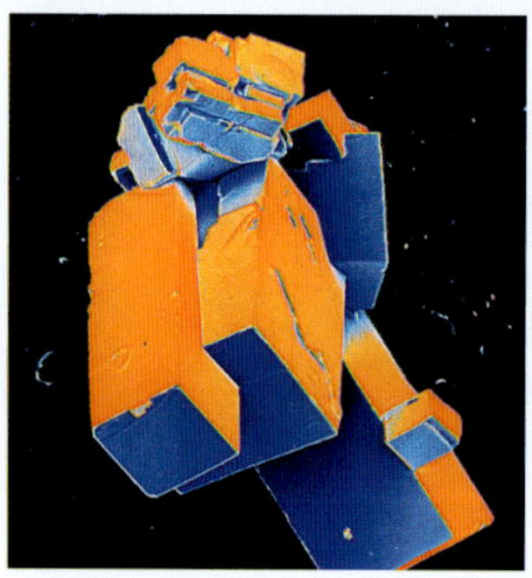

Natrium aus Kochsalz (Mikroaufnahme) wird in den Zellzwischenräumen gelagert und sorgt gemeinsam mit dem Kalium aus den Zellen dafür, dass Feinströme zwischen den Zellen fließen.

tiert. 10 Prozent stecken im Myoglobin der Muskulatur, kleinere Mengen werden in speziellen Eisenspeicherproteinen (etwa Ferritin) gebunden.

6. Ballaststoffe

... sind Stütz- und Strukturelemente der Pflanzenzellen, meist Fasern und Schalen, die keine Energie liefern: unlösliche Kohlenhydrate wie Cellulose, Hemicellulose und Lignin oder lösliche wie Pektin oder Inulin (in Topinambur, Artischocke, Zichorienwurzel, Spargel, Zwiebeln und Lauch). Die daraus gewonnene Oligofruktose (Fruchtzucker) ist Nahrung für

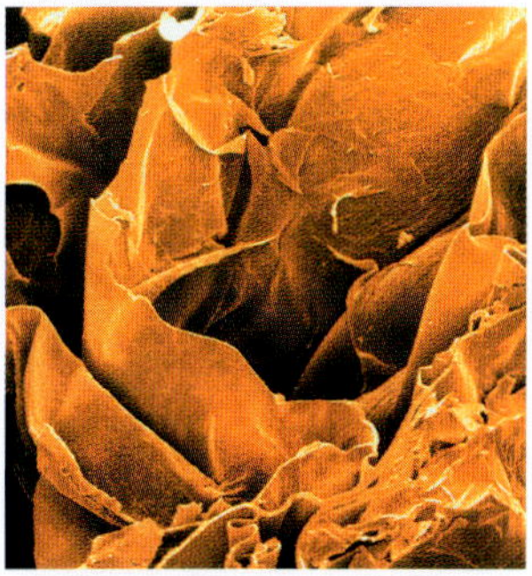

Getreide (Mikroaufnahme eines Müslikorns) enthält wichtige Nährstoffe in seinen Schalen, die gleichzeitig wertvolle Ballaststoffe sind.

die nützlichen Darmbakterien. Pentosane (Roggen), Beta-Glucane und Galaktomannane (Hafer und Gerste), Carubin (Johannisbrotkernmehl) und Arabinoxylane (Flohsamen) sind Schleimstoffe aus den Randschichten von Getreidekörnern, die den Cholesterolspiegel senken und sich positiv auf den Blutzucker auswirken.

Die löslichen Ballaststoffe binden Schadstoffe wie Schwermetalle und Pestizide sowie Abbauprodukte, die im Darm entstehen, zum Beispiel Gallensäure. Sie werden von den Darmbakterien zu kurzkettigen Fettsäuren wie Acetat (Essigsäure), Propionat (Propionsäure) und Butyrat (Buttersäure) abgebaut und senken den Cholesterinspiegel. Butyrate liefern 70 Prozent der Energie des Dickdarms. In der Haut und den Schalen von Obst und Gemüse stecken außerdem sekundäre Pflanzeninhaltsstoffe. Diese Mikronährstoffe (Isoflavone, Carotinoide, Lycopene und Lutein, Bioflavonoide) wirken Krebs vorbeugend, einige sind Radikalfänger oder hemmen das Wachstum von Bakterien.

7. Wasser

... ist ein unverzichtbares Lösungs- und Transportmittel im Körper. Beim Säugling beträgt der Wassergehalt etwa 70 Prozent des Körpergewichts. Mit zunehmendem Alter nimmt der Wassergehalt auf 60 bis 55 Prozent ab, das sind bei einem 70 Kilogramm schweren Menschen etwa 25 Liter. Davon befinden sich rund 11 Liter in den Zellzwischenräumen und weitere 2 Liter im Gehirn (Liquor), der Rest in der Gallenblase, der Harnblase und dem Darm.

Das Wasser sorgt dafür, dass die verschiedensten Biomoleküle dorthin gelangen, wo sie gebraucht werden. Es reguliert den Salzhaushalt und damit die elektrochemischen Vorgänge der Zellen.

Von den 2,5 Litern, die ein Mensch täglich im Schnitt zu sich nehmen sollte, stammen 1,3 Liter aus Getränken, der Rest aus wasserhaltigem Obst, Gemüse oder Suppen (0,9 Liter) sowie einer kleinen Menge Wasser (0,3 Liter), die beim Stoffwechsel im Körper selbst entsteht. Die Niere, die das Blut täglich bis zu 30-mal filtert, konzentriert Abfallstoffe wie Harnsäure und überschüssige Mineralstoffe und scheidet sie mit dem wässrigen Harn aus.

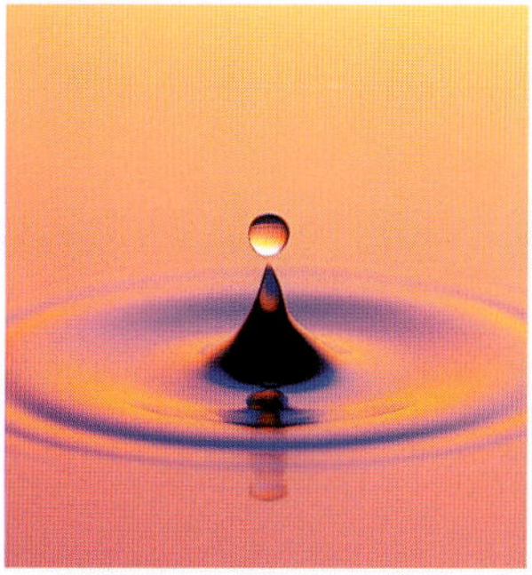

Wasser sorgt im menschlichen Körper dafür, dass Nähr- und Giftstoffe transportiert werden können. Wasser ist ein wesentlicher Bestandteil aller Organismen.

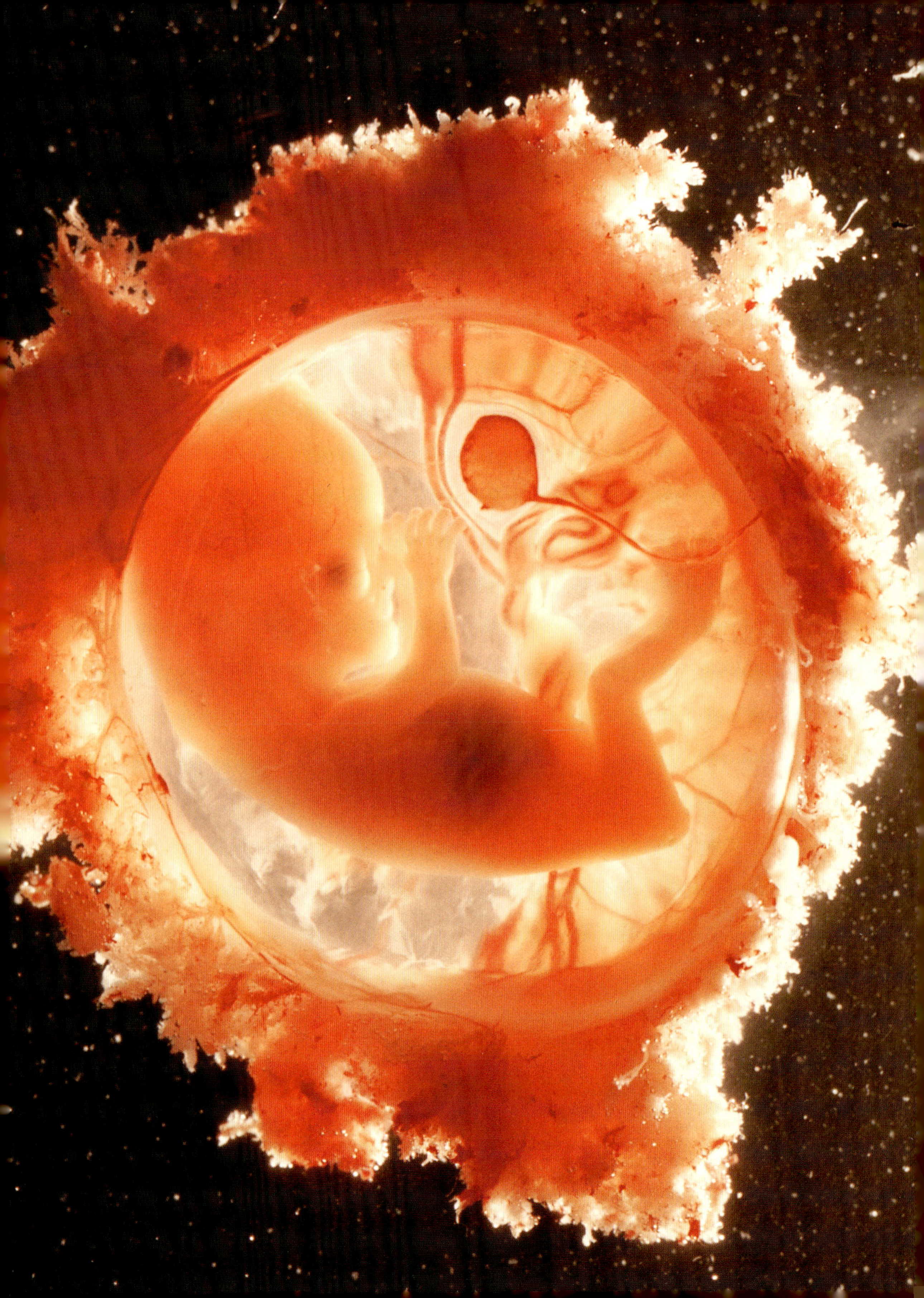

AM ANFANG WAR DER DARM

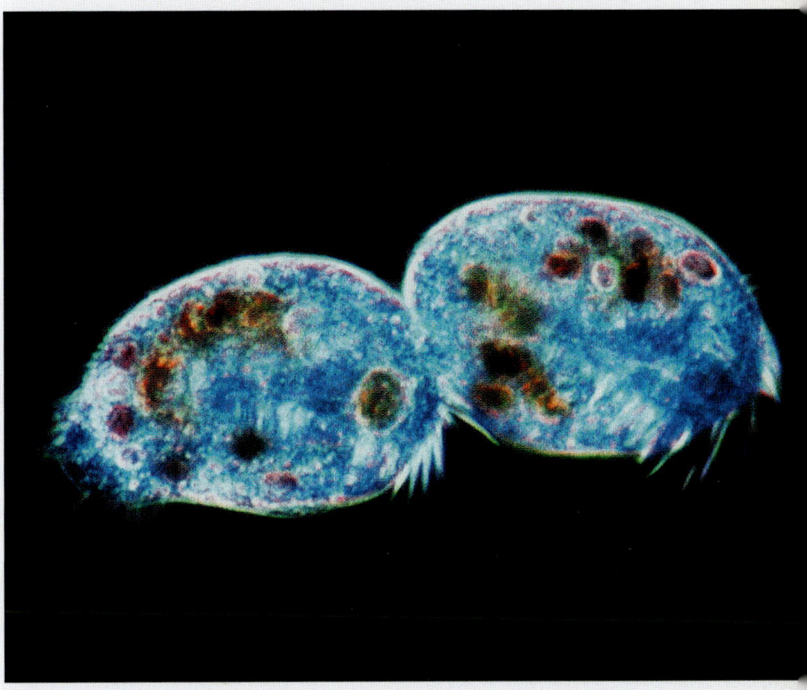

Leben ist Stoffwechsel, Stoffwechsel ist **Verdauung** – die ersten Lebewesen auf diesem **Planeten** waren Einzeller, die Nahrung umflossen und sich einverleibten. Ein mit Haut umhüllter Darm genügt vielen einfachen Lebewesen noch heute. Zum Beispiel der Qualle: Mund und After sind eins. Erst mit dem Fortschreiten der **Evolution** wurden die **Organismen** so kompliziert, dass ein zweites Nervenzentrum, das **Gehirn**, gebraucht wurde: um zu sehen, zu greifen, zu jagen und schließlich – zu denken.

Was ist Leben? Energie. Wie begann es? Unter Wissenschaftlern ist noch immer umstritten, auf welche Weise die ersten Lebewesen dieser Erde Energie für ihren Stoffwechsel gewannen. Waren es urzeitliche Gewitter, die in den ersten Ozeanen des Planeten die Moleküle so durcheinander wirbelten, dass es plötzlich »funkte«? Waren es kosmische Partikel, die mit Meteoriteneinschlägen fremdes Leben brachten? Oder war es eine chemische Evolution, tief auf dem Meeresgrund? Fest steht nur, dass irgendwann vor rund 4 Milliarden Jahren die ersten Einzeller durch die Ozeane trieben – Mischwesen, die wie Pflanzen Sonnenlicht in Energie umsetzten. Wenn sich ihre Umwelt verdunkelte, nahmen sie auch organische Substanzen auf und »verdauten« diese.

Mund und After

Wie einfach und doch genial diese Lebewesen funktionierten, können wir heute noch an vielen Einzellern beobachten. An der Amöbe zum Beispiel: Sie braucht keinen Mund, weil sie Nahrung einfach umfließt, bis diese von allen Seiten umhüllt ist. Dann verarbeitet sie den aufgenommenen Inhalt. Ein Bläschen (Vakuole) rundherum schützt das Zellplasma davor, selbst mitgegessen zu werden. Die unverdaulichen Reste bleiben beim Weiterfließen liegen. Andere Einzeller entwickelten dann schon so etwas wie einen Darm: einen Verdauungsgang, der zu einer Öffnung in ihrer Außenhülle führte. Ein gutes Beispiel ist der Süßwasserpolyp: Das Plankton, das er mit seinem Mund, der zugleich After ist, aufnimmt, verdaut er in einem Schlauch in der Mitte seines Körpers. Dieser Gastrovaskularraum muss die dabei aufgenommenen Nährstoffe auch gleich weiterverteilen – ein Blutgefäßsystem haben diese Einzeller noch nicht.

Darm-Verwandtschaften

Unsere Art zu essen, zu verdauen und Stoffe umzusetzen hat sich in einer Jahrmillionen dauernden Evolution entwickelt. Jedes Lebewesen auf der Erde hat im Laufe seiner Entwicklung seine ganz eigene ökologische Nische gefunden – und damit auch ein perfekt aufeinander abgestimmtes System von Nahrung und Stoffwechsel. Der Mensch, das komplexeste Wesen auf der Welt, verfügt auch über das anspruchsvollste Verdauungssystem. Doch finden sich dort Bausteine (zum Beispiel viele Enzyme), die schon die allerersten Einzeller am Leben erhielten. Die Säugetiere, zu denen auch wir gehören, tauchten zum ersten Mal vor rund 200 Millionen Jahren auf. Die ersten Vertreter waren noch klein: spitzmausgroße Nachttiere, Insektenfresser, die sich von fetten Larven und Käfern ernährten. Doch nach dem Aussterben der lange Zeit alles dominierenden Saurier explodierte die Gattung der Säugetiere: In nur 12 Millionen Jahren – dem Bruchteil einer Sekunde, wenn man evolutionäre Maßstäbe zugrunde legt – entwickelten sich so gut wie alle heute bekannten Säugetierarten. Ihre Verdauungssysteme sind einander sehr ähnlich, weil auch ihr genetischer Bauplan viele Parallelen aufweist.

Du bist, was du isst: *Im Tierreich zeigt sich das besonders gut. Je nachdem, welchen Lebensraum sich eine Art eroberte, entwickelte sich auch ihr Stoffwechsel. Die ersten simplen Lebewesen brauchten nur eine innere Höhle, um ihre Nahrung zu verdauen, alles fressende Säugetiere dagegen benötigen einen richtigen Darm und die Hilfe mehrerer Organe.*

DIE VERDAUUNG BEI TIEREN

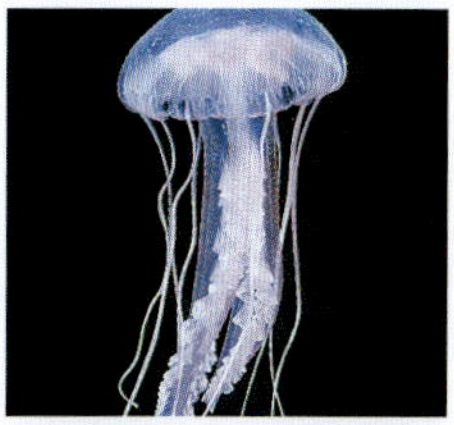

Quallen (hier eine phosphorisierende Leuchtqualle) sind Sackdarmwesen. Sie haben ein sehr einfaches Verdauungsprinzip: Die wabbligen Tiere bestehen aus zwei Häuten rund um einen Hohlraum. Die äußere steuert die Bewegung und nimmt Sinnesreize wahr. Giftige Nesseln dienen dem Beutefang. Innen verdauen Drüsen- und Fresszellen die Nahrung, die aus tierischen Mikroorganismen besteht. Der innere Schlauch hat nur eine Öffnung, sie ist Mund und After zugleich.

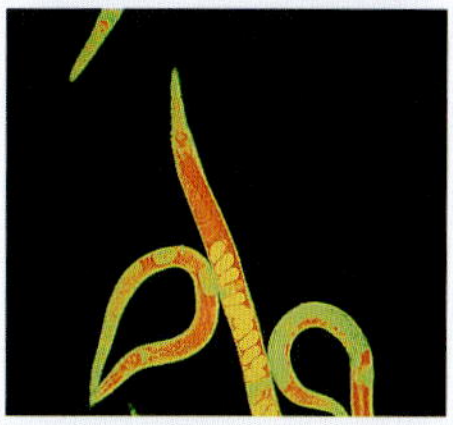

Der **Fadenwurm**, Caenorhabditis elegans, ist kaum dicker als ein Haar. Trotzdem enthält sein Erbgut immerhin halb so viele Gene wie das des Menschen. Der nur 1 Millimeter lange Wurm erinnert sich mithilfe weniger Nervenzellen an die Temperatur, bei der er zum ersten Mal gefressen hat und sucht nach entsprechend temperierten Orten. Sein durchsichtiger Körper besteht im Wesentlichen aus einem 20 Zellen großen Darm und Fortpflanzungsorganen. Seine Nahrung sind Bakterien.

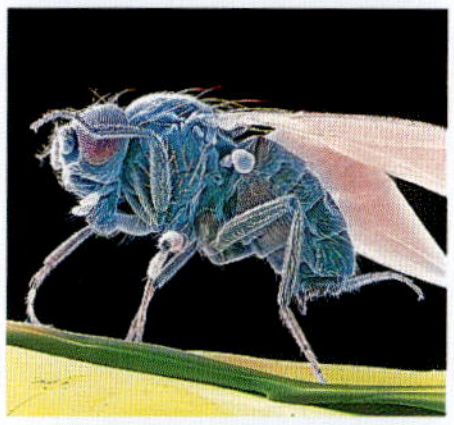

Fruchtfliegen haben ein komplexeres Verdauungssystem: Ihr Darmrohr ist in mehrere Abschnitte unterteilt, die unterschiedliche Aufgaben übernehmen. Darin ähneln sie Mensch und Maus. Das Insekt ernährt sich überwiegend von Fallobst. Schon die Fliegenlarve hat besondere Mundwerkzeuge, mit denen sie Happen aus Nahrungsbrocken herauslöst. Stubenfliegen dagegen können keine festen Stoffe aufnehmen. Ihr Rüssel spritzt Verdauungssäfte auf die Nahrung, um sie zu verflüssigen.

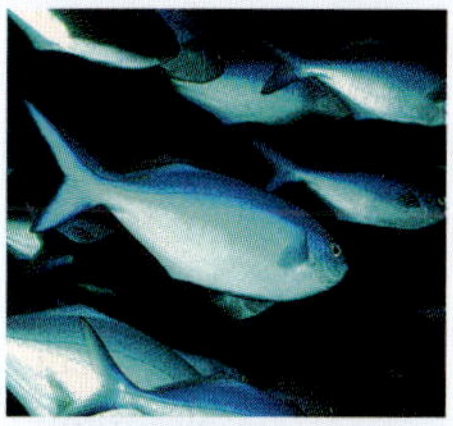

Fische (links Scorbis violacea) leben je nach ökologischem Lebensraum von Artgenossen, Mikroorganismen, Würmern, Früchten oder Pflanzen. Ihr Verdauungsapparat ist sehr unterschiedlich: Je nach Beute haben die Fische Fangzähne, Reißzähne oder gar keine Zähne. Das Darmrohr von Raubfischen ist in der Regel gerade und erstreckt sich über ein Drittel ihrer Körperlänge. Pflanzenfresser brauchen gewundene Därme, die das 15fache ihrer Größe erreichen.

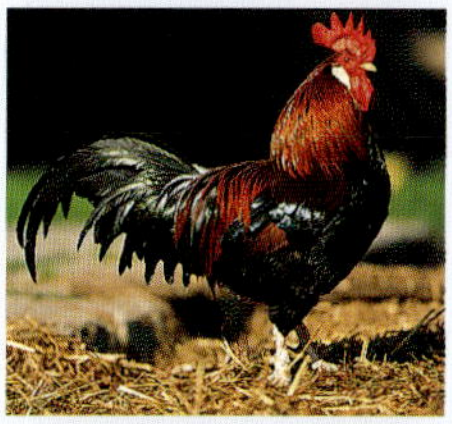

Hühner haben einen Kropf: Da ihnen die Zähne fehlen, schlucken oder würgen sie ihre Nahrung unzerkaut hinunter. Zerkleinert wird sie dann in der vergrößerten Speiseröhre oder im Kraftmagen. Oft werden Steine mit verschluckt. Sie zerreiben als Zahnersatz im muskulösen Kraftmagen die Nahrung, in einem zweiten Saftmagen wird sie dann weiter zersetzt. Hindert man Hühner am Schlucken von Steinen, bekommen sie Verdauungsstörungen. Sie fressen Körner und Würmer.

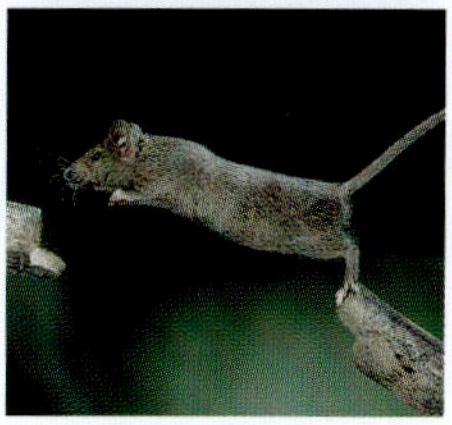

Mäuse sind Kulturfolger: Sie leben von dem, was der Mensch auch isst. Körner, Brot und Nüsse ziehen sie dem sprichwörtlichen Speck, mit dem man Mäuse fängt, sowie Käse und Fisch vor. Aber sie können auch von Grassamen und Papier leben. Damit sie die für den Menschen unverdaulichen Fasern aufschließen können, haben sie einen besonders langen Blinddarm, in dem Bakterien an der Verdauung mitarbeiten.

Bei Maus und Mensch zum Beispiel gibt es kaum Unterschiede bei der Nahrungsverwertung, und selbst Insekten wie die Fruchtfliege verdauen ähnlich. Diese äußerlich sehr unterschiedlichen Arten besitzen jedoch alle eine Art Darmrohr, grundlegender Bestandteil aller höher entwickelten Tiere. Bei der Fruchtfliege zum Beispiel hat schon die Larve besondere Mundwerkzeuge, mit denen sie kleine Happen fressen kann. Durch den Schlund gelangen diese dann in das Darmrohr. Es ist in verschiedene Abschnitte unterteilt, die jeweils andere Funktionen erfüllen und sich wunderbar ergänzen. Die unverdaulichen Reste der Nahrung werden über den After ausgeschieden.

Nährstoff-Nischen

Alle Wirbeltiere benötigen für ihren Stoffwechsel dasselbe: Unerlässlich sind Wasser, Energie, Proteine, essentielle Fettsäuren, Mineralstoffe und Vitamine. Die verschiedenen Tierarten nehmen nicht alle die gleichen Mengen davon zu sich, aber die Unterschiede sind gering. Zum Beispiel können die meisten Wirbeltiere Vitamin C synthetisieren. Nur wir Menschen, die Affen, Fledermäuse und einige Vögel haben durch eine Genmutation im Laufe der Evolution das Enzym verloren, das notwendig ist, um Vitamin C selbst herzustellen.

Doch es ist natürlich nicht egal, ob ein Lebewesen täglich 3 Kilogramm Heu oder 200 Gramm Steak isst. Je nach der ökologischen Nische, die eine Art für ihr Überleben gefunden hat, hat sich ihr Organismus auf bestimmte Nährstoffmengen und eine darauf angepasste Verdauung spezialisiert. Katzen zum Beispiel müssen Fleisch fressen, weil sie ein sehr einfaches und kurzes Verdauungssystem haben, das auf tierische Proteine spezialisiert ist.

Je breiter jedoch das Angebot an Nährstoffen ist, das ein Organismus verwerten kann, desto größer wird der Lebensraum für das entsprechende Tier. Pflanzenfresser haben besonders hohe Überlebenschancen. Sie sind besonders genügsam: Ihr Verdauungssystem ist so komplex, dass sie sogar Baumrinden, Wüstengras und giftige Blätter verwerten können.

Dabei helfen ihnen Mikroorganismen, welche die Cellulose der Fasern aufbrechen und zur Gärung bringen. Damit diese kleinen Helfer genügend Zeit dafür haben, sind die Verdauungswege oft deutlich länger als beim Menschen. Das verlängert die Darmpassage und vergrößert die Angriffsfläche für die Bakterien, genauso wie das Wiederkäuen.

Der Gärungsprozess (Fermentierung) kann wie bei Kuh und Schaf in einem Vormagen stattfinden oder, wie bei Kaninchen und Bibern, im Blinddarm. Einige dieser Kleintiere fressen ihre eigenen Exkremente, um so noch einige der im Dickdarm erzeugten Proteine und B-Vitamine zu ergattern, die dann beim nächsten Durchgang im Dünndarm aufgenommen und somit wiederverwertet werden.

Die meisten großen Tiere wie Elefanten, Pferde, Zebras oder Tapire haben einen anderen Weg eingeschlagen. Weil sie ihr Futter im vorderen Teil des Dickdarms zur Gärung bringen, verlieren sie diese Nährstoffe. Doch da sie große Tiere sind, benötigen sie insgesamt weniger Nährstoffe: Gemessen an ihrer Körperfülle haben sie eine geringere Hautoberfläche als kleine Tiere und benötigen deshalb auch weniger Energie zum Erhalt ihrer Körpertemperatur.

Allesfresser Mensch

Es ist für das Verdauungssystem also durchaus nicht egal, ob ein Lebewesen täglich 3 Kilogramm Heu oder aber 200 Gramm Steak zu sich nimmt, weil sich jede Art an ganz bestimmte Lebensumstände angepasst hat und ein entsprechendes Verdauungssystem besitzt. Der Mensch kann mit seinem besonders komplexen Stoffwechsel auf viele verschiedene Nahrungsmittel zurückgreifen und überlebt deshalb fast überall auf diesem Planeten – ob er sich nun überwiegend von fettem Fisch und Seehund ernährt wie die Inuit am Polarkreis oder fast ausschließlich vegetarisch lebt, wie es viele Inder tun. Das war nicht immer so. Die ersten (Insekten fressenden) Affen wurden vor rund 64 Millionen Jahren von den sich schnell verbreitenden Nagetieren auf die Bäume verdrängt. Um sich in dem neuen Lebensraum mit überwiegender Pflanzenkost behaupten zu können, war ein leistungsfähigeres Gehirn nötig, aber auch die Anpassung ihres Stoffwechsels. Zumal sich vor rund 25 Millionen Jahren die Früchte spendenden Blütenpflanzen rasch entwickelten. Vielleicht haben unsere Vorfahren damals die Fähigkeit verloren, in ihrem Darm Vitamin C herzustellen, weil das Nahrungsangebot so groß war. Für die nächsten 20 Millionen Jahre waren unsere Vorgänger Pflanzenfresser – wir haben davon das ausgeprägte Gebiss mit Schneide- und Mahlzähnen behalten und keine Reiß- und Fangzähne mehr. Auf unsere vegetarische Vergangenheit weist ein weiteres Defizit hin: Uns fehlt das Enzym Uricase, das wie bei Raubtieren die schwer lösliche Harnsäure in leicht lösliches Allantoin umwandelt. Deshalb bekommen wir bei zu viel Fleischkonsum Gicht.

SO ENTWICKELT SICH DER DARM

In der dritten Entwicklungswoche nach der Befruchtung der Eizelle bildet sich im wenige Millimeter großen Embryo die Mundöffnung und das Verdauungssystem aus. Bei einer Größe von 13 Millimetern ist im Embryo bereits der Magen als Aussackung angelegt. Zu Beginn des zweiten Monats entsteht der Enddarm. Doch der so genannte Mitteldarm wächst so stark, dass er im Innern der Leibeshöhle keinen Platz mehr hat. Es kommt zu einem Nabelbruch und der Darm wölbt sich vor. Schon nach wenigen Wochen bildet sich der Nabelbruch zurück und der gesamte Darm beginnt sich gegen den Uhrzeigersinn um 270 Grad zu drehen. Dann liegt der Blinddarm oben, unterhalb der Leber. Der Embryo ist jetzt etwa 43 Millimeter groß.

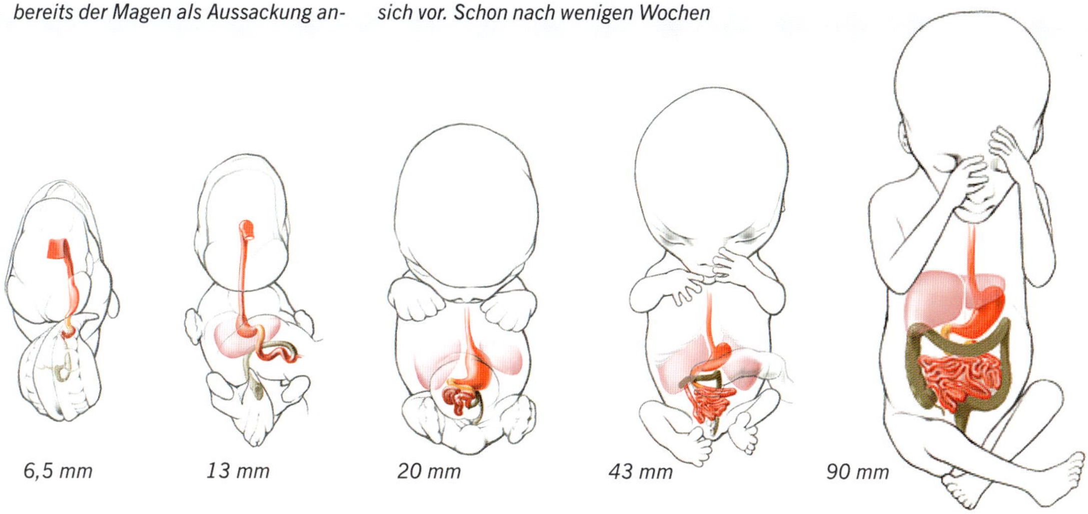

Bereits sehr früh beginnt im winzigen menschlichen Embryo die Entwicklung des Darms. Etwa zum Ende des dritten Schwangerschaftsmonats, wenn der Embryo eine Größe von 8 bis 9 Zentimetern hat, ist das Verdauungssystem mit Speiseröhre, Magen, Dünn- und Dickdarm komplett ausgebildet. Jetzt wird der Darmtrakt nur noch größer.

FASZINIERENDE FAKTEN AUS DEM TIERREICH

Der **Koala** hat einen 2 Meter langen Blinddarm. Dort verdaut er die besonders harten Eukalyptusblätter, die seine einzige Nahrung sind. Die darin enthaltenen giftigen Stoffe werden dem Magen entzogen und von der Leber abgebaut.

Wenn **Wildschweine** Trüffel fressen, vernichten sie den begehrten Pilz nicht, sondern vermehren ihn an anderem Ort: Seine Sporen werden mit dem Kot unversehrt ausgeschieden.

Regenwürmer produzieren besonders fruchtbaren Kot: Im Vergleich zur besten **Gartenerde** enthält er das Doppelte an Kalk, das 6fache an Magnesium, das 7fache an Stickstoff und Phosphor und das 11fache an Kalisalzen.

Hasen und viele Nagetiere fressen einen Teil ihrer eigenen Fäkalien. Daraus beziehen sie wichtige **Proteine** und **B-Vitamine**, die in ihrer Nahrung fehlen, aber von den Mikroorganismen im Dickdarm erzeugt werden.

Der **Elefant** hilft tropischen Bäumen bei der Verbreitung: In seinem Darm weichen die harten Schalen der Samen auf. Aus den Kotballen wachsen dann neue Bäume.

Eine **Maus** muss ein Viertel ihrer Körpermasse an Nahrung zu sich nehmen, um ihren Energiebedarf zu decken, sie kühlt sonst aus. Größere Tiere haben im Verhältnis zu ihrer Masse eine geringere Oberfläche und benötigen weniger Energie, um die Temperatur zu halten: Ein **Ochse** frisst nur wenige Prozent seines Gewichts.

Hund und **Katze** verfügen über ein Enzym, das die Harnsäure aus ihrer Fleischnahrung in leicht lösliches Allantoin umwandelt: die **Uricase**. Menschen fehlt es, sie bekommen von zu viel Fleischkonsum Gicht.

Das **Känguruh** trägt eine **Bakterienart** in seinem Magen, die Wissenschaftler auf Schafe übertragen wollen. Die dadurch veränderte Verdauung soll die Menge der klimaschädlichen Methangase verringern.

Bei der **Schildkröte** können von der Futteraufnahme bis zur Ausscheidung des entsprechenden Kots **15 bis maximal 40 Tage** vergehen.

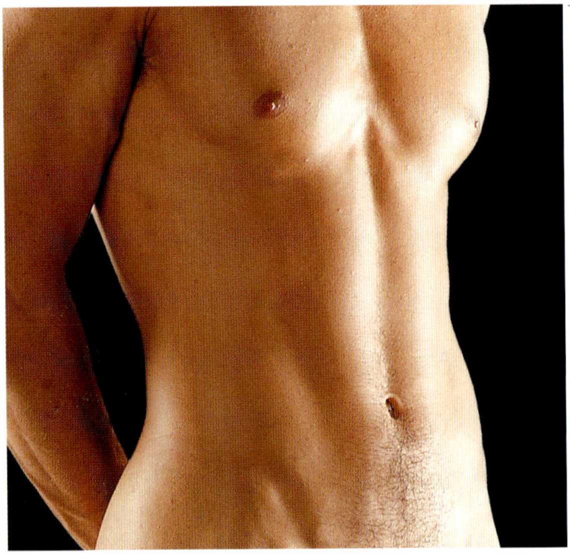

Männer reagieren auf Stress viel häufiger mit Magenproblemen als Frauen. Da sie mehr Nikotin und Alkohol konsumieren, haben sie ein 80 Prozent höheres Risiko, an Magenkrebs zu erkranken. Die Möglichkeit zur Darmkrebsvorsorge nehmen aber nur 17 Prozent von ihnen wahr. Iren, Österreicher und Dänen haben im internationalen Vergleich die höchste Darmkrebsrate, Griechen die niedrigste. Bei den entzündlichen Darmkrankheiten Morbus Crohn und Colitis ulcerosa sind etwa gleich viel Männer wie Frauen betroffen.

Doch Klimaänderungen führten dazu, dass unsere frühen Vorfahren schließlich die Bäume verließen und einen aufrechten Gang entwickelten. Vor rund 4 Millionen Jahren waren sie gezwungen, sich ihre Nahrung in den weiten Savannen zu suchen. Mit dem Gebrauch von Werkzeugen lernten sie nun, Tiere abzuwehren und später auch für den Verzehr zu jagen. Vor 2 Millionen Jahren, so beweisen Funde, labte sich der Homo habilis schon an ausgiebigen Fleischmahlzeiten.

Erst als die Zahl der Menschen stark gestiegen und zugleich das Großwild knapp geworden war, entwickelte sich die Landwirtschaft. Nach Millionen von Jahren der Fleischnahrung sank der Anteil tierischer Proteine rasch auf etwa 10 Prozent. Und damit nahm auch die Körpergröße ab: Die Bauern waren zu dieser Zeit im Schnitt 15 Zentimeter kleiner als ihre Fleisch essenden Vorfahren. Erst heute haben die Bewohner der Industriestaaten in etwa wieder die Körpergröße des Cro-Magnon-Menschen (er lebte vor rund 30 000 Jahren) erreicht.

Der Streit, ob vegetarische oder fleischliche Kost die richtige und vor allem gesünder für den Menschen ist, hat also eine klare Antwort: Er ist ein Allesfresser. Die meisten Menschen leben heute von einer Mischkost, die sowohl pflanzliche als auch tierische Anteile enthält. Fleisch und Milchprodukte sind für uns verhältnismäßig leicht zu verdauen und außerdem sehr energiereich. Sie liefern etwa 15-mal so viel Energie (Kalorien) wie Heu. Ein Schaf muss demnach rund 3 Kilogramm Gras fressen, um den gleichen Energiewert zu sich zu nehmen wie ein Mensch, der ein Steak (etwa 200 Gramm) isst. Deshalb ist sein Magen-Darm-Trakt mit gut 20 Meter Länge 2,5-mal so lang wie der Verdauungsapparat des Menschen (also etwa 8 Meter).

Interessant ist auch der Zusammenhang zwischen Gehirn und Darm: Weil beide sehr viel Energie benötigen, konkurrierten sie in der Evolution um Nährstoffe. Das Ergebnis ist beim Menschen zu sehen: Er hat im Vergleich zu Menschenaffen ein größeres Gehirn und einen deutlich kürzeren Darm.

***Frauen** haben häufiger Darmerkrankungen als Männer, vielleicht nehmen sie ihren Bauch aber auch nur bewusster wahr. Gleichzeitig neigen sie verstärkt zu psychosomatischen Symptomen. Ihr Hormonzyklus beeinflusst die tägliche Verdauung, aber auch das Risiko für Krankheiten des Verdauungstrakts: Sie haben eine doppelt so hohe Wahrscheinlichkeit, Gallensteine zu bekommen, und leiden (in Europa) 2- bis 3-mal so häufig unter den Symptomen des Reizdarms. Sie nehmen deutlich häufiger als Männer die Möglichkeit der Darmkrebsvorsorge wahr.*

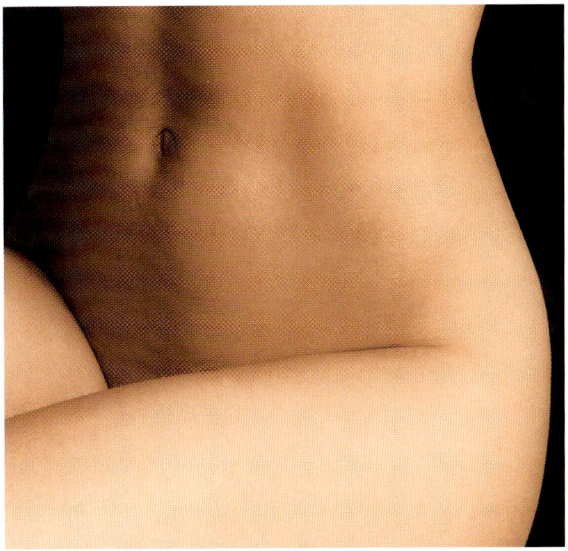

Der embryonale Darm

Weil Darm und Verdauungssystem so grundlegend für das spätere Leben sind, entstehen sie beim Embryo schon in einer sehr frühen Entwicklungsphase. Schon wenige Tage nach der Befruchtung, wenn sich das Ei mehrfach geteilt und der Zellhaufen bereits eine kugelige Hülle gebildet hat, entwickeln sich 3 Zellschichten: das außen liegende Ektoderm (äußeres Keimblatt, mit den Anlagen für das Nervensystem, die Sinnesorgane und die Haut), das mittlere Mesoderm (mittleres Keimblatt, Herz und Muskeln, Bindegewebe, Skelett, Blutkörperchen, Niere, Lymphe und Unterhaut) und schließlich das innen liegende Entoderm (inneres Keimblatt). Letzteres wird später nicht nur Speiseröhre, Magen und Darm herausbilden, sondern auch Lunge, Leber und Bauchspeicheldrüse, Harnwege und Schilddrüse. Diese aus der Entstehungszeit resultierende Verwandtschaft einzelner Körperzonen wird ein Leben lang bestehen bleiben und spielt unter anderem eine wichtige Rolle bei den Reflexzonen des Darms.

Der Embryo entwickelt sich, indem einzelne Gewebeschichten wachsen und durch Faltung Gestalt annehmen. Dabei bildet das Entoderm ein Rohr aus, das den ganzen Körper durchzieht. Am Anfang liegt der Mund, am Ende der After. Aus diesem Rohr entstehen dann Speiseröhre, Magen und Darm. Dass Darm und Gehirn später so eng miteinander verknüpft sind, dafür sorgt die Bildung des für das Nervengewebe zuständigen Neuralrohrs. Wenn sich aus den Keimgeweben nach und nach der vollständige Körper entwickelt, wird ein Teil der dort liegenden Nervenzellen vom Kopf eingeschlossen, ein anderer wandert in den Bauch. Die Verbindung zwischen diesen beiden Bereichen bilden das Rückenmark und der Vagusnerv.

Das Milch-Enzym

Ein Beispiel für die evolutionäre Anpassung des Menschen an seinen jeweiligen Lebensraum ist die Kuhmilch: Ihre Entdeckung als Nahrungsmittel für den erwachsenen Menschen war eine Kulturleistung.

Offenbar konnten Menschen in bestimmten Regionen erst durch den Verzehr von Milch eine unzureichende Versorgung mit Eiweiß und Kalzium überleben. Damit wurde eine genetische Veränderung gefördert. Während zum Beispiel bei den Asiaten das Enzym für die Milchverdauung, die Laktase, nicht mehr gebildet wird, wenn die Kinder wachsen (nach dem Abstillen), bleibt es bei vielen Europäern erhalten. Sie vertragen deshalb tierische Milch viel besser als Japaner oder Vietnamesen. Deshalb gehören Käse und andere Milchprodukte in Asien auch nicht zur traditionellen Nahrung. Vermutlich hat der Fischreichtum der Meere bei den Bewohnern dieses Kontinents eine Anpassung des Organismus an eine weitere Eiweißquelle überflüssig gemacht. Die Verdauung des Menschen ist also an seinen unmittelbaren Lebensraum angepasst: Ein Mitteleuropäer verträgt nicht unbedingt die Thai-Küche oder den fetten Fisch der Eskimos, auch wenn dieser gesunde Fettsäuren enthält (Eskimos erleiden daher auch wesentlich seltener einen Herzinfarkt als andere Bevölkerungsgruppen). Emigranten entwickeln deshalb oft eine neue Sensibilität für Krankheiten im Magen-Darm-Trakt, wenn sie sich an die Lebensgewohnheiten eines neuen Landes anpassen müssen.

Essen in der Steinzeit

Andererseits haben unsere Vorfahren weit mehr Vitamine, Mineralstoffe und Spurenelemente aufgenommen als wir Menschen des 21. Jahrhunderts. Unser Organismus ist evolutionsgeschichtlich davon abhängig geworden. Heute benötigen wir sogar noch mehr von diesen Stoffen, um die Schäden durch Umweltgifte wieder wettzumachen.

Mit der Züchtung des Getreides aus Wildgräsern hat sich der Mensch eine fast ideale Nahrungsquelle erschlossen: Denn es enthält alle lebenswichtigen Nährstoffe und 5 bis 10 Prozent der notwendigen Ballaststoffe – also doppelt und 3-mal so viel wie die Wildpflanzen der Steinzeitmenschen.

Manche Forscher glauben jedoch immer noch, die Messlatte für gesundes Essen müsse die Ernährung unserer Vorfahren sein. Zum Beispiel Fleisch: Die archaischen Braten waren anders, zeigen Untersuchungen an noch lebenden Jäger-Sammler-Kulturen. Das Fleisch der Wildtiere enthält nur 4 und nicht bis zu 30 Prozent Fett wie Tiere aus der heutigen Massenzucht, und dabei 5-mal so viel ungesättigte Fettsäuren. Außerdem steckt im Wildfleisch eine beachtliche Menge der gesunden Eicosapentaensäure, einer Omega-3-Fettsäure, die der Entstehung von Arteriosklerose vorbeugt. Im heimischen Rindfleisch findet man kaum mehr etwas davon. Der Cholesteringehalt der Fleischarten dagegen unterscheidet sich unwesentlich. Unsere steinzeitlichen Ahnen aßen also weniger Fett als wir, aber genauso viel Cholesterin.

»Der Mensch gehört seiner Abstammung nach zu den Universalisten – von den Zoologen respektlos Allesfresser genannt.«

Konrad Lorenz, Verhaltensforscher

Das Cholesterin hatte beim Ur-Menschen jedoch nicht dieselbe negative Wirkung auf den Organismus wie bei uns heute, weil jene doppelt so viele Ballaststoffe zu sich nahmen. Von den rund 3000 Pflanzen, deren Samen, Knollen oder Früchte der Mensch im Laufe seiner Geschichte aß, spielen heute nur noch etwa 150 eine Rolle.

Die Steinzeitmenschen verzehrten nach Schätzungen täglich rund 400 Milligramm Vitamin C und 1600 Milligramm Kalzium, doppelt so viel wie die meisten modernen Menschen. Ähnliche Unterschiede gibt es beim Natrium. Der Natriumverzehr unserer Ahnen lag bei weniger als 1 Gramm am Tag.

Damit betrug die Kalium-Natrium-Bilanz 16:1. Mittlerweile hingegen essen wir viel Salz und verzehren 48-mal mehr Natrium als Kalium.

Heute wird es uns zum Verhängnis, dass wir – um in Hungerzeiten zu überleben – genetisch darauf programmiert wurden, viel essen zu können und die überschüssigen Kalorien als Reserve für schlechte Zeiten in Fettgewebe abzulagern.

Denn während sich unser Stoffwechsel vor Jahrmillionen entwickelte, hat sich das Nahrungsangebot in den vergangenen 50 Jahren dramatisch geändert: Auf das Überangebot von Fett, Zucker und Salz, mit dem wir es heute zu tun haben, ist unser Körper daher nicht vorbereitet. Da außerdem die ernährungsbedingten chronischen Krankheiten (etwa Herz-Kreislauf-Erkrankungen, Arteriosklerose) vor allem ältere Menschen betreffen, die jenseits ihrer reproduktiven Lebensphase stehen, wird eine evolutionäre Anpassung (durch Fortpflanzung) an die Industrienahrung schwierig.

Gentechnik im Darm?

Was die Natur nicht mehr schafft, will der Mensch mit Technik wettmachen. Forscher in Belgien und den Niederlanden planen, im menschlichen Darm mit gentechisch erzeugten Bakterien solche Proteine zu erzeugen, die dem Organismus fehlen. Genmanipulierte Milchsäure-Bakterien könnten dort zum Beispiel Interleukin-10 produzieren, einen Botenstoff, der Immunreaktionen unterdrückt. Auf diese Weise soll Patienten mit entzündlichen Darmkrankheiten geholfen werden. Ähnliche Bakterien könnten auch zum Abbau giftiger Stoffwechselprodukte wie Harnsäure oder Kreatinin eingesetzt werden und vielleicht sogar bei Dialysepatienten die Nierenwäsche überflüssig machen. Die Sicherheitsbedenken sind jedoch noch groß. Es scheint nämlich völlig unklar, wie die gentechnisch veränderten Bakterien kontrolliert und unerwünschte Folgen auf den Stoffwechsel ausgeschlossen werden sollen.

Entwicklungsfehler rechtzeitig erkennen !

Die Entwicklung des Magen-Darm-Trakts beim Embryo ist ein komplexer Prozess, der nicht immer fehlerfrei abläuft. Deshalb beobachten Ärzte die Verdauung des Neugeborenen besonders genau. Wird eine spezielle Störung namens Morbus Hirschsprung übersehen, leiden Jugendliche oder auch Erwachsene unter chronischer Verstopfung, gegen die alle gängigen Therapien nichts ausrichten können. Diese Krankheit tritt bei einem von 5000 Neugeborenen (meist Jungen) auf. Ihr Mastdarm wird mit zu wenig Nervenzellen versorgt, dadurch entspannen sich die Muskeln nicht ausreichend: Es kommt zu einem Engpass, der Stuhl wird nicht weitertransportiert. Die Folgen sind Bauchschmerzen, Erbrechen, Verstopfung, Blähungen, bis hin zu Darmlähmung und Darmverschluss. Man kennt bisher 3 fehlerhafte Gene im Erbgut, die für diese Störung verantwortlich sind. Abhilfe schafft nur eine frühe Operation. Bei Erwachsenen mit dieser Krankheit ist der nervenlose Darmabschnitt meist kurz, deshalb waren die Beschwerden im Kindesalter nicht so gravierend und es erfolgte keine Behandlung. Morbus Hirschsprung könnte vorliegen, wenn beim Säugling innerhalb der ersten Tage kein Kindspech (Mekonium) abgeht – eine schwarzbraune, zähe Masse, die sich im Darm des Fötus schon im Mutterleib gebildet hat und aus abgestoßenen Darmzellen, Schleim und verschluckten Härchen besteht.

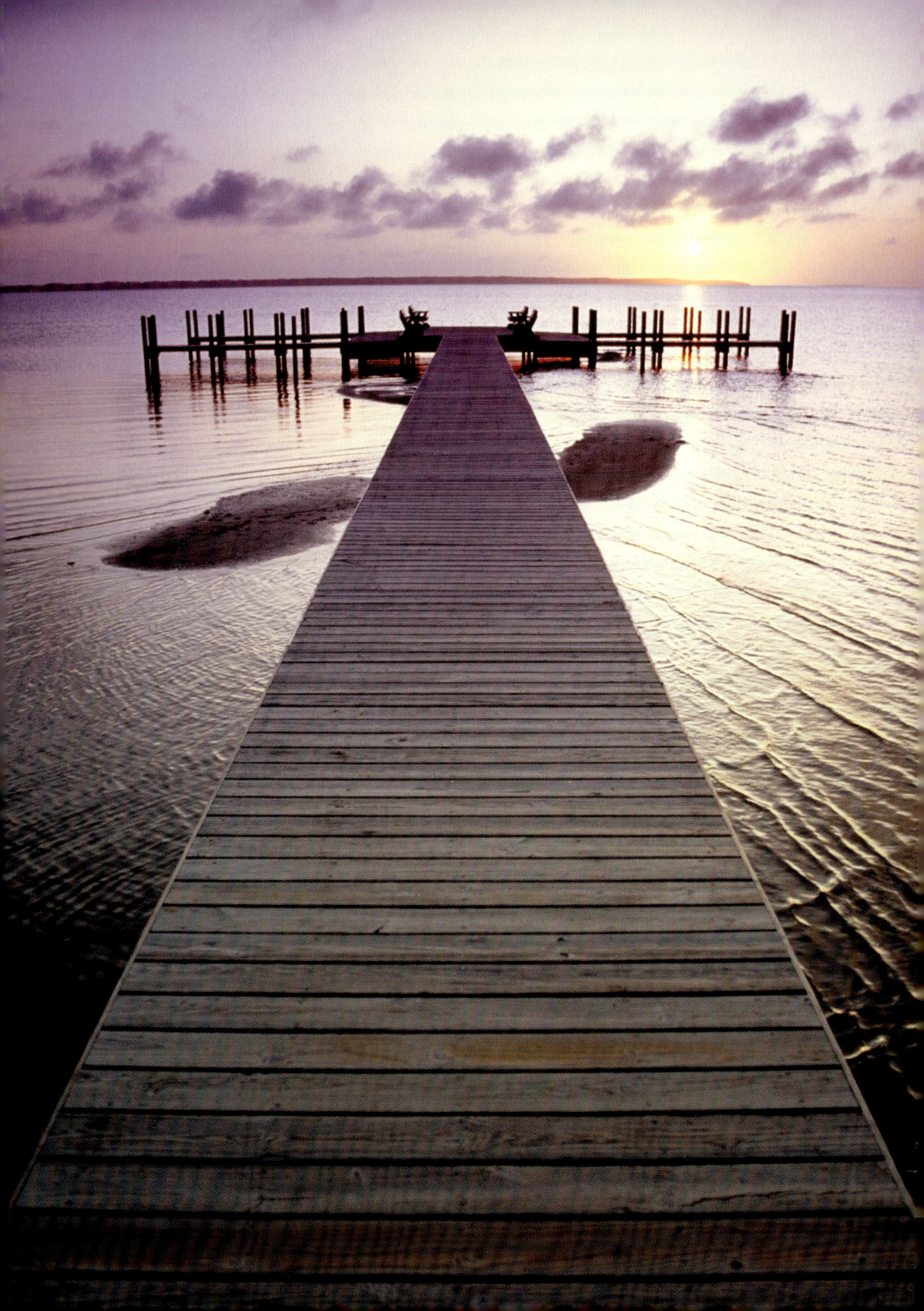

DER ORT DER GEFÜHLE

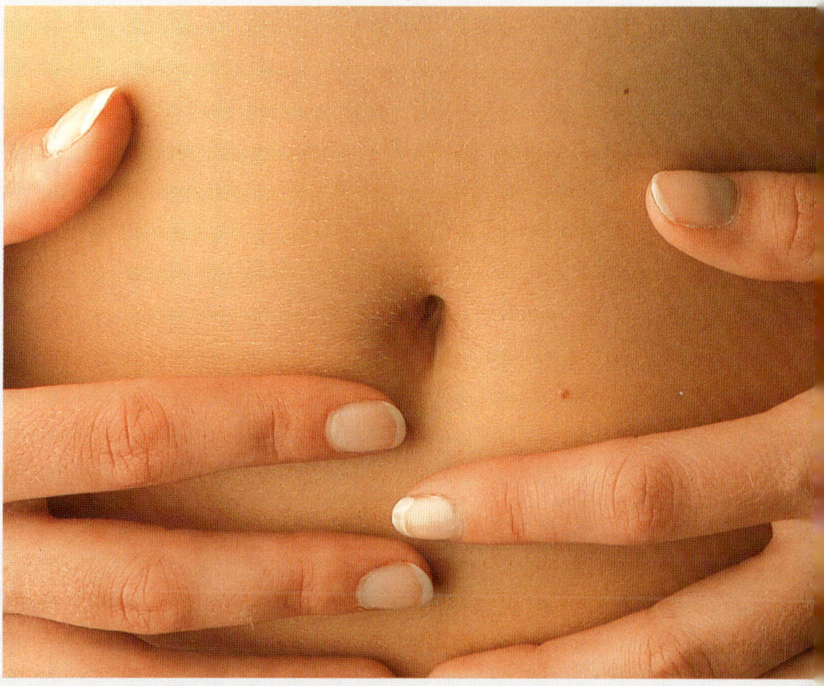

Der Blick schweift aufs weite **Meer**. Tiefe Ruhe und Zufriedenheit machen sich breit. So wie wir uns fühlen, geht es auch unserem Darm. Die Verdauung läuft reibungslos. Wie das Meer grummelt es allenfalls sanft. Aber die Hektik des Alltags, Sorgen und Stress stören die regelmäßige **Wellenbewegung** und das Innenleben des Darms. Denn 100 Millionen Nervenzellen regieren den Bauch – eine zweite Schaltzentrale neben dem **Gehirn**, die fantastische Fähigkeiten hat.

Das Vorstellungsgespräch beginnt in wenigen Minuten, also nochmals alle wichtigen Punkte durch den Kopf gehen lassen und tief durchatmen. Nneiiiiiin, nicht jetzt … Warum rumort es ausgerechnet in diesem Augenblick im Bauch wie in einem alpinen Wildbach? Der Durchfall kündigt sich mit Krämpfen und heftigem Gluckern an. Es hilft nichts, wir müssen in so einer Situation dem Drang, sofort zur Toilette zu müssen, nachgeben. Wer je eine wichtige Prüfung ablegen musste, ein schwieriges Einstellungsgespräch hinter sich brachte, einen Vortrag vor vielen Menschen gehalten oder geheiratet hat, kennt das Nervositäts-Toiletten-Phänomen.

Nur wenige sind resistent gegen jegliche Form von Aufregung, egal ob die Erwartung eher positiv oder negativ ist. Der Gang zum Kirchenportal bei der Eheschließung ist für den Darm eine ebenso aufwühlende Angelegenheit wie der Appell zum Chef in Erwartung einer Kündigung. Die Umgangssprache hält für die Verbindung zwischen den Gefühlen und der Verdauung treffende Sprüche parat: »Da kommt einem ja die Galle hoch«, »Jemand macht sich vor Angst in die Hose« oder auch »Schiss haben«.

Ist die Erregung moderat und positiv, stellen sich gelegentlich auch die »Schmetterlinge im Bauch« ein. Eine Art undefinierbares Kribbeln, wenn die Verliebtheit die Sinne vernebelt, ist das klassische Symbol für »Bauchgefühle«. Spüren wir die Schmetterlinge, sind wir meist verliebt, auch wenn das Gehirn – ganz rational und vernünftig – die Sache noch nicht wahrhaben will. Aber warum scheint der Bauch mehr zu wissen als der Kopf?

Leib und Seele

Dass der Verdauungstrakt auf Emotionen reagiert, erleben wir jeden Tag am eigenen Leib. Die Wissenschaft aber hat sich äußerst schwer getan, dieses Phänomen anzuerkennen und zu erklären. Woher weiß mein Dünndarm, dass ich verliebt bin? Wie hat der Dickdarm »herausgefunden«, dass ich trauere? Kam zuerst die depressive Stimmung und dann die Verstopfung, oder war es umgekehrt?

Über die Zusammenhänge zwischen Leib und Seele haben Generationen von Forschern gerätselt, seit der Mathematiker und Philosoph René Descartes (1596–1650) vor etwa 350 Jahren die strikte Trennung von Seele und Körper postulierte. Für ihn existierte auf der einen Seite eine Welt der Materie, die wie eine perfekte Maschine funktionierte (der Körper), und auf der anderen Seite eine geistige Wirklichkeit, die als unsterbliche Seele unser Denken und Wünschen bestimmte (der Geist).

Diese dualistische Sichtweise prägte die medizinische Forschung nachhaltig. Man glaubte, die lange Liste der Erkrankungen in Körperliches und Geistiges trennen zu können. Doch seit dem Beginn des 20. Jahrhunderts hinterfragten immer mehr Ärzte die strenge Kategorisierung: Eine neue psychosomatische Medizin sah die Ursache körperlicher Störungen vor allem in psychischen Faktoren – eine aus heutiger Sicht sehr einseitige Sichtweise.

Neue Forschungen

Licht in das Dunkel der Verbindungen zwischen Leib und Seele brachte Mitte der 70er-Jahre eine neue medizinische Forschungsrichtung aus den USA: die Psychoneuroimmunologie (PNI). Sie fragte, welche Rolle Stress und Emotionen bei Ausbruch und Heilung von Infektionen, Krebs, Rheuma, Allergien, Aids und Darmerkrankungen spielen, und untersuchte vor allem die Rolle der Botenstoffe, die Psyche und Körper miteinander in Beziehung setzen. Die PNI revolutionierte unser medizinisches Weltbild. Die meisten Mediziner begreifen heute Leib und Seele als eine untrennbare Einheit. Die Mind-Body-Medizin versucht seither, psychische wie körperliche Faktoren in die Heilung zu integrieren. Und dies ist gerade bei Magen-Darm-Störungen entscheidend. Wenn wir das genaue Zusammenspiel zwischen einer chronischen Darmentzündung und

Stress, Angst oder Freude sehen könnten, würde dies zu einem tieferen Verständnis der vielfältigen Ursachen von Krankheiten führen und neue therapeutische Konzepte ermöglichen.

Gefühle im Darm

Der Militärarzt William Beaumont erkannte schon im 19. Jahrhundert, dass Gefühle Auswirkungen auf den Verdauungsvorgang haben.

Er behandelte einen jungen Mann, Alexis St. Martin, der 1822 mit einem Bauchschuss zu ihm kam. Zeitlebens behielt der Verletzte eine Magenfistel, eine Öffnung vom Magen bis zur Körperoberfläche. Beaumont war ein interessierter Arzt und überredete seinen Patienten zu einigen Versuchen. So notierte er über den 32sten Versuch am 8. März um 8 Uhr morgens, als er dem Patienten 1 Unze Magensaft (das entspricht etwa 30 Millilitern) entnommen hatte: »Um 9 Uhr frühstückte St. Martin fettes Schweinefleisch, Brot und Kartoffeln. Nach einer Stunde fand ich eine heterogene Mischung im Magen, die einer dicken Suppe glich. Um 1 Uhr nachmittags nahm ich eine Portion heraus, die vollkommen chymös war und worin keine Speisebröckchen mehr sichtbar waren. Die Masse war milchig oder vielmehr ähnlich einem dünnen Mehlbrei und stark mit gelber Galle gefärbt; ein Umstand, den ich bei meinen Versuchen zuvor bloß einmal bemerkt hatte, und ich vermute, dass derselbe Folge einer heftigen Erzürnung war, welche kurz zuvor, ehe ich die Portion herausnahm, stattgefunden hatte. Dieser Versuch zeigt die Wirkung der Leidenschaften auf das Verdauungsorgan, und, wie ich glaube, richtig zu urteilen, wenn ich die Gegenwart der Galle in diesem Falle als Folge des Zorns annahm.«

Das kluge Gehirn

150 Jahre später entwickelte sich ein neuer Forschungszweig, der den Darm in ein völlig neues Licht rückte: die Neurogastroenterologie. Ihr Thema:

Nahrungsmittel für die Stimmung!

Macht Schokolade wirklich glücklich? Viele Nahrungsmittel enthalten psychoaktive Substanzen: Sie aktivieren Botenstoffe, die im Gehirn Stimmungen auslösen oder aktuelle Stimmungen verstärken.
Capsaicin zum Beispiel, das Paprika und Chilis scharf macht, aber auch Inhaltsstoffe der Vanille setzen Endorphine frei: Diese Stimmungshormone wirken im Kopf ähnlich einer Droge und lösen Wohlgefühl aus. Sinigrin aus Senfsamen macht wach und soll die Lebensfreude unterstützen. Weckamine aus Hafer setzen Dopamin frei, einen Botenstoff, der bei Konzentrationsschwäche oder Motivationslosigkeit hilft.
Muskatnuss wirkt stimmungsaufhellend, ist aber mit Vorsicht zu genießen: Größere Dosen wirken giftig und können sogar Halluzinationen auslösen. Dass sie trotzdem kein Rauschmittel geworden ist, liegt daran, dass der Körper sich die Überdosis Muskat »merkt« und fortan auf die Gewürznuss mit massivem Ekel reagiert.
Dass Schokolade wirklich auf die Psyche wirkt, dafür sorgen die Substanzen Theobromin oder Phenylethylamin in der Kakaobohne. Sie steigern den Serotoninspiegel und beflügeln so Lust und Laune.
Damit Schokolade bei Frust auch wirklich helfen kann, sollte eine möglichst dunkle, kakaoreiche Sorte verwendet werden. Ein, zwei Stückchen am Tag reichen – denn sonst folgt auf den Glückskick die Depression auf der Waage!

Kein anderes Organ reagiert derart stark auf psychische Belastungen und lässt sich so schnell aus dem Gleichgewicht bringen wie der Magen-Darm-Trakt. Und das hat seinen eigenen Grund.
Die Entdeckung setzte sich nur langsam in Lehrbüchern und an Universitäten durch, denn die Idee schien absurd: Der primitive Darm, dieses schleimige, schlangenförmige Verdauungsrohr, sollte ein selbstständig arbeitendes Gehirn besitzen?
Mehr als 100 Millionen Nervenzellen steuern Speiseröhre, Magen, Dünndarm und Dickdarm. Damit haben wir in unseren Eingeweiden mehr Nervenzellen als in unserem Rückenmark. Forscher nennen dieses eigene Nervensystem des Bauchs »enterisches Nervensystem« (ENS) (griechisch: enteron = Darm), oder umgangssprachlich »Bauchhirn«. Doch da es tief in den Wandschichten des Verdauungstrakts versteckt war, entzog sich das Nervengeflecht den Wissenschaftlern für lange Zeit.

Nervöses Eigenleben

Die Millionen Nervenzellen des Bauchhirns führen in der Mitte unseres Körpers ein Eigenleben. Sie sind im Bauchraum zu zwei komplexen Geflechten verwoben, die den Verdauungstrakt umgeben wie einen großlöchrigen Netzstrumpf:
Das eine Geflecht (Plexus myentericus), nach seinem Entdecker Leopold Auerbach (1828–1878) oft als Auerbach-Plexus bezeichnet, liegt zwischen der Längs- und Ringmuskulatur des Darms und steuert dort vor allem Bewegung, Muskelspannung und Rhythmik der Kontraktion. Sobald ein Speisebreiklumpen die Darmwand dehnt, veranlassen die Nervenzellen über mehrere Botenstoffe die Muskelzellen, sich wellenartig zusammenzuziehen und den Brei weiter in Richtung Anus zu befördern.
Das zweite Geflecht (Plexus submucosus), nach seinem Entdecker Georg Meißner (1829–1905) auch Meißner-Plexus genannt, liegt direkt unter der Schleimhautschicht des Darms und steuert dort vor allem die Ausschüttung vieler Hormone und Botenstoffe. Dazu muss man wissen, dass der Darm zu den hormonreichsten und aktivsten Organen unseres Körpers zählt.

Komplexes Netzwerk

Damit unsere Verdauung reibungslos abläuft – ohne Verstopfung oder Durchfall – bedarf es eines fein abgestimmten Netzwerks von hemmenden und aktivierenden Reizen. Die Umwandlung eines Schnitzels in körpereigenes Material zum Beispiel ist eigentlich eine schwierige Aufgabe für den Körper, weil stets zum richtigen Zeitpunkt Zellen aktiviert oder gehemmt, Hormone ausgeschüttet oder deren Produktion gebremst werden muss. Die Nervenzellen halten dabei untereinander ständig Kontakt, aber sie kommunizieren auch mit der Darmmuskulatur, den Blutgefäßen und den Immunzellen in der Darmschleimhaut.

Kommandos aus dem Kopf

Bereits in der Speiseröhre, wenn der Vorgang des Essens nicht mehr bewusst gesteuert wird, klinkt sich das enterische Nervensystem in die Gehirnkommandos ein. Es steuert den Darm ohne Zuhilfenahme des Zentralnervensystems: Sensoren in der Darmschleimhaut überwachen die Vorgänge im Inneren des Verdauungskanals. Wenn zum Beispiel bei der Fettverdauung Säuren entstehen, werden sie aktiv und informieren Gehirn und ENS.
Dann treiben Nervenimpulse den Darminhalt in Richtung Ausgang. Erst hier, am Ende, schaltet sich wieder der Kopf ein. Zumindest den äußeren Schließmuskel können wir meist gut kontrollieren. Kleinkinder müssen – nach der Reifung des Nervensystems – erst lernen, die Nervenbahnen im Rückenmark auch zu nutzen, um dem Entleerungsreflex die Macht des Willens entgegenzusetzen.
Der innere der beiden Schließmuskeln am Anus unterliegt dagegen nicht unserer willentlichen Kon-

trolle. Bei Magen-Darm-Infektionen mit starkem Durchfall gewinnt das enterische Nervensystem manchmal die Oberhand: Werden die Kontraktionsbewegungen des Darms allzu stark und die Nervenzellen allzu massiv gereizt, dann versagt die Gehirn-Kontrolle auch für den äußeren Schließmuskel. Dann müssen wir schnellstmöglich die nächste Toilette aufsuchen – um ein Malheur zu verhindern.

Nervenstark

Für ihre Aufgabe sind die enterischen Nervenzellen gut gerüstet, denn sie sind den Gehirnzellen täuschend ähnlich: Zelltypen, Wirkstoffe und Bindungsstellen für Botenstoffe sind exakt gleich. Viele davon werden im Darm produziert: Serotonin zum Beispiel, das so genannte Glückshormon, entsteht zu 90 Prozent in speziellen Zellen der Darmschleimhaut. Ihren Befehl zur Produktion erhalten diese durch Nervenimpulse. Hier setzen auch manche Arzneimittel, die auf die Psyche wirken, an. Antidepressiva etwa haben zur Folge, dass Serotonin länger am Übergang zwischen zwei benachbarten Nervenzellen verweilt und so länger wirkt.

Wut oder Wohlgefühl

Lange Zeit gingen die Mediziner wie selbstverständlich davon aus, dass die Mittel gegen Depressionen nur im Gehirn wirken. Doch nachdem nun klar ist, dass Serotonin vor allem im ENS produziert wird, scheint diese Sichtweise fragwürdig. Weil aber Antidepressiva auch im Darm wirken, hellen sie nicht nur die Stimmung auf, sondern können gleichzeitig auch Durchfall oder Verstopfung hervorrufen.
Ebenso können wir »den Bauch voller Wut haben« oder ein Wohlgefühl erleben, einfach weil wir hungrig oder satt sind. Beides soll mit der Konzentration an Serotonin im Bauch in Zusammenhang stehen. Wie ähnlich die enterischen Nervenzellen den Gehirnzellen sind, machen auch folgende Beobachtungen deutlich: Bei Alzheimer- und Parkinson-

***Das Darmnervensystem:** Verborgen zwischen den Muskel- und Schleimhautschichten der Darmwand liegen hauchdünne Geflechte eines komplexen Nervensystems. Wie zwei Netzstrümpfe hüllen sie den Darm ein und steuern seine Wellenbewegungen ebenso wie die Ausschüttung wichtiger Botenstoffe und Hormone. Dieses so genannte enterische Nervensystem (ENS) besteht aus mindestens 100 Millionen Nervenzellen und arbeitet ohne Hilfe des Gehirns, gleichwohl sendet es ständig über Nervenverbindungen Informationen dorthin.*

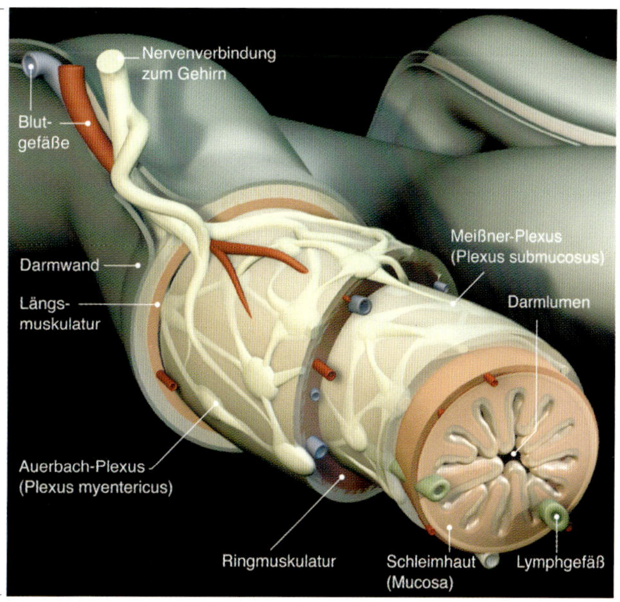

schen Gehirn und Bauch. Dieser so genannte zehnte Hirnnerv reicht als einziger bis hinab in den Brust- und Bauchraum. Er versorgt viele Organe mit seinen Nervenimpulsen: Ohr, Kehle, Kehlkopf, Stimmbänder, Gaumen, Herz, Lunge, Bronchien, Speiseröhre, Magen, Leber, Gallenblase, Niere und den Darm. Man muss sich den Nerv wie eine Leitungsbahn vorstellen, die mithilfe elektrischer Erregung und vieler Botenstoffe Vorgänge im Körper reguliert. Dabei wird er teilweise vom Gehirn gesteuert.

Emotionszentrum

Das funktioniert über den Hypothalamus, ein etwa walnussgroßes Areal in der Mitte des Gehirns, der nahezu die gesamte Hormonausschüttung des Körpers reguliert. Der Hypothalamus wird wiederum vom limbischen System reguliert, einem kompliziert aufgebauten Gefühlszentrum des Gehirns. Von dort werden Reize von den Sinnesorganen wie Ohren, Augen oder Nase verschaltet und weitergeleitet. Angst und Freude haben hier ihren Ursprung wie auch ein Teil des emotionalen Gedächtnisses. Aber auch das limbische System arbeitet nicht allein, sondern wird von der Großhirnrinde (Cortex) mit Informationen versorgt. Das ist eine millimeterdünne Schicht, die das Gehirn umgibt und der wir die intellektuellen Fähigkeiten, das logische Denken und auch unser Erinnerungsvermögen verdanken. Zwischen der Großhirnrinde und dem Darm gibt es also eine lange Reihe von Regelinstanzen, die miteinander über Botenstoffe kommunizieren. Auf diese Weise erreichen Gedanken und Gefühle den Darm und beeinflussen diesen in seiner Funktion.

Lebenswichtige Funktionen

Der Vagusnerv ist allerdings nur ein Teil eines dicht verwobenen Netzwerks. Er gehört zum vegetativen Nervensystem (lateinisch: vegetare = beleben). Dieses arbeitet autonom, es arbeitet also auch, ohne dass wir ständig mit unserem Gehirn darüber grübeln müssten, wie wir unser Körpermilieu mit Herzschlag, Atmung und Verdauung aufrechterhalten. Das vegetative Nervensystem regelt lebenswichtige Funktionen des Organismus wie Atmung, Körpertemperatur und Verdauung und ist für die glatte Muskulatur, die Organe und die Drüsen des Körpers zuständig. So ziehen sich die Gefäße auf seinen Befehl zusammen oder erweitern sich: Die Ejakulation beim Mann sowie die Wehen bei der Frau gehorchen zum Beispiel diesem Befehl. Das vegetative Nervensystem weiß immer, wie es dem Menschen gerade geht, weil es Informationen sowohl von den Organen als auch aus der Umwelt erhält. Natürlich steht es unter der Kontrolle der Großhirnrinde – jedenfalls meistens. »Autonom« nennt man das vegetative Nervensystem nur deshalb, weil die Funktion der glatten Muskulatur nicht vom Willen steuerbar ist. Aber gleichwohl können emotionale

Das Geflecht von Nervenzellen *arbeitet im Magen-Darm-Trakt eigenständig. Im mikroskopischen Bild sind die schwarzen Zellkörper und die langen Fasern, mit denen die einzelnen Neurone die Verbindung untereinander halten, gut zu erkennen. Diese Nervenzellen des Bauchhirns (enterisches Nervensystem) werden über das so genannte vegetative Nervensystem beeinflusst. Dieses vegetative Nervensystem besteht aus Nervenbahnen, die dem Gehirn und dem Rückenmark entspringen. Deshalb stören Stress, Trauer, Freude und Leid manchmal die Darmtätigkeit.*

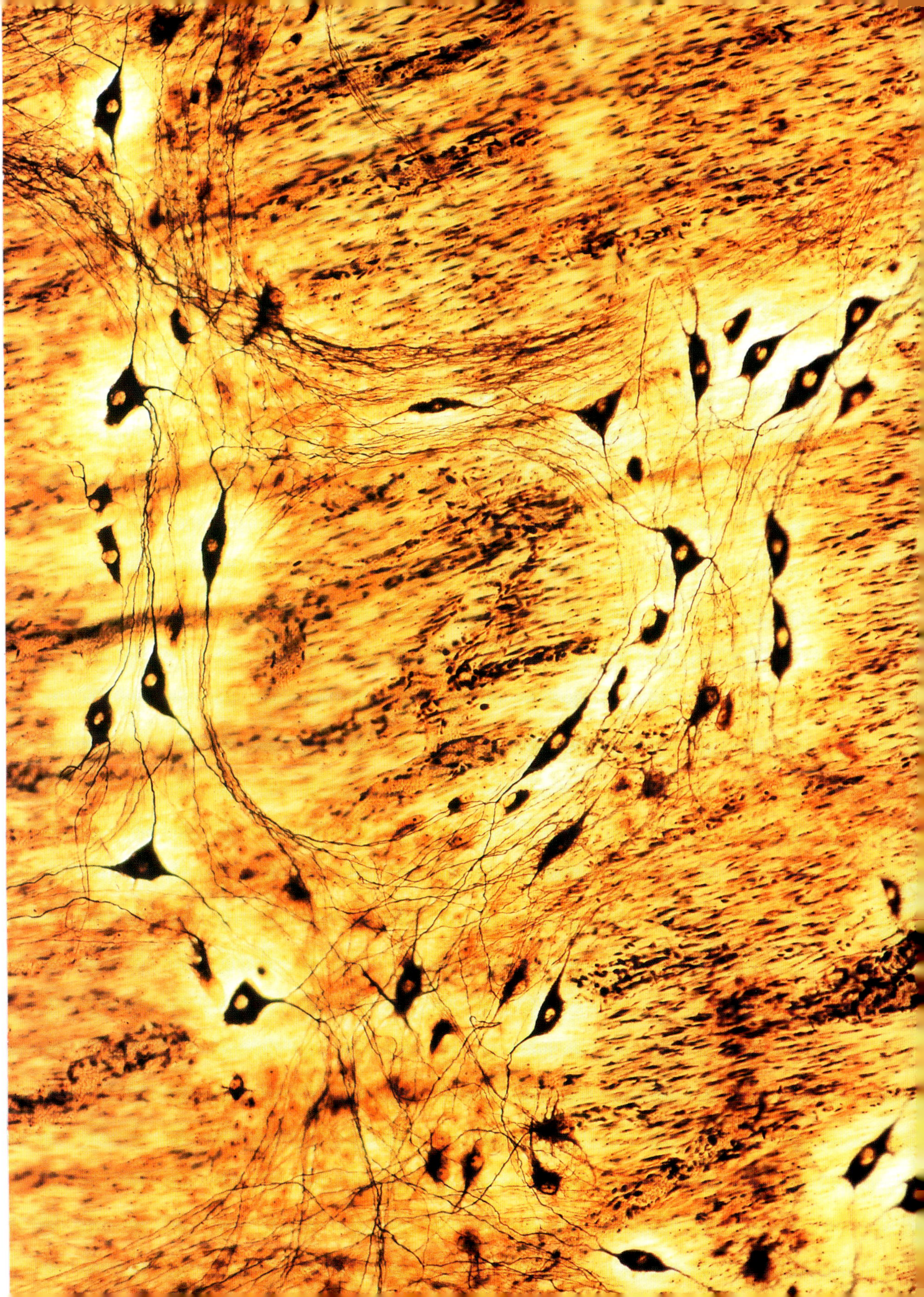

werden. Der Vagusnerv veranlasst dann vielleicht Erbrechen, um Krankheitskeime wieder hinaus zu befördern, oder es kommt zu Durchfall, was den gleichen Effekt haben soll. Zumindest fühlen wir uns derart krank, dass wir die weitere Nahrungszufuhr einschränken und uns schonen.

Übelkeit im Kopf

Doch der Vagusnerv kann auch stark von der Psyche beeinflusst werden. In einer bestimmten Situation oder bei einem speziellen Geruch kann einem schlagartig übel werden, wenn man damit Unangenehmes in Verbindung bringt. Die Erinnerungen wirken sofort im Magen-Darm-Trakt. Dieses Phänomen belastet vor allem Krebspatienten, die nach Chemotherapie und Bestrahlung unter Übelkeit leiden. Die Krebsmedikamente verursachen die Übelkeit nicht im Magen, sondern im Gehirn und im Darm. Sie schädigen im Darm Nervenzellen, die den Botenstoff Serotonin ausschütten. Das stimuliert wiederum den Vagusnerv, der die Information dann direkt in das Brechzentrum des Gehirns leitet. Auch die Erinnerung an eine frühere Übelkeit ruft dann wiederum Übelkeit hervor. Die Macht der Gedanken ist dabei so stark, dass oftmals selbst wirksame Medikamente dieses so genannte antizipatorische Erbrechen bei Krebspatienten nicht verhindern können. Selbst ehemals bevorzugte Speisen können während einer Chemotherapie zu Übelkeit und Erbrechen führen. Auch nach der Genesung des Patienten werden diese abgelehnt, weil mit ihnen die schlechten Gefühle der Krankheit in Verbindung gebracht werden.

Spiegel der Seele

Da die persönliche Erfahrung viele Forscher lehrte, dass Gedanken die Vorgänge im Darm beeinflussen können, war der Schritt, sie auch für alle Störungen dort verantwortlich zu machen, nicht weit.

Lange hielt man psychosomatische Störungen im Darm für das Grundübel vieler Krankheiten. Bei den chronischen Darmentzündungen wie Morbus Crohn oder Colitis ulcerosa glaubte man, dass negative Gefühle oder bestimmte Persönlichkeitsstrukturen die Entzündungen auslösten. Ebenso hielt man Magengeschwüre lange Zeit nur für die Auswirkung

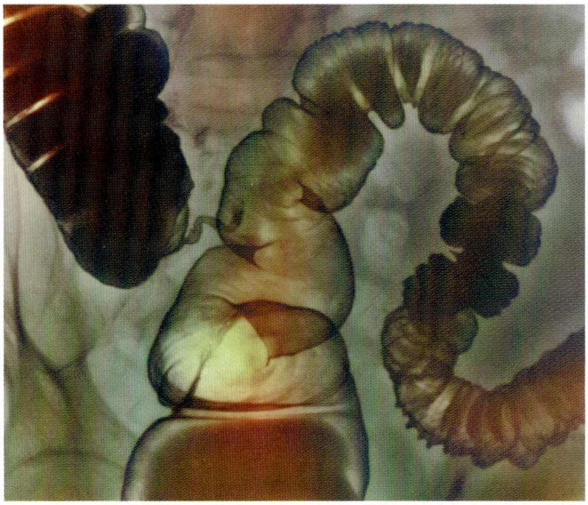

Sensible Signale aus der Leibeshöhle: Zwischen 10 und 20 Prozent der Bevölkerung leiden unter dem Reizdarmsyndrom (hier eine Kontrastmittelaufnahme von einem krampfartig zusammengezogenen Teil des Dickdarms mit Divertikeln.) Charakteristisch sind Bauchschmerzen, ein geblähter Unterbauch, Durchfälle, Verstopfung, Schleimauflagen auf dem Kot und Beschwerden beim Stuhlgang, ohne dass der Arzt eine Krankheitsursache wie eine Entzündung oder einen Tumor entdecken kann.

von Stress und Überforderung. Heute ist klar, dass diesen Symptomen trotz psychischer Auffälligkeiten oft handfeste körperliche Ursachen zugrunde liegen: So ist es meist das Bakterium Helicobacter pylori, das Magenschleimhautentzündungen sowie Geschwüre verursacht. Die chronischen Darmentzündungen werden auch auf eine Störung des Immunsystems im Darm und eine fehlerhafte Regulation des enterischen Nervensystems zurückgeführt.

»Der hässliche Darm ist klüger als das Herz und stärker zu Gefühlen fähig.«

Michael Gershon, Neurogastroenterologe

Innen und außen

Weniger die Psyche verursacht die Krankheit, sondern Bakterien, irritierte Immunzellen oder wie bei vielen Darmkrebserkrankungen eine genetische Veranlagung. Dennoch spielt das Gehirn eine große Rolle, nur anders als die Medizin dies lange glaubte. Tatsächlich können Emotionen und Stress den Ausbruch von Krankheiten beeinflussen. Warum manche Leiden ausgerechnet zu einem bestimmten Zeitpunkt auftreten, wird zwar von unserem psychischen Wohlbefinden und unserer psychischen Verfassung beeinflusst, aber ein persönliches Unglück führt ohne die entsprechenden Genfaktoren nicht automatisch zu einem Morbus Crohn. Doch sehr wohl kann die starke emotionale Belastung ein Faktor sein, der die Veranlagung wachruft, die Krankheit aktiviert und verschlimmert. Das gilt vermutlich auch für den Reizdarm.

Der gereizte Darm

Jeder zehnte Deutsche leidet im Laufe seines Lebens mindestens eine Zeit lang unter einem Reizdarm. Die Betroffenen trauen sich oft nicht mehr

Therapien gegen den gereizten Darm!

Bei chronischen Bauchschmerzen ist zunächst wichtig, andere Krankheiten auszuschließen, die ähnliche Symptome wie ein Reizdarm verursachen. Steht die Diagnose aber fest, entwickelt der Arzt eine individuelle Therapie: Je nachdem, ob Durchfall oder eher Verstopfung auftritt, kann eine Ernährungsumstellung sinnvoll sein: Man kann zum Beispiel den Zuckerkonsum reduzieren oder eine fettarme Kost zu sich nehmen. Einige Medikamente beschleunigen die Muskelbewegung und sorgen für eine raschere Passage des Nahrungsbreis. Bildet sich zu viel Gas im Dickdarm, lindern Entschäumer die Beschwerden. Bei Krämpfen sind Medikamente sinnvoll, die die glatte Muskulatur entspannen. Doch alle Therapieansätze doktern nur an den Symptomen herum – und oft auch nur begrenzt erfolgreich. Neuartige Medikamente greifen dagegen in den Serotoninstoffwechsel des Darms ein und versuchen, das Übel an der Wurzel zu packen. Die ersten Studien sind Erfolg versprechend.
Viele Patienten nutzen Entspannungstechniken wie zum Beispiel Atemübungen, Meditation, Stressmanagement, Schmerzbewältigung, Angstreduzierung. Manchen Menschen helfen schon detailliertere Informationen über ihr Krankheitsbild, um sich von der Macht, die der Darm über ihr Leben gewonnen hat, zu befreien.
Einen Reizdarm-Test finden Sie im Internet: www.buschkampdv.de/pgwbi/

ins Konzert oder in den Urlaub, weil ihr Darm ein äußerst nervöses Eigenleben führt und so der Alltag desjenigen, der am Reizdarm-Syndrom leidet, vollständig vom Darm beeinflusst wird. Bis zu 30-mal am Tag suchen Personen mit Reizdarm eine Toilette auf und krümmen sich ohne erkennbaren Anlass vor Schmerzen. Das Syndrom des Reizdarms gehört in den westlichen Ländern zu den häufigsten funktionellen Erkrankungen überhaupt. »Funktionell« heißt in diesem Zusammenhang, dass organisch keine Schäden auszumachen sind und die Ursache der Beschwerden nach wie vor unklar ist.

Kein Glück mit Serotonin

Neue Studien stärken immer mehr den Verdacht, dass das enterische Nervensystem und vor allem der Botenstoff Serotonin entscheidend beteiligt sind. Bei einigen Patienten findet sich nach einer Mahlzeit 4-mal so viel Serotonin im Blut wie bei Gesunden. Serotonin lässt die Darmmuskulatur überreagieren und beeinflusst die Schmerzwahrnehmung. Selbst normale Darmbewegungen werden daher als schmerzhaft empfunden.

Die Störung kann innerhalb des enterischen Nervensystems liegen aber auch in einer gestörten Kommunikation zwischen Bauch und Kopf. Dies eröffnet neue therapeutische Möglichkeiten für die bislang oft nur unzureichend behandelten Patienten. Zwei neue Medikamente, die die Wirkung von Serotonin an den Bindungsstellen im Darm verändern, zeigen in ersten Studien positive Effekte.

Der Tübinger Neurogastroenterologe Paul Enck konnte nachweisen, dass bei vielen Reizdarmpatienten nie eine genaue Diagnose gestellt wurde. Viele Patienten scheuen sich auch, ihre Probleme einem Arzt anzuvertrauen, weil sie befürchten, dass ihre Symptome als »psychisch« abgetan werden. Doch ihr Leidensdruck ist aufgrund ihres andauernden Leidens unter dem Reizdarmsyndrom hoch und die Lebensqualität stark eingeschränkt.

Mind-Body-Medizin

Hier setzt die Mind-Body-Medizin therapeutisch an. Nicht nur die körperlichen Symptome sollen mit Medikamenten behandelt werden, sondern der Betroffene muss darüber hinaus auch lernen, die Signale des Bauches zu verstehen und sie zu beeinflussen. Entspannungstherapien und Meditation reduzieren Stress und bauen Ängste ab. Eine Bewegungstherapie und die Naturheilmedizin helfen dem Körper bei der Neuorientierung. Eine gedankliche Umstruktierung kann die Schmerzwahrnehmung und Schmerzverarbeitung verändern. Für Patienten mit chronischen Schmerzen wie Migräne oder Reizdarm kommt diese Therapie ebenso in Frage wie für Patienten mit chronisch entzündlichen Darmerkrankungen. Forscher vermuten, dass bei Colitis ulcerosa und Morbus Crohn die so genannte Gehirn-Darm-Gehirn-Achse durch die Entzündungsprozesse und die durch Stress verursachten Veränderungen in der Regulation dieser Achse aus der Balance geraten ist. Das Immunsystem des Darms, das enterische Nervensystem, die Hormone und unser Gehirn spielen beim Krankheitsgeschehen ebenso eine Rolle wie beim Gesundwerden. Obwohl die Forschung in diesem komplexen Bereich des Zusammenspiels zwischen den Bestandteilen der Systeme noch große Lücken aufweist, beginnen einige Kliniken in den USA und auch in Deutschland, die neue Sichtweise in die Therapie mit einzubeziehen. Der Patient bekommt hier Anleitungen zur Selbsthilfe.

Die Mind-Body-Therapie umfasst den ganzen Menschen mit seinen körperlichen Leiden und seiner psychischen Verfassung, die untrennbar miteinander verwoben sind und sich gegenseitig beeinflussen. »Wie schwer ist's doch, zum Bauch zu sprechen, der keine Ohren hat!« soll Cato der Ältere gesagt haben. Aber der Feldherrnspruch des Römers gilt nicht mehr. Wer auf seinen Bauch hört, kann auch zu seinem Bauch sprechen.

Mitte des 19. Jahrhunderts entdeckte der deutsche Nervenarzt Leopold Auerbach unter dem Lichtmikroskop Nervenzellen zwischen zwei Muskellagen des Darms. Deshalb wird eines der Nervengeflechte noch heute Auerbach-Plexus genannt. Ein weiteres Geflecht nahe der Darmschleimhaut entdeckte der deutsche Histologe Georg Meißner.

Viele Jahrzehnte nach Auerbach stellten die englischen Ärzte William Bayliss und Ernest Starling erstmals das »Gesetz des Darms« auf. Die beiden Wissenschaftler arbeiteten unter einfachsten Laborbedingungen; dennoch leisteten sie um die Jahrhundertwende Bemerkenswertes: Ihr »Gesetz des Darms« beschreibt die Tatsache, dass der Darm unabhängig von Nervenimpulsen des Gehirns den Darminhalt Richtung Ausgang befördert. Bayliss und Starling vermuteten bald, dass innere Nerven für dieses Phänomen verantwortlich sein mussten, zumal sie die Arbeiten von Auerbach und Meißner kannten.

Bereits 1907 hatte der amerikanische Arzt Byron Robinson auf 700 Seiten und in 200 anatomischen Zeichnungen die Ansammlungen von Nerven im Bauchraum nach seinen Vorstellungen beschrieben. Weitere Beweise für ein eigenes Nervensystem im Bauch lieferte 1917 der Pharmakologe Paul Trendelenburg. Er bestätigte die eigenständigen Wellenbewegungen des Darms in vielen Experimenten und führte den Begriff »peristaltischer Reflex« ein.

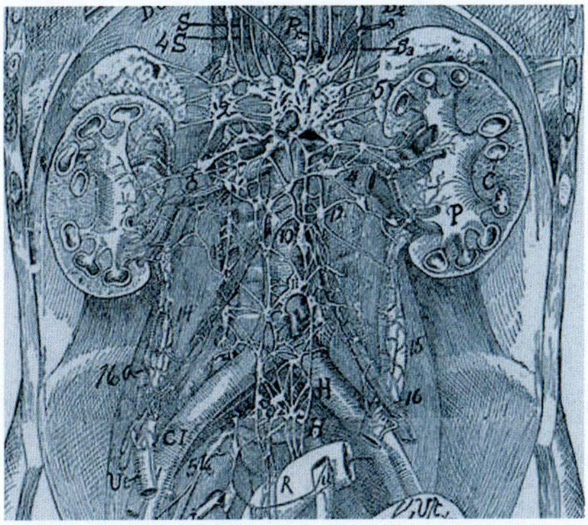

In detaillierten Zeichnungen zeigte Byron Robinson 1907 die zahlreichen Nervenfasern im Bauchraum.

Die Wurzeln der Neurogastroenterologie

Erstmals beschrieb der englische Arzt und Physiologe Johannis Langley 1921 in seinem Standard-Lehrbuch das enterische Nervensystem als neue dritte Kategorie von Nervenzellen. Sie sollten unabhängig vom zentralen Nervensystem und dem peripheren Nervensystem agieren. Das enterische Nervensystem war für ihn nicht »Sklave des Gehirns«, sondern eine ebenbürtige und unabhängige Kraft. Doch die große Bedeutung des »zweiten Gehirns« im Bauch blieb den Wissenschaftlern jahrzehntelang verborgen. 1951 führte ein Arzt erstmals klassische Untersuchungen bei Reizdarmpatienten durch: Er testete die Wirkungen negativer Emotionen auf die Funktion des Dickdarms. Er zeichnete die Eigenbewegungen des Verdauungstrakts und befragte die Testpersonen nach deren Lebensproblemen. Er konnte dabei meist eine verringerte Aktivität des Dickdarms feststellen.

1981 konnte der amerikanische Neurowissenschaftler Michael Gershon endlich seine Kollegen davon überzeugen, dass das Darmnervensystem große Mengen des Botenstoffs Serotonin freisetzt, obwohl bis dahin gängige Lehrmeinung war, dass das so genannte Glückshormon allein im Gehirn sowohl die Nervenzellen als auch die emotionale Verfassung beeinflusst.

Damit begann der Aufschwung eines neuen Forschungszweigs: der Neurogastroenterologie – der Lehre von den Wechselwirkungen zwischen Darmtätigkeit und Nervenzellen. Derzeit arbeiten mehr als 300 Forscher weltweit daran, die Geheimnisse des Bauchhirns weiter zu entschlüsseln.

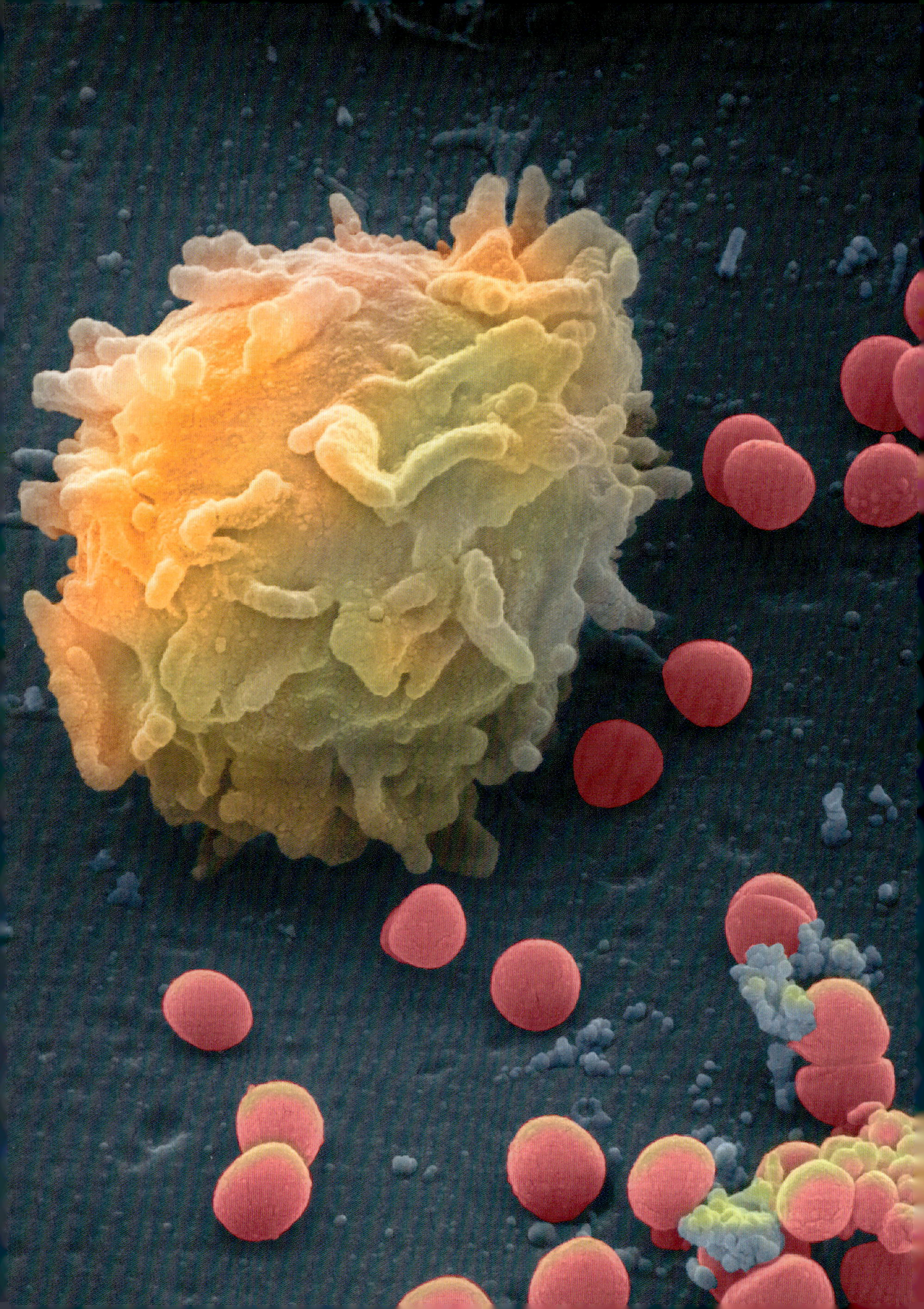

Immunschutz aus dem Darm

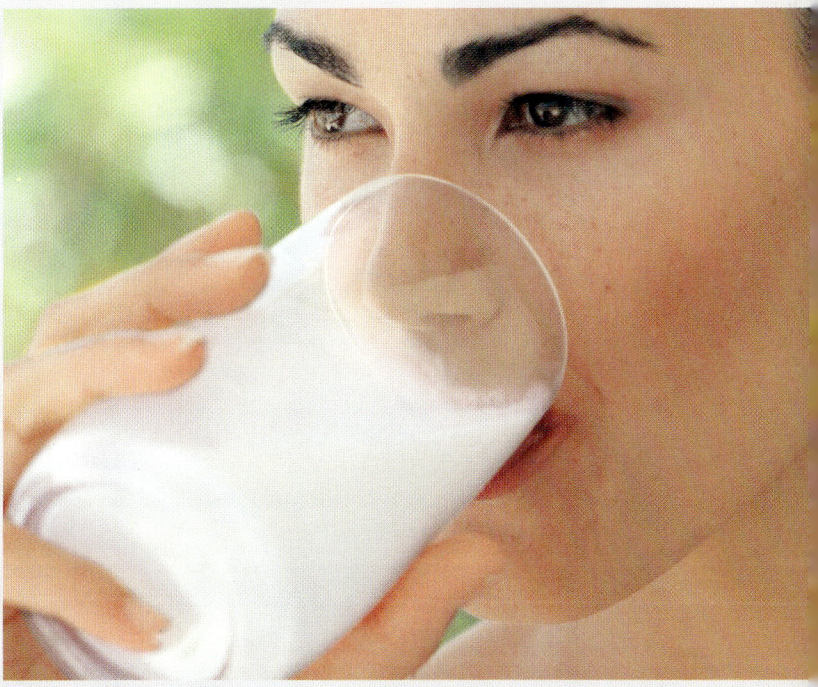

Das Leben ist ständige Eroberung und Verteidigung: Mit jedem Bissen, den wir essen, mit jedem Glas Kefir, das wir trinken, gelangen unzählige Bakterien in unseren Magen-Darm-Trakt. Deshalb hält das Immunsystem eine intelligente **Armee** mit flexiblen Truppen bereit, um diese Bakterien abzuwehren. Geschult werden die Abwehrtruppen im Darm: Dort, wo **70 Prozent** der Immunzellen ihren Sitz haben, ist die größte Kontaktfläche des Menschen mit der Außenwelt. Der Darm entscheidet, was **Gift** ist und was Nahrung. Wenn der Darm in der Kindheit überfordert wird, können Allergien und Krankheiten entstehen.

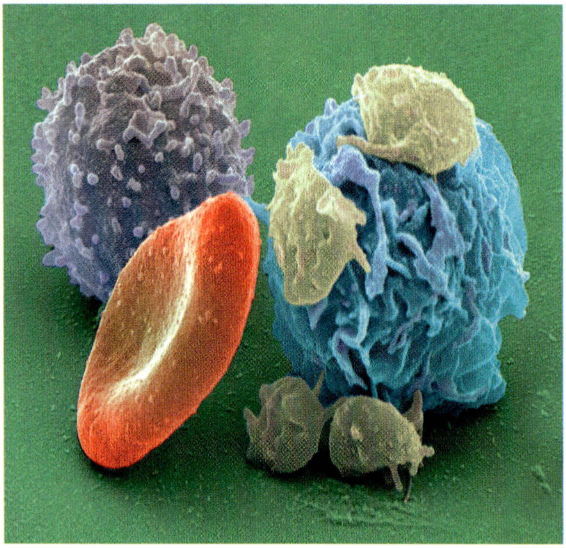

***Familienfoto:** Die Immunzellen stammen alle von einer gemeinsamen Mutterzelle (Stammzelle) aus dem Knochenmark ab. Aus ihr entwickeln sich neben den Blutkörperchen (in der Elektronenmikroskop-Aufnahme rot) und den Thrombozyten zur Blutgerinnung (gelb) auch die Immunzellen (blau und violett). Deren Hauptaufgabe ist die Abwehr: Sie spüren Eindringlinge auf und vernichten diese. Sie koordinieren außerdem den Abwehrprozess, indem sie über Botenstoffe miteinander kommunizieren. 70 Prozent der Immunzellen sind im Darm angesiedelt.*

Und es erwischt Sie doch: Obwohl Sie im Urlaub im Süden keinen Salat gegessen haben, dubiose Schnellküchen vermieden und nach Getränken ohne Eis verlangt haben, fesselt Sie eine fiebrige Darmgrippe, vielleicht ausgelöst von ein paar hundert Bakterien, ans Bett. Das winzige Heer, das sich im Körper blitzschnell vermehrt, reicht aus, Sie für 2 bis 3 Tage schachmatt zu setzen.

Wie kommt es, dass die Bewohner des Landes, dessen Speisen Ihnen Bauchgrimmen und Übelkeit verursachen, meist nicht selbst krank werden? Jeder Mensch ist an die Mikroorganismen seines Lebensraumes weitgehend angepasst. Nur fremde Eindringlinge werden vom Immunsystem als solche identifiziert und bekämpft. Die »erkennungsdienstliche Erfassung« ist eine der Aufgaben des Darms. Der Körper verfügt über mehrere Barrieren gegen Krankheitserreger: Enzyme in Speichel und Tränenflüssigkeit wehren ständig Bakterien ab, in der Luftröhre umschließen Schleime eingedrungene Erreger, und die Magensäure tötet ebenfalls viele Keime ab. Auf die scharfe Salzsäure des Magens folgt das alkalische Milieu des Dünndarms. Dieses chemische Wechselbad macht fremden Mikroorganismen im Verdauungstrakt das Überleben schwer. Und wenn diese es doch schaffen, bis zum Dickdarm vorzudringen, müssen sie sich dort gegen die körpereigene Darmflora mit vielen hilfreichen Darmbakterien durchsetzen, die die Eindringlinge bekämpfen und sie verdrängen. Eine gesunde Besiedlung mit Darmbakterien, die in uns leben und die wir brauchen, ist ein guter Schutz für die Schleimhaut und verhindert die Vermehrung von Erregern.

Leistungsstarke Schutztruppe

Die Hauptarbeit bei der Abwehr von Krankheitserregern und auch Krebszellen muss jedoch das Immunsystem leisten: 1 Billiarde weiße Blutkörperchen und rund 100 Trillionen Antikörper patroullieren als Schutztruppe ständig im Blut und in der Lymphflüssigkeit durch den Körper, um alles, was fremd ist, zu vernichten. »Lymphe« ist ein Wort aus dem Griechischen und heißt »klarer, reiner Strom«. In einem System feinster Gefäße sammelt die Lymphe Abfallprodukte des Stoffwechsels. Fremd sind aber zum Beispiel nicht nur Salmonellen aus verdorbenen Eiern oder Darmgrippeviren, sondern auch Krebszellen, die bei jedem von uns täglich im Körper entstehen, aber meist von den Immunzellen sofort erkannt und zerstört werden, weil sie entartet sind und nun »fremd« erscheinen. Außerdem müssen die Immunzellen zwischen Nahrung und Krankheitserregern unterscheiden. Dies ist nicht so einfach, wie es klingen mag. Bestandteile des Essens enthalten ebenso fremdes Eiweiß wie Bakterien. Diese feine Unterscheidung zwischen Gut und Böse ist Ursache vieler Beschwerden: Der Darm kann fälschlicherweise mit chronischen Entzündungen reagieren oder mit einer Allergie. Das Immunsystem spielt bei all diesen Aufgaben, die es zu bewältigen gilt, und ebenso bei den Problemen, die auftreten können, eine zentrale Rolle.

Das körpereigene Abwehrsystem

Insgesamt wiegt das Immunsystem eines Menschen zwischen 1 und 2 Kilogramm. Es besteht aus Organen wie der Thymusdrüse, die zwischen Herz und Brustbein liegt, und der Milz im linken Oberbauch. Zum Immunsystem gehören verschiedene Gewebe: das Knochenmark, die bohnenförmigen Lymphknoten am Hals, in der Achsel und in der Leiste, die Mandeln, der Wurmfortsatz am Blinddarm und das so genannte lymphatische Gewebe des Darms.
Lange war den Wissenschaftlern die überragende Bedeutung des Darm-Immunsystems nicht klar. Heute weiß man, dass 70 Prozent aller Immunzellen ihren Sitz im Darm haben. Der Darm ist der wichtigste Teil der Immunabwehr, denn er ist die größte Kontaktzone des Körpers mit der Außenwelt. Sie ist nicht nur viel größer als die Nasenschleimhäute oder Bronchien, die Angriffsfläche für Schnupfenviren oder Pollenallergene bieten. Sie ist auch

Hilfe bei einer Darminfektion !

Infektionen mit Durchfall haben verschiedene Ursachen. Wenn Krankheitserreger über die Nahrung in den Darm gelangen und das Immunsystem ihre Ausbreitung nicht rechtzeitig stoppen kann, leiden wir unter Bauchkrämpfen und Durchfall. Kolibakterien sind zum Beispiel eher harmlos. Nach 1 bis 2 Tagen Durchfall und Krämpfen ist der Infekt ausgestanden. Staphylokokken führen dagegen zu lang anhaltenden heftigen Bauchkrämpfen. Typhus und Paratyphus sind Krankheiten mit besonders schweren Symptomen, die bis zu 3 Wochen anhalten. Salmonellen können noch Wochen nach der Erkrankung ausgeschieden werden und andere anstecken. Vor allem in tropischen Ländern gibt es Cholera und Amöben. Virusinfekte sind immer mit Fieber und Kreislaufschwäche verbunden. Bei schwereren oder länger andauernden Symptomen sollten Sie unbedingt einen Arzt aufsuchen! Erste Selbsthilfe: Nichts essen, viel trinken – bei heftigen Durchfällen gehen Wasser und Mineralstoffe verloren. Mit Zucker gesüßter Tee und 2-mal täglich 1 Messerspitze Kochsalz ersetzen die notwendigen Mineralien. Am zweiten und dritten Tag können Sie geriebene Äpfel und Zwieback essen. Als Flüssigkeit bei Durchfall: 2,5 g Speisesoda, 1,5 g Kaliumchlorid, 3,5 g Kochsalz und 20 g Traubenzucker (alles auch fertig aus der Apotheke) in 1 l Wasser auflösen. Über den Tag verteilt 3 bis 4 Liter davon trinken.

rund 200-mal umfangreicher als die Oberfläche unseres Körpers. Diese massieren und ölen wir täglich, um sie widerstandsfähig gegen Angriffe von außen zu machen. Aber an die Pflege unserer inneren Haut, des Darms, verschwenden wir nur selten mehr als einen oberflächlichen Gedanken.

Netzwerk der Lymphgefäße

Wenn die Arterien das Blut durch feinste Gefäße in die entlegensten Körperteile transportiert haben, wird am Ende das Blutplasma in die Zellzwischenräume – winzige Spalten zwischen den Zellen – gepresst. Darin befinden sich viele weiße Blutkörperchen. Diese Immunzellen wandern ins Gewebe, während die roten Blutkörperchen innerhalb der Gefäße verbleiben. Die mehr als 15 Liter Zwischenzellflüssigkeit, die so pro Tag anfallen, sehen deshalb wässrig weiß aus und nicht rot wie das Blut. Das meiste der wässrigen Flüssigkeit gelangt über kleine Venen zurück ins Blut, aber etwa 2 Liter kommen über winzige Lymphkapillaren in ein Netzwerk von Lymphgefäßen, das den Körper wie ein Haarnetz durchzieht. Diese Lymphflüssigkeit fließt dabei auch durch die Lymphknoten, die wie kleine Filterstationen arbeiten und reinigend wirken. Hier warten viele Immunzellen wie in einem Wartehäuschen.

Die Lymphe aus dem Bauchraum und den Beinen werden im Brustmilchgang unter dem Brustbein gesammelt und hinter dem linken Schlüsselbein in den Blutkreislauf eingeleitet, um erneut die Reise durch den Körper anzutreten.

Quelle der Abwehr

Die Mutterzellen aller Blutzellen sitzen im Knochenmark. Diese Stammzellen sind Alleskönner und produzieren je nach Bedarf rote Blutkörperchen (Erythrozyten) für den Sauerstofftransport oder Blutplättchen (Thrombozyten) für die Blutgerinnung und verschiedene weiße Blutzellen (Leukozyten), deren Hauptaufgabe die Immunabwehr ist. Rund ein Dutzend unterschiedlicher Zelltypen, die alle miteinander verwandt sind, haben sich auf jeweils andere Funktionen bei der Immunabwehr spezialisiert. Die Immunzellen reifen zunächst im Knochenmark und zum Teil später in der Thymusdrüse heran und bilden verschiedene Funktionen aus. Von der Thymusdrüse aus werden sie in das Blut oder in die Lymphflüssigkeit abgegeben und weiter verschickt.

Clevere Immunzellen

In komplizierten Entwicklungsschritten und Reifungsprozessen entsteht aus den Stammzellen eine Armada von cleveren Immunzellen. Dieses Team besteht aus Fresszellen, Lymphozyten, Killerzellen, Mastzellen und vielen anderen Zelltypen. Einige Immunzellen sind zum Beispiel allein darauf spezialisiert, Bruchstücke von Bakterien zu verschlingen, um dann Lymphozyten anzulocken. Es gibt aber auch Gedächtniszellen, die speichern, welche Erreger bereits zuvor einmal den Körper befallen haben. Nach Abklingen einer Infektion bleiben immer einige dieser so genannten Gedächtniszellen zurück: Sie können bei einer neuerlichen Infektion die Abwehrreaktion beschleunigen. Hinzu kommt eine Vielzahl wichtiger Botenstoffe, Wirksubstanzen und Hormone, die die Zusammenarbeit dieser Immunzellen untereinander entscheidend steuern. Allein diese hochkomplexe und intelligente Teamarbeit lässt uns überleben und dem Angriff der Erreger – meist – erfolgreich standhalten.

Fresszellen (Makrophagen) sind große Zellen, die ihrem Namen alle Ehre machen. Sie sind eine Art Müllabfuhr des Immunsystems, indem sie Bakterien umschließen und verdauen. Sie können täglich das 10fache ihres eigenen Volumens aufnehmen. T-Lymphozyten reifen im Thymus (daher die Abkürzung T) und zerstören von Viren befallene Zellen. T-Lymphozyten regulieren die Immunantworten. B-Lymphozyten reifen im Knochenmark (deshalb die Abkürzung B für das englische Wort »bone marrow« = Knochenmark) und produzieren später als Plasmazellen massenweise Antikörper – in der fast unvorstellbaren Menge von 2000 pro Sekunde. Diese kleinen Moleküle heften sich dann an Bakterien und machen diese für Fresszellen erkennbar. Natürliche Killerzellen greifen Tumorzellen an und zerstören Zellen, die von Viren infiziert wurden.

Granulozyten fressen Eindringlinge oder körpereigene abgestorbene Zellen in den Schleimhäuten. Danach sterben sie ab. Ihre Reste kennen wir als Eiter. Andere spezifische Granulozyten vermehren sich vor allem bei Allergien, Autoimmunerkrankungen – also Abwehrreaktionen gegen körpereigenes Gewebe – oder auch bei Wurminfektionen. Zu den Granulozyten gehören auch die Mastzellen, die sich in den Schleimhäuten und in den Gängen der Gewebsflüssigkeit ansiedeln. Die Stoffe, die sie freisetzen, rufen schockartige allergische Reaktionen hervor.

Die Darm-Lymphe

Der Darm spielt innerhalb des gesamten Immunsystems eine besondere Rolle, denn er ist dicht an das Lymphsystem angeschlossen. Die etwa 4 Millionen Zotten im Dünndarm haben – würde man sie auffalten – eine riesige Oberfläche, die an die 200 Quadratmeter groß ist. Das entspricht der Größe eines Tennisplatzes. Darunter liegt ein engmaschiges Netz von Blutgefäßen, das die Darmzotten versorgt und aufgenommene Nährstoffe weiterleitet. Im Zentrum jeder Zotte befindet sich ein Lymphgefäß, das die Darmlymphe transportiert. Das zeigt, wie gut der Darm mit Lymphflüssigkeit versorgt ist.

Zusätzlich beherbergt die Schleimhaut im Dünndarm aber noch unzählige winzige Lymphknoten, die so genannten Peyer-Plaques. Der deutsche Anatom Johannes Konrad Peyer (1653–1712) entdeckte diese Ansammlungen von Immunzellen, weshalb sie seinen Namen tragen.

Eigentlich meint man genau diese kleinen Lymphknoten direkt unterhalb der Dünndarmzotten, wenn man vom lymphatischen Gewebe des Darms spricht. Die Peyer-Plaques enthalten vor allem viele B-Lymphozyten.

Während des Verdauungsvorgangs sind die Zotten in ständiger Bewegung: Sie tauchen in den Speisebrei ein, der an ihnen vorüberzieht, und saugen Moleküle auf, die dann über die Blutkapillaren oder das zentrale Lymphgefäß abtransportiert werden.

Das Immunsystem im Darm *besteht aus mehreren Bestandteilen: Die Peyer-Plaques (manchmal auch als »Peyer'sche Plaques« oder »Peyer'sche Haufen« bezeichnet) sind kleine Lymphknoten mit Ansammlungen spezieller Immunzellen. Makrophagen und T- und B-Lymphozyten bekämpfen Krankheitserreger in der Schleimhaut meist mit chemischen Abwehrstoffen (Zytokine) gegen fremde Antigene beispielsweise von Bakterien. Plasmazellen produzieren Antikörper.*

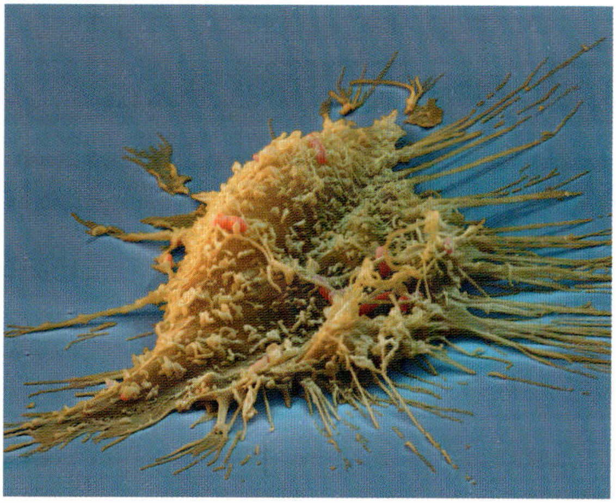

Alarm im Darm

Wie erkennt das Immunsystem einen Krankheitserreger? Bakterien oder Viren tragen auf ihrer Hülle Eiweißmoleküle (Antigene), eine Art Personalausweis, in dem bis zu 1000 verschiedene Merkmale gespeichert sind. Dringt ein Bakterium mit seinen Antigenen in den Körper ein, wird es im Blut auf zirkulierende Antikörper treffen. Ein einziger Milliliter Blut enthält über 1 Billion dieser winzigen Eiweißmoleküle. Deshalb ist die Chance groß, dass ein Antigen als eine Art Personalausweis auf einen Antikörper mit genau passendem Fahndungssteckbrief trifft. Teile der Antikörper-Oberfläche passen dann wie ein Schlüssel in das molekulare Schloss des Antigens: Dadurch werden die beiden aneinandergeheftet, als Antigen-Antikörper-Komplex.

Hat es sozusagen »klick« gemacht, sendet der neu entstandene Komplex chemische Signale aus und ruft verschiedenste, im Blut und in der Zellflüssigkeit zirkulierende Abwehrstoffe herbei. Diese greifen nicht nur die Hülle des Erregers an und beschleunigen damit seine Zerstörung, sondern alarmieren gleichzeitig auch noch weitere Antikörper. Fresszellen erhalten auf diese Weise – vereinfacht gesprochen – etwa folgendes Signal: »Komm her und hilf mir! Ich habe einen Eindringling erkannt und festgehalten. Du kannst ihn jetzt vernichten!«

Spezielle Zellen in der obersten Schicht der Schleimhaut können fremde Antigene identifizieren. Die Information geben sie an die Peyer-Plaques weiter. Dort stehen B-Lymphozyten bereit, um die Immunantwort voranzutreiben. In der Darmschleimhaut warten viele Plasmazellen, die nach entsprechender Stimulation unter anderem den Antikörper IgA (Immunglobulin A) produzieren, der Abwehrvorgänge in der Darmschleimhaut unterstützt, oder IgM (Immunglobulin M), das bisher unbekannte Erreger abwehren soll. Reicht das nicht aus und gelingt es zu vielen Bakterien, in die Blutbahn einzudringen, wird eine zweite Abwehrfront aktiv: Dann werden Fresszellen und Granulozyten, Killerzellen und T-Lymphozyten herbeigerufen. Durch die beteiligten Botenstoffe kann es dabei zu lokalen, manchmal auch zu chronischen Entzündungen der Darmschleimhaut kommen. Ein guter zusätzlicher Abwehrmechanismus gegen Krankheitserreger ist der Durchfall. Diese zwar unangenehme Begleiterscheinung einer Infektion im Darm ist äußerst sinnvoll, weil die sich schnell vermehrenden Erreger so möglichst rasch aus dem Körper herausgeschleust werden. Immunbotenstoffe und Nervenzellen im Darm veranlassen, dass dem flüssigen Darminhalt nicht – was normalerweise der Fall ist – in einem langwierigen Prozess das Wasser entzogen wird, sondern behindern die Rückführung des Wassers aus dem Darm. Die Folge ist Durchfall.

Bakterien, Viren, Parasiten

Um aber mit den hunderttausenden von Bakterien fertig zu werden, die bei einer durchschnittlichen Infektion im Körper kursieren, bedarf es neben den vielen unspezifischen Abwehragenten auch noch

***Die körpereigene Mikroflora** hat ihren Sitz im Dickdarm. Dort leben Billionen von Bakterien in friedlicher Koexistenz und helfen bei der Verdauung. Sie sind gleichzeitig aber auch Teil des Immunsystems und haben die Aufgabe, körperfremde Bakterien abzuwehren. Versagen sie, können sich fremde Mikroorganismen vermehren und zu schweren Krankheiten führen.*

GUTE UND BÖSE DARMBAKTERIEN

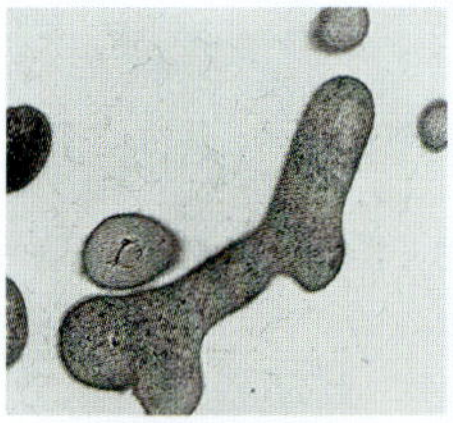

Bifidobakterien gehören zu den guten Darmbakterien. Sie sind die ersten Siedler im Darm des Säuglings. Sie werden schon während des Geburtsvorgangs in der Vagina oder später auch beim Stillen übertragen. Durch ihre Säureproduktion unterdrücken sie das Wachstum von Fäulnisbakterien und sind so besonders wichtig für eine geregelte Verdauung. Bei Erwachsenen wird ein Teil der Bifidobakterien durch andere Mikroorganismen verdrängt.

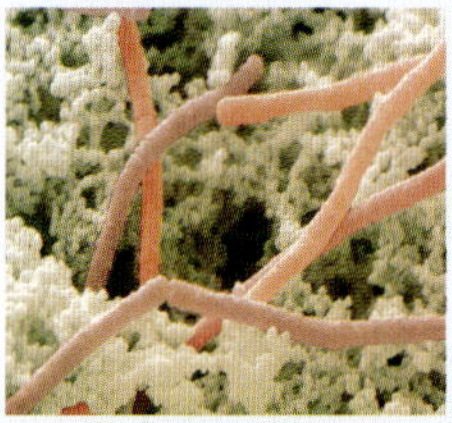

Laktobazillen sind den Bifidobakterien eng verwandte Einzeller, die widerstandsfähig gegen Magensäure und Gallensalze sind und deshalb von außen in den Darm eindringen können. Sie produzieren Milchsäure und spezielle Bakteriengifte, mit denen sie krank machende Keime abwehren. Sie finden sich vor allem im Darm von Kindern, die gestillt wurden. Sie werden auch zur Haltbarmachung von Lebensmitteln verwendet, zum Beispiel bei der Joghurt- und Wurstherstellung.

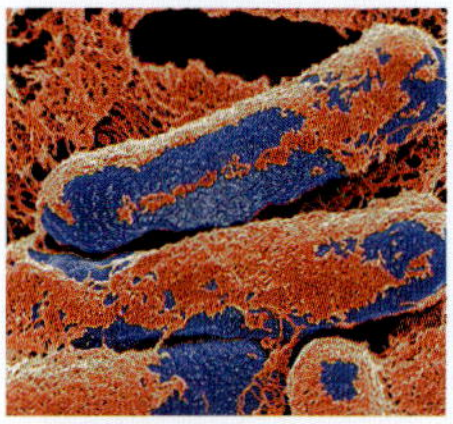

Clostridien sind anaerobe Bakterien, die sich mittels Sporen vermehren, die gegen Hitze und Trockenheit unempfindlich sind. Einige Arten werden als Auslöser chronischer Entzündungen im Darm vermutet. Eine sehr gefährliche, aber zum Glück sehr seltene Form der Lebensmittelvergiftung wird durch Clostridium botulinum ausgelöst. Seine Stoffwechselprodukte führen zu schweren Nervenschäden und sind tödlich, wenn sie nicht sofort behandelt werden.

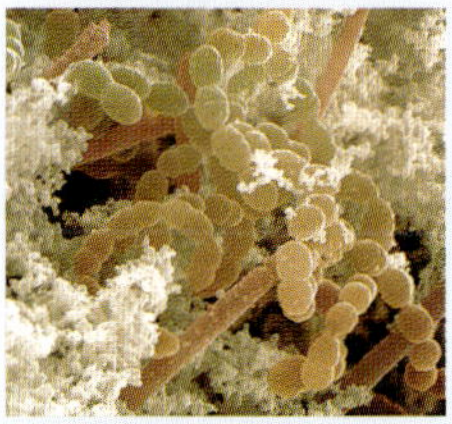

Streptokokken können viele Krankheiten (von Karies bis zur Lungenentzündung) auslösen. Einige Arten sind auch nützlich für die Verdauung, wenn sie im Darm nicht überhand nehmen. Manche der kugelförmigen Mikroorganismen mit einer elastischen Hülle produzieren Milchsäure. Der zu den Streptokokken gehörende Enterococcus faecalis gehört zur normalen Darmflora. In den Harnwegen kann er jedoch Infektionen auslösen. Der Streptokokkus thermophilus sorgt dafür, dass der Joghurt fest wird.

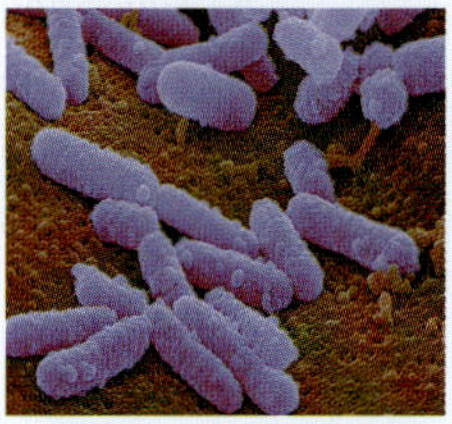

Escherichia coli sind im Darm lebende Stäbchenbakterien, die sich mittels Geißeln bewegen können. Gefährlich ist die enterohämorrhagische Art »EHEC«: Diese Bakterien werden mit Rohmilchprodukten, aber auch mit rohem Fleisch übertragen und verursachen durch die Gifte, die sie absondern, bei kleinen Kindern oder besonders geschwächten Personen Fieber, Darmblutungen und im schlimmsten Fall tödliches Nierenversagen. Durch Erhitzen kann der Erreger abgetötet werden.

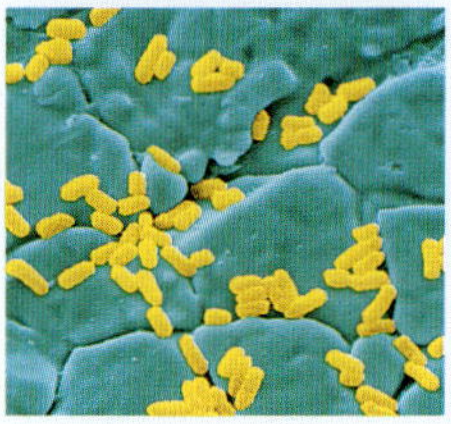

Salmonellen sind Darmbakterien, die sich mit, aber auch ohne Sauerstoff rasch vermehren können. 120 der rund 2000 Arten sind krankheitserregend und können zum Beispiel schwere Durchfallerkrankungen wie Typhus auslösen. Geflügel und Eier sind besonders oft befallen. Wenn sie nicht ausreichend erhitzt werden, vermehrt sich der Erreger rasch. Infizieren sich Menschen mit wenig Magensäure (wie Kleinkinder und Alte) mit Salmonellen, so kann das zu besonders schweren Erkrankungen führen.

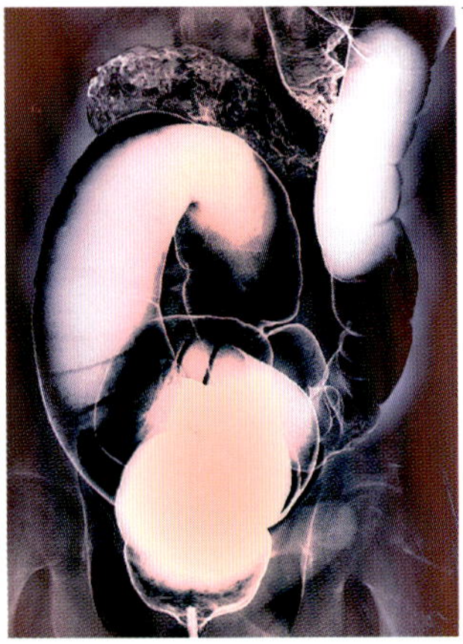

Morbus Crohn: *Eine mysteriöse Entzündung des Dickdarms (links eine Röntgenaufnahme) quält Männer wie Frauen gleichermaßen. Der erste Schub tritt in jungen Jahren auf, meist vor 30. Manchmal bleibt es dabei, oft aber wird die Krankheit chronisch, mit wiederkehrenden Anfällen von Fieber, Bauchschmerzen und Durchfall, die sogar lebensbedrohend sein können. Der gesamte Verdauungstrakt, vom Mund bis zum Darmende, kann von der Entzündung betroffen sein. Vermutlich haben die Kranken eine genetische Veranlagung, aber auch Viren, Mykobakterien und Einflüsse aus der Umwelt und der Ernährung spielen eine Rolle. Wichtig scheinen auch psychische Faktoren zu sein.*

echter Spezialisten, der Lymphozyten. Und hier wird die Sache wirklich kompliziert: Antikörper schwimmen nämlich nicht nur im Blut und der Lymphflüssigkeit herum, sondern sitzen vor allem fest auf der Oberfläche von B-Lymphozyten. Fangen sie mit ihren Antikörpern ein Antigen eines Erregers ein, stimuliert sie dies zu einer phänomenalen Verwandlung: Als Plasmazelle produzieren sie nach wenigen Tagen pausenlos nur noch Antikörper, die genau auf den identifizierten Erreger passen. Die B-Lymphozyten liefern also den Nachschub an passenden Antikörpern. Den Rest der Vernichtung erledigen dann Fresszellen und bestimmte Granulozyten. Diese Art der Immunabwehr ist zwar sehr effektiv, aber langsam. Es dauert immerhin einige Tage, bis die Plasmazellen massenhaft spezifische Antikörper herstellen. Deshalb helfen auch die T-Lymphozyten mit, Eindringlinge zu zerstören.

Bei einer Virusinfektion müssen die Immunzellen eine andere Strategie anwenden. Viren befallen immer körpereigene Zellen, weil sie sich nicht ohne die Hilfe der Zellen vermehren können. Viren funktionieren ihre Wirtszellen zu einer Art Virusbrutstätte um, wobei die Zellen irgendwann zugrunde gehen. Das Immunsystem muss deshalb wohl oder übel eigene Körperzellen vernichten, um die Viren zu attackieren. Dabei helfen die natürlichen Killerzellen. Virale Darmgrippen sind meist langwieriger, bringen Kopf- oder Muskelschmerzen und häufig hohes Fieber mit sich, weil der Zerfall der virusbefallenen Körperzellen den Organismus belastet.

Parasiten sind tierische Lebewesen, die zu schweren Krankheiten führen können. Sie sind darauf angewiesen, in fremden Körpern zu überleben und haben deshalb jede Menge Tricks gelernt, um die Abwehr ihrer Wirte zu überlisten.

Amöben zum Beispiel sind parasitäre Einzeller mit Zellkern, die aus verseuchtem Trinkwasser oder befallenen Nahrungsmitteln stammen können und sich im Dickdarm weiter vermehren. Sie führen zu schweren und lebensbedrohlichen Durchfällen (Amöbenruhr). Gelangen Parasiten in den Darm, bilden Fresszellen und T-Lymphoyzten das zentrale Abwehrteam.

Gut oder böse?

Aber das Immunsystem des Darms hat noch eine weitere große Aufgabe. Es muss schnell zwischen möglichen Erregern und dem körperfremden Eiweiß in der Nahrung unterscheiden. Und dies ist nicht

einfach, denn fremdes Eiweiß steckt genauso in Nahrungsmitteln wie in möglichen Erregern. Wie aber erkennt der Organismus, welche Substanz ihn nährt und welche ihn zu schädigen droht?
Die Antwort ist: Der Körper lernt – und zwar mithilfe des Darms. Das fand der englische Naturwissenschaftler Herbert George Wells (1866–1946) heraus, besser bekannt als Futurist und Schriftsteller. Wells injizierte Versuchstieren ein Lebensmitteleiweiß in die Blutbahn – darauf reagierten sie so empfindlich, dass sie schon bei der zweiten Injektion starben. Wenn das Tier jedoch das Eiweiß zuvor über die Nahrung – also über den Darm – erhalten hatte, vertrug es die anschließenden Spritzen ohne Schaden. Der Darm schafft also erst die Voraussetzungen dafür, dass die fremden von uns gegessenen Substanzen nicht vom Körper abgestoßen werden. Die Peyer-Plaques spielen hier wieder eine zentrale Rolle. Sie schlagen zwar Alarm, wenn sie unbekannte Moleküie entdecken, doch wenn es sich um solche aus der Nahrung handelt, bremsen sie die Immunreaktion gleichzeitig ab, damit der Körper lernen kann, das neue Eiweiß zu tolerieren.

Allergien gegen Nahrungsmittel

Das klappt aber nicht immer. Manchmal wehrt sich der Körper, zum Beispiel gegen Nüsse, Sellerie oder Muscheln. Das fremde Eiweiß bringt ihn dazu, als Antikörper Immunglobuline E (IgE) zu produzieren. Sie koppeln sich an Mastzellen, die daraufhin viele Botenstoffe ausschütten: Histamin, Serotonin und Prostaglandine. Histamin verursacht zum Beispiel bei einem Insektenstich auf der Haut die großen Quaddeln. Meist sorgen diese in Bläschen gespeicherten Substanzen der Mastzellen nur für lokale Entzündungen und Hautausschlag. Wenn sie jedoch in großen Mengen in den Blutkreislauf gelangen, führt das zu dem gefürchteten anaphylaktischen Schock. Da die Immunantwort im Körper gespeichert wird, können irgendwann schon winzigste Mengen des Allergens tödliche Folgen haben. Wer zum Beispiel allergisch auf Nüsse reagiert, leidet innerhalb weniger Minuten unter Atemnot und Kreislaufproblemen, wenn im Essen auch nur kleinste Mengen zerriebener Nüsse enthalten sind.
Es ist unvorstellbar, wie eine nur geringe Menge eines Allergens eine derart massive Reaktion im gesamten Körper hervorrufen kann. Dies belegt die unglaubliche Effektivität des Immunsystems.

Intolerante Esser

Die Nahrungsmittelallergie ist allerdings ein Extremfall. Viele Menschen reagieren auf einzelne Bestandteile der Nahrung nicht allergisch, sondern mit einer Überempfindlichkeit. Die Symptome solch einer

Linderung bei Morbus Crohn !

Morbus Crohn sollte von spezialisierten Ärzten behandelt werden. Bei akuten, schweren Schüben werden synthetische Diäten (Astronautenkost oder Infusionen) eingesetzt. Ansonsten sollten die Patienten möglichst fettarm und vitaminreich essen und mithilfe eines Gastroenterologen nach einer für sie richtigen Diät suchen. Ballaststoffe sind zwar besonders wichtig, werden aber nicht immer vertragen. Speisen werden leichter verdaulich, wenn sie im Mixer püriert werden. Omega-3-Fettsäuren aus Meeresfischen lindern die Entzündungen. Milch und Schweinefleisch sollten gemieden werden. Schwefel (in Trockenfrüchten, aber auch in Kartoffelpüree, Sauerkonserven) kann die Symptome verschlimmern.

Lebensmittelintoleranz sind sehr unterschiedlich: Dazu zählen Gelenkschmerzen, Durchfall, Hyperaktivität, Müdigkeit, Asthma oder Ekzeme. Im Blut ist die Unverträglichkeit meist nicht nachzuweisen, bei Allergikern sind dagegen die IgE-Werte erhöht.
Man nimmt an, dass es bei Betroffenen zu einer kleinen, lokalen Entzündung kommt, auch wenn sie selbst diesen Prozess nicht wahrnehmen. Doch mit der Zeit schwächt die Entzündung die Darmschleimhaut und macht sie schließlich durchlässig. Dieses Phänomen führt zu kleinen undichten Stellen im Darm, wie ein Leck in einer Wasserleitung. Deshalb nennt man die Erkrankung im englischen Sprachgebauch auch »leaky gut«, was soviel heißt wie »undichter Darm«. Auch bei gesunden Menschen gelangen nach jeder Mahlzeit einzelne Moleküle des Lebensmittels ins Blut und kreisen dort, an Antikörper gebunden, bis sie von einer Fresszelle aufgespürt und eliminiert werden. Bei Menschen mit Lebensmittelunverträglichkeiten ist wegen ihrer winzigen Lecks im Darm die Zahl dieser Immunkomplexe höher, außerdem sind sie oft größer. Zudem enthalten sie einen höheren Anteil entzündungsfördernder Immunglobuline. Sie können sich in den Blutgefäßen ablagern und dort zu gefährlichen Entzündungen führen.

Fehlfunktion der Enzyme

Warum nicht alle Menschen auf Nahrungsmittel gleich reagieren, könnte unter anderem an individuellen Enzymstörungen liegen. Enzyme regeln im Darm die Verdauung und sollten eigentlich im Blut dabei helfen, Immunkomplexe aufzulösen. Aber wenn etwa Laktase, also das Enzym, das den milcheigenen Zucker im Darm spaltet, fehlt, kann Milchzucker nicht abgebaut werden, was Durchfall und Blähungen hervorruft. Viele Migränepatienten reagieren empfindlich auf Phenole im Essen, weil diese nicht ordentlich verstoffwechselt werden. Phenole sind besonders in ätherischen Ölen enthalten; man findet sie zum Beispiel in Eukalyptus, Zimt, Muskatnuss, Sternanis oder Pfeffer. Aber auch Weizenkeimlinge und Räucherwaren enthalten Phenole. Bei anderen lösen Käse, Zitrusfrüchte, Rotwein oder Schokolade einen Anfall aus. Diese Lebensmittel enthalten gefäßaktive Stoffe: Werden sie im Körper nicht richtig verarbeitet, ziehen sich die Blutgefäße im Gehirn erst extrem zusammen und weiten sich dann reflexartig wieder.
Vermutlich kommen mehrere Ursachen zusammen, was auch erklären würde, dass keiner der Patienten haargenau dieselben Symptome aufweist.

Modernes Leiden

Lebensmittelintoleranzen sind eine Krankheit der Industriegesellschaften. Zu deren Merkmalen zählt die mangelnde Bereitschaft zu stillen. Wenn Babys nicht gestillt werden, sondern früh Kuhmilch oder Getreide erhalten, haben sie ein weit größeres Risiko, Allergien zu entwickeln. Auch der wachsende Einsatz von Zusatzstoffen in der Fertignahrung könnte eine Rolle spielen. Einige synthetische Lebensmittelfarben, zeigen Labortests, blockieren Enzyme im Darm. Ein weiteres wichtiges Kriterium ist der ausufernde Einsatz von Antibiotika seit den 40er-Jahren des vergangenen Jahrhunderts. Die Bakterienkiller zerstören die natürliche Mikroflora im Darm. Sie baut sich danach zwar wieder auf, oft aber in einer veränderten Zusammensetzung.

Fehler in der Immunabwehr

Das Klebereiweiß (Gluten) aus Getreide (außer Mais und Reis) kann zu einer Autoimmunkrankheit führen, von der 8 Prozent aller Säuglinge und 2 Prozent aller Erwachsenen betroffen sind: der Zöliakie (bei Erwachsenen Sprue genannt). Eine spezielle genetische Veranlagung führt dazu, dass der Organismus auf das Gluten so reagiert, dass er die eigene Schleimhaut im Dünndarm angreift. Nährstoffe können nicht mehr aufgenommen werden. Es kommt zu

Durchfall und Stoffwechselentgleisungen. Die Betroffenen müssen lebenslang Diät halten. Ein anderer Fehler in der Immunreaktion verursacht Morbus Crohn. Bei den Betroffenen funktioniert der Mechanismus nicht, der nach der Beseitigung eines Erregers die Abwehrreaktion des Organismus stoppt. Die T-Lymphozyten sterben nach getaner Arbeit nicht ab, sondern schütten immer weiter Botenstoffe aus. Diese greifen auf Dauer die Darmschleimhaut an und zerstören sie. Die Folge ist eine chronische Entzündung. Entzündliche Darmerkrankungen befallen erschreckend viele junge Patienten: Jeder dritte Patient in Deutschland ist jünger als 18 Jahre. In den USA sind 10 Prozent der 2 Millionen Betroffenen im Kindesalter.

Eine besondere Rolle scheinen seelische Faktoren zu spielen, wobei nicht vergessen werden sollte, dass schwere Erkrankungen immer auch Auswirkungen auf die Psyche haben können: Crohn-Patienten sind häufig depressiv veranlagt, ängstlich und aggressionsgehemmt. Oft unterliegen sie einem Zwang zur Perfektionierung und reagieren auf Einflüsse, die sie nicht kontrollieren können, mit Krankheit. Wahrscheinlich ist aber auch die Verarbeitung von Stress bei diesen Patienten gestört. Stress aktiviert und verschlimmert häufig die Symptome bei entzündlichen Darmerkrankungen.

Auch bei der Colitis ulcerosa, einer ähnlich rätselhaften chronischen Entzündung des Dickdarms, stehen im Hintergrund oft besondere psychische Belastungen. Die Betroffenen haben schmerzhafte Durchfälle, Blutungen und Fieberschübe sowie Nährstoffmangel, weil die Darmschleimhaut sich abbaut und nicht mehr richtig arbeitet. Chronische Darmentzündungen haben aber nicht nur medizinische, sondern auch soziale Folgen. Eine Umfrage aus dem Jahr 2000 ergab: 10 Prozent der Betroffenen mussten wegen ihrer Krankheit den Beruf wechseln, ähnlich viele bezogen bereits früh Zeit- oder Dauerrente. 24 Prozent konnten nicht mehr voll arbeiten. 44 Prozent klagten über gestörte Beziehungen zu Partner und Familie und 36 Prozent gaben an, in ihren Freizeitaktivitäten behindert zu sein.

Ganzheitliche Therapie

Noch haben die Forscher nicht geklärt, was die Entstehung chronisch-entzündlicher Darmerkrankungen verursacht. Viele Mediziner gehen aber davon

Bananen *könnten bald gentechnisch so verändert sein, dass sie als einfache und billige Träger einer Schluckimpfung dienen. Das Prinzip, Menschen über den Darm gegen Krankheiten zu immunisieren, wurde jahrzehntelang gegen Kinderlähmung (Polio) eingesetzt. Dann ersetzte ein Totimpfstoff aus der Spritze die risikoreicheren abgeschwächten Erreger der alten Schluckimpfung. Die Genmedizin lässt die Schluckimpfung nun zu neuen Ehren kommen: Mäuse wurden mit gentechnisch veränderten Bakterien gegen Metastasen von Krebstumoren immunisiert.*

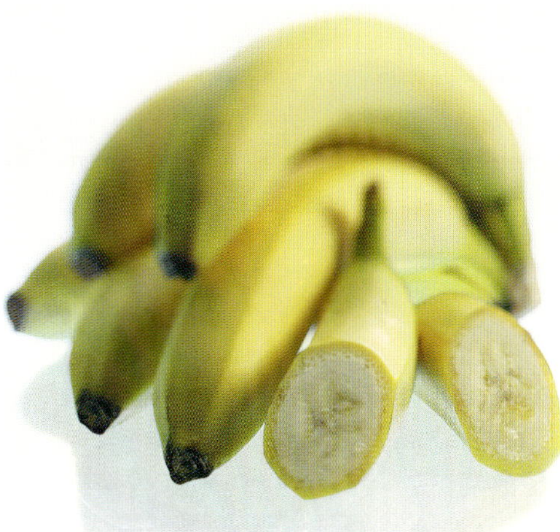

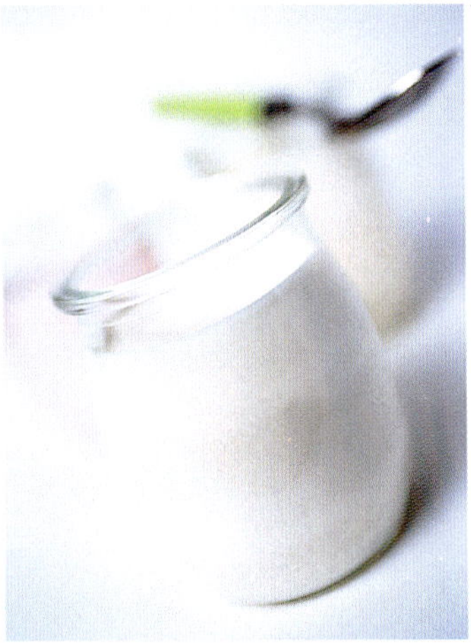

***Probiotische Joghurts** enthalten Milchsäurebakterien, die so gezüchtet wurden, dass möglichst viele von ihnen die Passage durch den Magen überstehen. Sie sollen sich dann im Darm ansiedeln und Krankheitserreger abwehren. Dass Milchprodukte gesundheitsfördernd sein könnten, entdeckte der russische Immunologe Ilja Metschnikoff (1845–1916) schon um 1900. Er bekam für seine Entdeckungen den Medizin-Nobelpreis. Besonders verträglich ist übrigens die rechtsdrehende Milchsäure L (+).*

aus, dass ein zu früher Kontakt mit Fremdeiweiß aus Kuhmilch, Hühnereiweiß und Schweinefleisch dem noch nicht vollständig entwickelten Immunsystem schadet, weil dabei zu viele Moleküle die noch zarte Darmschleimhaut durchwandern. Hinzu kommt sicher ein Einfluss durch ererbte Veranlagungen, Umweltfaktoren und Infektionen. Da die Ursache unklar ist, gibt es auch noch keine heilende Therapie. Aber die Symptome der Erkrankung lassen sich heute gut behandeln: Medikamente, Ernährungsanweisungen und psychologische Hilfen bilden die Säulen der Behandlung. Da die Krankheit in Schüben verläuft, versuchen spezialisierte Ärzte, vor allem einen akuten Ausbruch der Erkrankung einzudämmen und möglichst lange beschwerdefreie Intervalle zu erreichen. Kortisonpräparate dämpfen zum Beispiel das überschießend reagierende Immunsystem. Nur bei schwerwiegenden Komplikationen müssen Abszesse und Fisteln chirurgisch in einer Operation entfernt werden. Neue Operationsverfahren machen es heute meist möglich, dass der Patient danach nicht mit einem künstlichen Darmausgang leben muss. Als sehr wirksam haben sich auch ganzheitliche Therapiekonzepte erwiesen. Nicht nur der kranke Darm sollte behandelt werden, sondern auch die Psyche. Meditation, Entspannungstherapien, Verhaltenstraining und Gespräche helfen den Patienten, ihr Geschehen im Darm günstig zu beeinflussen.

Darmflora als Schutzschirm

Ein gesunder Darm zeichnet sich dadurch aus, dass sich die Bakterien in seinem Inneren im Gleichgewicht befinden. Im Dünndarm sollten sich Bakterien nur in geringer Zahl aufhalten. Blähungen können zum Beispiel durch Gas verursacht werden, das sich bildet, wenn bereits im Dünndarm Bakterien Kohlenhydrate abbauen. Im Dickdarm dagegen tummeln sich Billionen von Mikroorganismen, die sich in 40 bis 50 verschiedene Arten aufteilen. Jedes Individuum verfügt über ein anderes Spektrum dieser Darmflora, die beispielsweise entscheidend davon abhängt, ob nach der Geburt gestillt wurde oder nicht. Wie entscheidend es ist, dass wir das Biotop in unserem Bauch pflegen und die Darmflora im Gleichgewicht halten, zeigen die folgenden Beispiele: Die Entwicklung gentechnisch veränderter Futter- und Lebensmittel hat die Frage aufgeworfen, welche Folgen das Aufnehmen fremder Gensubstanz für Tier und Mensch hat. Eine große Sorge ist, dass dabei etwa die Widerstandsfähigkeit gegen Antibiotika – die im Labor dazu verwendet wird, um gentechnisch manipulierte Pflanzen zu markieren – auf uns übertragbar ist. Denn das Erbmaterial der genveränderten Lebensmittel kann den Verdauungsprozess im Darm unbeschadet überstehen. Holländische Forscher konnten zeigen, dass die Antibiotikaresistenz gentechnisch veränderter Lebensmittel zwar auf Darmbakterien prinzipiell übertragbar ist, dass dies aber nur selten vorkommt. Das hat offenbar damit zu tun, dass eine gesunde Darmflora die fremde Geninformation nicht so gut aufnimmt.

Der Zustand der Darmschleimhaut könnte, so nehmen viele Forscher an, auch bei der Infektion mit BSE und der menschlichen Variante des Rinderwahns (Creutzfeldt-Jakob-Krankheit) eine Rolle spielen. Denn irgendwie gelangen die Verursacher der schweren Infektionen – die Prionen – vom Darm ins zentrale Nervensystem, wenn man BSE-belastetes Fleisch isst. Prionen sind infektiöse Eiweißketten. Viele Wissenschaftler glauben, dass der Übertragungsweg von BSE vom Verdauungstrakt ausgeht. Die Prionen finden sich konzentriert in den Peyer-Plaques des Dünndarms. Über Abwehrzellen breiten sie sich aus, befallen die Nervenzellen im Darm und wandern dann über Nervenbahnen oder Rückenmark ins Gehirn. Dort verklumpen sie und reißen schwammartige Löcher ins Nervengewebe, was zu einer unheilbaren Zerstörung des Gehirns und damit zum Tod des Betroffenen führt.

Der Candida-Mythos

Wenn es jedoch zu einem Ungleichgewicht in der Darmbesiedlung – einer so genannten Dysbiose – kommt, können einzelne Mikroorganismenarten überhand nehmen und den Organismus schwächen. Das wird vor allem einem Hefepilz nachgesagt, der Candida albicans. Der unscheinbare Mikroorganismus wird für eine Vielzahl von Symptomen verantwortlich gemacht, die von Unverträglichkeiten bestimmter Lebensmitteln über Infektionen bis hin zur chronischen Müdigkeit reichen.

Candida, so die These, kann als Folge von zu viel Zucker, Alkohol und Weißmehl zu wuchern beginnen. Auch psychische Belastungen fördern die Ausbreitung der einzelligen Hefe. Die Hypothese ist, dass die Hefe eine dornenartige Form annehmen kann, die winzige Löcher in die Darmwand bohrt. Dadurch könnte sie das Immunsystem chronisch belasten und in der Mundhöhle, der Speiseröhre und der Vagina zu Infektionen und Abwehrschwächen führen. Bewiesen ist dies nicht.

Das Einzige, was man sicher weiß, ist, dass das Wachstum von Candida nach einem Einsatz von Antibiotika zunehmen und dass Candida Durchfall, Bauchschmerzen, Hautveränderungen und Stimmungsschwankungen auslösen kann. Ob sie aber tatsächlich die Darmwand perforiert und zu Lebensmittelunverträglichkeiten sowie den vielen anderen ihr zugeschriebenen Krankheiten führt, bleibt dagegen umstritten. So erreichen Weißmehl, Zucker und Alkohol normalerweise den Dickdarm überhaupt nicht, sondern werden bereits vorher zerlegt und aufgenommen. Die Behandlung mit Pilzmitteln, kritisierte 1990 das renommierte »New England Journal of Medicine«, kuriere nämlich die Symptome nicht. Pilzgifte ließen sich nicht nachweisen. Selbst die der Hefe zugeschriebene Gasmenge sei weit geringer als angenommen und betrage sogar bei hoher Belastung nur 0,005 Prozent der gesamten im Darm gebildeten Gase.

Dass Candida-Pilze im Darm leben, ist allein noch kein Anzeichen für eine Erkrankung. Je nach Schätzung trägt jeder zweite bis vierte Deutsche die Hefepilze in seinem Verdauungstrakt. Die oft empfohlenen Antipilz-Diäten zeigen nur kurzfristige Erfolge: Die Hefe kehrt mit den Nahrungsmitteln meist rasch wieder in den Darm zurück.

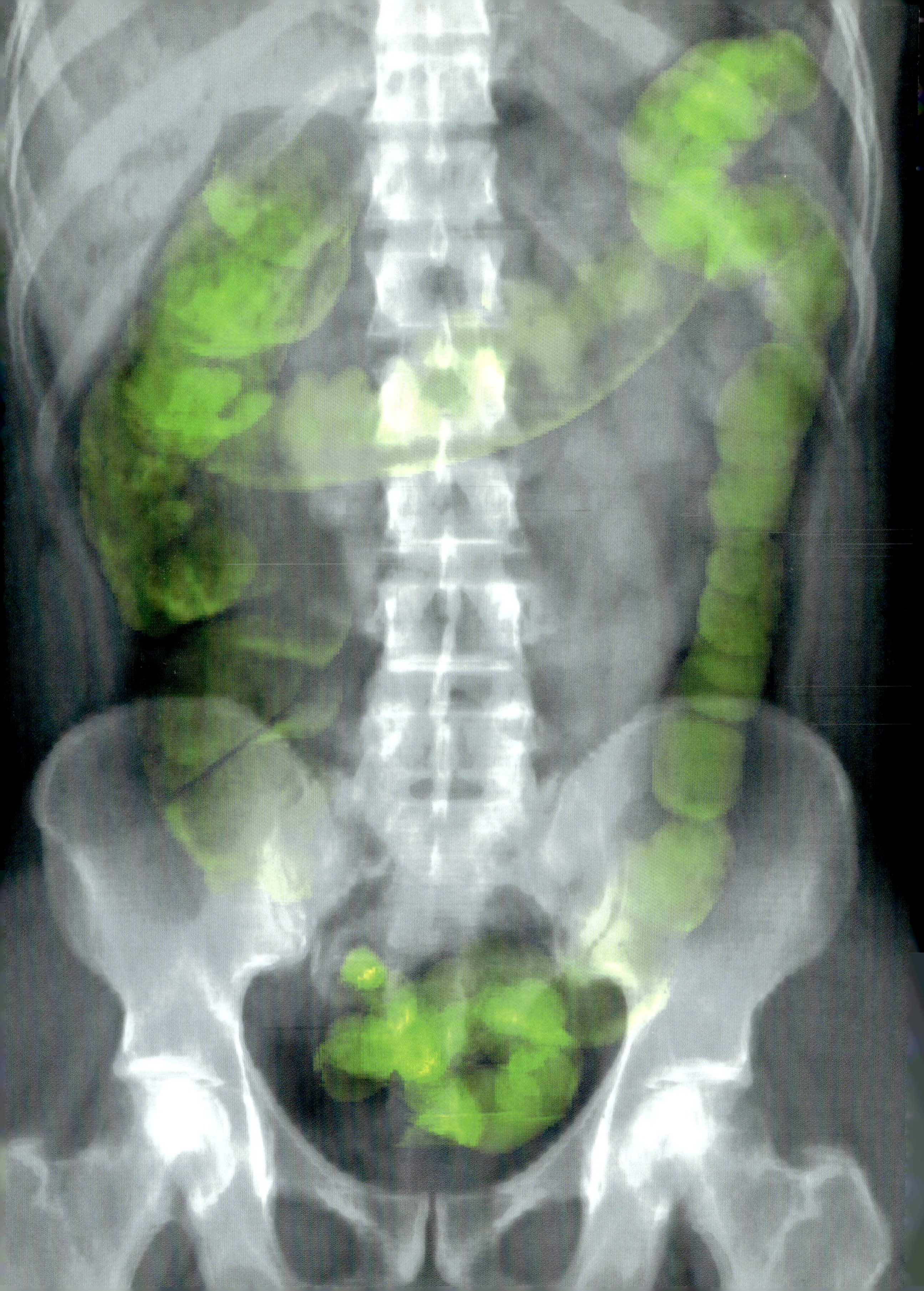

VORSORGE RETTET LEBEN!

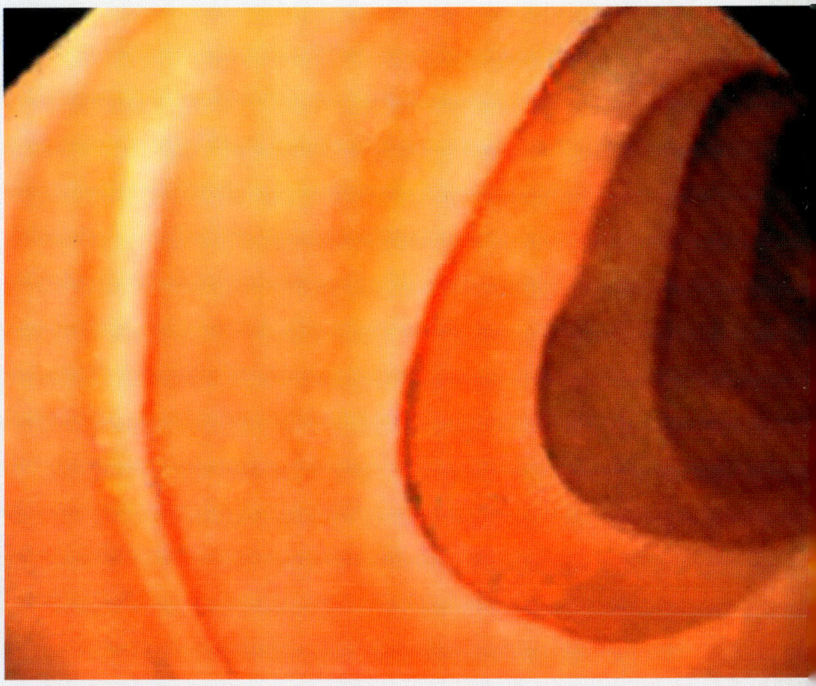

30 000 Deutsche sterben jedes Jahr an Darmkrebs. Doch durch regelmäßige Vorsorgeuntersuchungen ließe sich dies in den meisten Fällen verhindern. **Vorsorge** ab dem 45. Lebensjahr zahlt sich unmittelbar aus. Familien, in denen Darmkrebs bereits aufgetreten ist, sollten besonders wachsam sein. **Frühzeitige Beratung** ist entscheidend.

Die Angst ist eine starke evolutionäre Kraft, die uns vor Unheil bewahrt. Sie warnt uns vor Gefahren, hilft uns brenzlige Situationen zu meistern und hält uns ab, allzu riskante Abenteuer zu wagen. Wir meiden nachts einen dunklen Park aus Angst vor einem Überfall, überqueren die morsche Hängebrücke im Urlaub lieber nicht oder lächeln einen aggressiven, aber kräftigen Rivalen lieber an, als ihm eins auf die Nase zu hauen, in der Vorahnung, dass er zurückschlagen könnte. Die Angst sichert unser Überleben.

Kopf in den Sand?

Aber die Angst vor allem Neuen, Unbekannten und vielleicht Unangenehmen hält uns leider auch davon ab, Dinge zu tun, die schön oder sinnvoll wären. Wir treten von einer Urlaubsreise zurück, weil gerade ein Flugzeug abgestürzt ist. Wir sagen ein Rendezvous aus Angst vor Zurückweisung und Unsicherheit ab. Wir gehen nicht zum Arzt, weil wir befürchten, er könne uns etwas Unangenehmes eröffnen oder eine ernsthafte, bedrohliche Krankheit erkennen. Weil sich kein Gehirn ständig mit möglichen Gefahren auseinander setzen kann, neigen wir dazu, diffuse Ängste zu verdrängen. Viele Menschen lassen die reale Gefahr des Rauchens für ihre Gesundheit nicht an sich heran, weil sie Angst haben, sich mit den Folgen des Nikotinentzugs zu befassen. Würden sie die Tatsache akzeptieren, dass in den Industrienationen das Rauchen Ursache für 30 Prozent aller tödlich verlaufenden Krebserkrankungen ist, würden sie wohl damit aufhören. Was hindert daran, der Gefahr ins Auge zu schauen? Dummheit? Bequemlichkeit? Oder die Angst vor der Angst?

Vorbeugung ist wichtig

93 Prozent aller Menschen haben Angst, irgendwann in ihrem Leben an Krebs zu erkranken. Diese Angst ist berechtigt: Ein Tumor ist nach den Herz-Kreislauf-Erkrankungen die zweithäufigste Todesursache. Doch wir sind der Gefahr nicht schutzlos ausgeliefert. Ebenso wie man das Risiko, bei einem Autounfall ums Leben zu kommen, reduzieren kann, wenn man umsichtig Auto fährt, Airbags hat oder den Sicherheitsgurt anlegt, ist es möglich, das Risiko, an Krebs zu erkranken, massiv zu beeinflussen. Keine Zigaretten mehr, nur noch ab und zu ein Glas Rotwein, mäßige sportliche Aktivität, ballaststoffreiches, fettarmes Essen, wenig Stress und ein emotional stabiles Leben – all dies wird seit Jahren von Wissenschaftlern als Basis für ein gesundes und

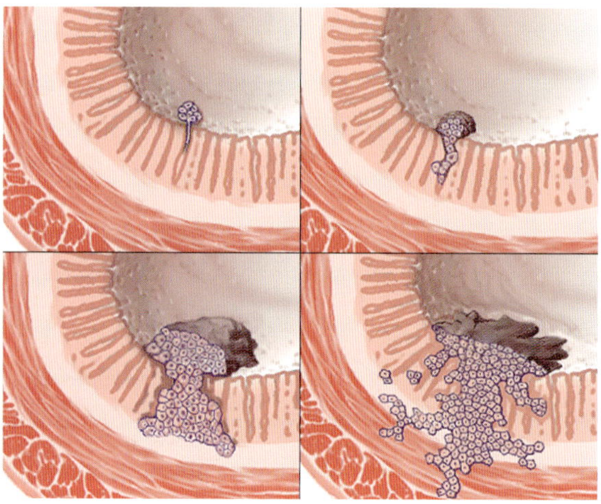

***Schleichend und langsam** entwickelt sich der Darmkrebs: Ein gutartiger Polyp wächst zunächst an der inneren Wand des Dickdarms heran. Das kann Jahre dauern. Doch wenn der Polyp dann die Schleimhaut durchbrochen hat und in tiefere Schichten der Dickdarmwand vordringt, entartet er zum bösartigen Tumor. Sobald seine Zellen Kontakt zu den zahlreichen Blut- und Lymphgefäßen in der Darmwand gefunden haben, streut er seine tödliche Fracht rasch durch den ganzen Körper.*

langes Leben gepredigt. Aber kaum jemand schafft es, dies zu beherzigen. Dabei beweisen medizinische Daten: Ein gesünderes Leben senkt nicht nur die Rate von Krebserkrankungen, sondern auch die von Herz-Kreislauf-Erkrankungen und Stoffwechselleiden. Ein Drittel aller weltweit diagnostizierten Krebsfälle wäre nach einer Studie der Weltgesundheitsorganisation mit gezielter Vorbeugung vermeidbar. Ein weiteres Drittel könnte bei frühzeitiger Diagnose wirksam behandelt werden. Wenn Sie also schon nicht so gesund leben, wie es Ihnen die Mediziner empfehlen, sollten Sie wenigstens Ihr Risiko durch regelmäßige Vorsorgeuntersuchungen senken!

Tödliches Tabu

Obwohl eine regelmäßige Darmkrebsvorsorge das Entstehen von Krebs im Darm fast zu 100 Prozent verhindern kann, ist die Bereitschaft, an einer Darmkrebsfrüherkennung teilzunehmen, weitaus geringer als einen Zellabstrich beim Frauenarzt oder eine Prostata-Untersuchung beim Urologen machen zu lassen. Der Darm ist immer noch ein Tabu: Darmkrebs wird oft geheim gehalten und verschwiegen. Mit riskanten Folgen: 45 Menschen sterben in jeder Stunde weltweit an Darmkrebs, 394 000 sind es jährlich. In Europa hat Deutschland im Vergleich eine der höchsten Sterblichkeitsraten (25,5 Tote pro 100 000 Menschen) – weil die Tumoren im Darm zu spät erkannt werden. Unter dem Begriff Darmkrebs (kolorektale Karzinome) fasst man Tumoren im Dickdarm (Kolonkarzinom) als auch solche im End- und Mastdarm zusammen (Rektumkarzinom). Der Enddarm ist nur 15 bis 20 Zentimeter lang, und dennoch treten ein Drittel aller Tumoren hier auf. Im Dünndarm tritt Krebs sehr selten auf.

Heilung ist möglich

Nur 17 Prozent der Männer und 28 Prozent der Frauen in Deutschland gehen zur Darmkrebs-Vorsorgeuntersuchung. Deshalb sterben auch immer noch

Das persönliche Risiko erkennen!

Jeder kann an Darmkrebs erkranken. Niemand ist davor sicher. Der Tumor verursacht auch keine Schmerzen. Keine frühen Symptome warnen vor der drohenden Erkrankung. Deshalb schützt nur eine regelmäßige Vorsorge vor Dickdarmkrebs. Dennoch gibt es Faktoren, die das Risiko erhöhen und deshalb besondere Wachsamkeit erfordern:

Alter: Männer wie Frauen im Alter über 50 Jahren erkranken viel häufiger an Darmkrebs als in jüngeren Jahren. Aber Darmkrebs kann auch schon bei Teenagern auftreten, wenn eine genetische Veranlagung in der Familie besteht.

Vererbung: Etwa 30 Prozent der Personen, die an Darmkrebs erkranken, haben mit einem Gendefekt ihre Krankheit geerbt. Hatten ein oder mehrere Verwandte ersten Grades (Großeltern, Eltern, Geschwister, Kinder) Polypen oder Darmkrebs, sind regelmäßige Vorsorgeuntersuchungen ganz besonders wichtig.

Darmentzündung: Menschen, die an Colitis ulcerosa leiden, müssen mit einem erhöhten Risiko für einen Tumor im Darm leben.

Polypen: Wurden bereits einmal gutartige Polypen entdeckt, steigt die Gefahr, dass sich weitere bilden. Damit ist aber auch die Möglichkeit größer, dass einer der Polypen irgendwann entartet.

Krebs: Frauen, die an Brust-, Eierstock- oder Gebärmutterhalskrebs litten, haben ein erhöhtes Darmkrebsrisiko.

30 000 Menschen jährlich an einem Darmtumor, 57 000 erkranken im gleichen Zeitraum neu an Darmkrebs. In den USA sehen die Zahlen anders aus: Die Heilungsraten sind dort wesentlich höher, weil die Tumoren in einem früheren Stadium diagnostiziert werden. Das Bewusstsein für Darmkrebs ist in den USA höher als in Deutschland.

Seit bei dem ehemaligen US-Präsidenten Ronald Reagan eine Frühform von Darmkrebs festgestellt wurde, ist das Thema Prävention in den USA Chefsache. US-Präsident George W. Bush meldete sich pünktlich zum 56. Geburtstag zur Darmspiegelung an. Viele amerikanische Organisationen intensivieren im Darmkrebsmonat März die Aufklärung mit speziellen Kampagnen. In Deutschland wurde ein solcher Aufklärungsmonat erstmals 2002 von der Felix Burda Stiftung initiiert.

Wie Darmkrebs entsteht

Es dauert 7 bis 10 Jahre, ehe aus einer kleinen, gutartigen Wucherung (Polyp) ein bösartiger Tumor geworden ist. Immerhin 90 Prozent aller Dickdarmkrebsformen entwickeln sich aus einem Polypen. Ein Polyp wächst zunächst langsam an der inneren Wand des Dickdarms. Erst wenn er die Schleimhaut durchbricht und in tiefere Schichten der Darmwand vordringt, wandern Krebszellen ins Blut- und Lymphgefäßsystem aus. Es bilden sich schnell Tochtertumoren (Metastasen), bevorzugt in Leber und Lunge. Sind die Krebszellen erst einmal in andere Organe eingewandert und haben sich durch Blut- und Lymphgefäße über den ganzen Körper verteilt, sind die Heilungschancen nur noch gering.

In den Jahren vor Ausbruch der Krankheit wäre eine Entfernung der Polypen dagegen problemlos gewesen und hätte das Risiko, an Darmkrebs zu erkranken, gegen Null gesenkt. Auch wenn der Arzt den Tumor im Frühstadium entdeckt, ist immer noch in 90 Prozent aller Fälle eine Heilung möglich.

Das Risiko, dass ein Polyp entartet, hängt von dessen Art ab. Ist er gestielt – wie ein kleiner Blumenkohl auf einem Stiel –, ist das Risiko zu entarten niedriger, als bei einem flächigen, sich auf der Darmwand ausbreitenden Polypen. Gerade diese flachen, unauffälligen Vorwölbungen gilt es bei einer Dickdarmuntersuchung zu erkennen.

Das Tückische ist, dass man über lange Zeit keine Krankheitssymptome spürt. Erst spät treten Blutungen, Schmerzen, Müdigkeit, Gewichtsverlust und Verstopfung abwechselnd mit Durchfall auf.

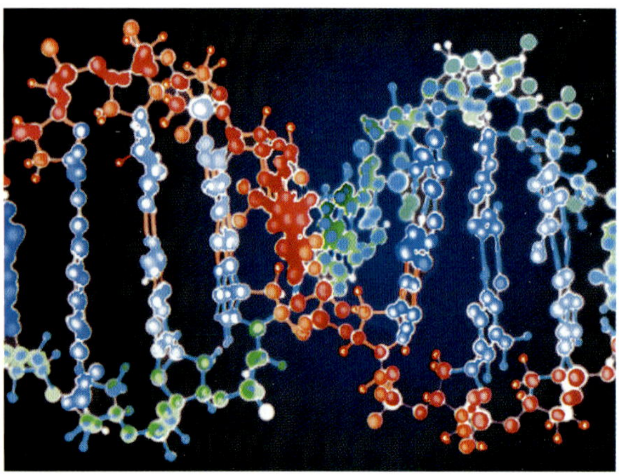

Fehler im Erbgut: *Die etwa 30 000 Gene, die auf den 23 Chromosomenpaaren in jeder Körperzelle verteilt sind, steuern die Entwicklung von der befruchteten Eizelle bis zum 100-jährigen Greis. Einige sind für die Entstehung von Darmkrebs verantwortlich, da sich in ihrem Aufbau Fehler eingeschlichen haben. Schon kleine Änderungen in der Desoxyribonukleinsäure (DNS) – links als Modell zu sehen – lassen hunderte von Polypen im Darm entstehen.*

RISIKO-TEST

Testen Sie Ihr persönliches Darmkrebsrisiko!

Bei ca. 30 Prozent der Darmkrebserkrankungen findet man zwei oder mehr Fälle von Darmkrebs oder Darmpolypen (= Vorstufen von Darmkrebs) in der Familie. Man spricht dann von einem familiären Risiko bzw. von einer familiären Vorbelastung.

Wichtig: In all diesen Fällen haben vor allem diejenigen Familienmitglieder, die mit den an Darmkrebs Erkrankten erstgradig verwandt sind (Großeltern, Eltern, Kinder), ein erhöhtes Risiko für Darmkrebs und sollten unbedingt regelmäßig an Vorsorgemaßnahmen teilnehmen. Da in solchen Familien auch schon sehr junge Menschen an Darmkrebs erkranken können, sollten auch sie unbedingt in das familiäre Vorsorgeprogramm mit einbezogen werden. Die folgenden Fragen sollen Ihnen helfen, ein eventuell in Ihrer Familie vorhandenes erbliches Risiko abzuschätzen. Dass dabei auch nach Magen- und Gebärmutterkrebs gefragt wird, hat damit zu tun, dass diese Krebsarten eine Verwandtschaft zu Darmkrebs haben und das familiäre Risiko für Darmkrebs erhöhen. Ebenso kann Darm-, Magen- oder Gebärmutterkrebs, der in jüngeren Jahren auftritt, ein Zeichen für ein erhöhtes erbliches Risiko sein.

Ist in Ihrer Familie bei drei oder mehr verwandten Familienmitgliedern eine der folgenden Krebserkrankungen aufgetreten: Darmkrebs, Gebärmutterkrebs oder Magenkrebs?

ja [ ] nein [ ]

Wenn ja, ist die Krebserkrankung bei einem der Betroffenen vor dem 50. Lebensjahr aufgetreten?

ja [ ] nein [ ]

Ist in Ihrer Familie bei einem oder zwei verwandten Familienmitgliedern eine der folgenden Krebserkrankungen aufgetreten: Darmkrebs, Gebärmutterkrebs oder Magenkrebs?

ja [ ] nein [ ]

Wenn ja, ist die Krebserkrankung bei einem der Betroffenen vor dem 45. Lebensjahr aufgetreten?

ja [ ] nein [ ]

Sind in Ihrer Familie bei einem oder mehreren verwandten Familienmitgliedern ein oder mehrere Darmpolypen vor dem 40. Lebensjahr festgestellt worden?

ja [ ] nein [ ]

Achtung: Wenn Sie eine der Fragen mit Ja beantwortet haben, ist es wahrscheinlich, dass in Ihrer Familie ein erhöhtes erbliches Darmkrebsrisiko vorhanden ist. Gehen Sie mit diesem ausgefüllten Fragenkatalog zu Ihrem Arzt und sprechen Sie mit ihm über das Vorsorgeprogramm, das nun für Sie infrage kommt! Schieben Sie die Entscheidung nicht auf! Denken Sie immer daran: Darmkrebs ist kein unabwendbares Schicksal! Sie können aktiv daran mitwirken, dass diese Krankheit gar nicht erst entsteht. Sie können sich auch direkt an einen genetischen Experten wenden. Unter www.bvmedgen.de, Stichwort »Beratung«, finden Sie eine Liste niedergelassener Humangenetiker.

Mehr Informationen unter: www.darmkrebs.de und www.deutschekrebshilfe.de.

Auf jeden Fall

Die Darmkrebsprävention sollte deshalb zu Ihrem persönlichen Gesundheitsprogramm gehören wie der Besuch beim Zahnarzt. Sie kann entweder mithilfe eines Stuhltests durchgeführt werden, der verstecktes Blut aus dem Darm auffinden soll und jährlich wiederholt werden muss, oder mittels einer Darmspiegelung, die den Dickdarm von innen inspiziert. Die Basis jeder Vorsorge ist die Risikoabschätzung. Zwar können die Schleimhautzellen des Dickdarms bei jedem Menschen entarten, aber ererbte Fehler im Erbgut erhöhen das Risiko massiv. Sie sollten deshalb in Erfahrung bringen, ob bereits jemand in Ihrer Familie an Darmkrebs erkrankte. Denn dann müssen Sie davon ausgehen, dass auch bei Ihnen ein erhöhtes Risiko vorliegt.

Tumorveranlagung

Leider wissen nur die wenigsten Menschen von ihrem familiären Risiko. So auch der Erfinder der Zeichentrickserie »Peanuts«, Charles Schulz, der an Darmkrebs erkrankte, woran schon drei Onkel und eine Tante vor ihm gestorben waren. Experten schätzen, dass in etwa 30 Prozent aller Darmkrebsfälle die Gene eine Rolle spielen – mit unterschiedlichen Folgen. Man unterscheidet 3 verschiedene Arten von genetisch bedingtem Darmkrebs: zum einen das so genannte erbliche kolorektale Karzinom ohne Polyposis (HNPCC), dann die familiäre adenomatöse Polyposis (FAP) und schließlich den familiär gehäuften Darmkrebs.

Bei HNPCC sind die für die Reparatur zuständigen Gene auf den Chromosomen 2 und 3 ausgefallen. Bei der Zellteilung, wenn das Erbgut kopiert wird, häufen sich dann Fehler (Mutationen) und führen bei 80 Prozent der Betroffenen zu Darmkrebs.

Bei FAP dagegen ist ein Gen auf dem Chromosom 5 verändert. Im Darm entstehen bereits in jungen Jahren hunderte kleiner Polypen, aus denen sich fast immer bösartige Tumoren entwickeln.

In beiden Fällen kann man durch einen genetischen Test die Veranlagung feststellen lassen. An einigen Unikliniken wurden Zentren eingerichtet, die diese Patienten und ihre Familien betreuen und in Vorsorgeprogrammen engmaschig kontrollieren. Etwa 10 Prozent der 57 000 Darmkrebsfälle, die jährlich in Deutschland neu auftreten, werden durch HNPCC (7 bis 8 %) und FAP (1 bis 2 %) verursacht.

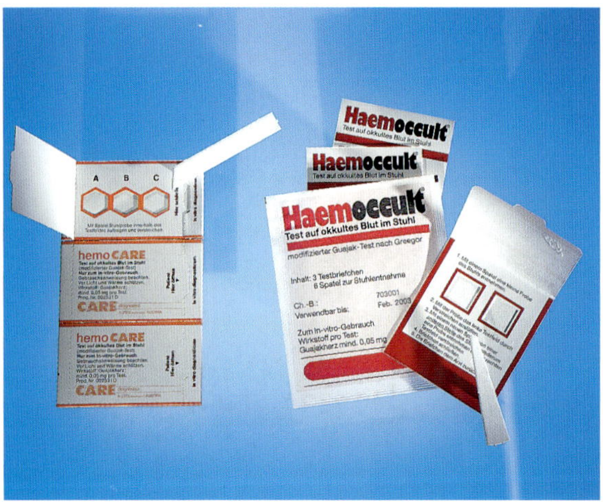

Verborgenes Blut im Stuhl: *Mit speziellen Testverfahren lassen sich Blutspuren im Stuhl finden, die mit bloßem Auge nicht zu erkennen sind. Innerhalb einer Woche sollte man aus 3 aufeinander folgenden Stuhlgängen jeweils 2 oder 3 kleine Proben mit einem Pappspachtel auf die dafür vorgesehenen Felder auftragen. Der Arzt wertet die Testbriefchen mit einer Speziallösung aus. Auch wenn nur 1 der 3 Proben positiv ist, muss die Ursache von einem Arzt abgeklärt werden.*

Stammbaum der Gesundheit

Bei weiteren 20 Prozent handelt es sich um familiär gehäuften Darmkrebs, ohne dass sich der verantwortliche Gendefekt bisher nachweisen lässt. Doch wird auch hier offenbar die Veranlagung zu Darmtumoren von Generation zu Generation weitergegeben. Die Betroffenen wissen meist nichts von ihrem Risiko. Manchmal war nur der Großvater oder ein noch entfernterer Verwandter erkrankt.

Bei der Einschätzung Ihres individuellen familiären Risikos hilft Ihnen ein Familienstammbaum (einen solchen finden Sie auf der Homepage der Felix Burda Stiftung im Internet unter www.darmkrebs.de). Einen Schnelltest mit wenigen kurzen Fragen finden Sie auch in diesem Kapitel; Sie können ihn sofort machen. Er gibt Ihnen erste Hinweise, ob Sie sich von einem Arzt beraten lassen sollten.

Wir können zwar nichts an unserem genetischen Risiko ändern, wir können aber durch regelmäßige Vorsorge verhindern, dass ein sich entwickelnder Darmtumor nicht erst im fortgeschrittenem Stadium entdeckt wird, in dem er nicht mehr heilbar ist.

Zivilisationskrankheit

Bei den übrigen 70 Prozent der Darmkrebspatienten verändern sich die Schleimhautzellen völlig spontan und zufällig, ohne dass eine erkennbare genetische Vorbelastung nachzuweisen wäre. Begünstigt werden Erkrankungen der Verdauungswege jedoch durch den typischen Lebensstil in den Industrienationen: Eine Kost mit viel tierischem Eiweiß und Fett, aber wenig Ballaststoffen, kaum Bewegung und viel Stress geht einher mit einem erhöhten Risiko, an Dickdarmkrebs zu erkranken.

So hat etwa die Häufigkeit einer bestimmten Form von Speiseröhrenkrebs, bei der Sodbrennen und saures Aufstoßen eine Rolle spielen, in den vergangenen drei Jahrzehnten um 350 Prozent zugenommen. Stress und Nervosität scheinen die Symptome und damit das Krebsrisiko zu verstärken.

Risikofaktoren

Beim Darmkrebs werden folgende Faktoren als Auslöser diskutiert: Wer viel tierische Fette isst, produziert mehr toxische Gallensäuren. Bei dem Abbau dieser Gallensäuren erzeugen die Darmbakterien Krebs erregende Stoffe. Eiweiß in großen Mengen (Fleisch) steigert gleichzeitig die Produktion von Ammoniak im Darm, was die Krebsentwicklung weiter begünstigt. Ballaststoffarme Kost und fehlende Bewegung können zu Verstopfung führen. Dadurch

Früherkennung rechtzeitig nutzen!

Die wichtigsten Früherkennungsmaßnahmen sind der Stuhltest auf verstecktes Blut und die Darmspiegelung (Koloskopie). Experten empfehlen, ab dem 45. Lebensjahr mit der Darmkrebsvorsorge zu beginnen. Die Krankenkassen bezahlen für alle Versicherten ab dem 50. Lebensjahr einen jährlichen Stuhltest und ab dem 55. Lebensjahr alle 10 Jahre eine Koloskopie, auch wenn keine Symptome vorliegen.

Wer eine familiäre Häufung von Darmkrebs in der Familie nachweist, hat das Anrecht auf häufigere Vorsorgeuntersuchungen, die bereits mit Mitte 20 beginnen müssen.

Vorbeugend kann auch die Ernährung die Entstehung von Darmkrebs günstig beeinflussen. Eine ballaststoffreiche Ernährung mit viel Vitaminen und sekundären Pflanzeninhaltsstoffen aus Gemüse und Obst senkt vermutlich das Risiko. Eine fett- und fleischreiche Kost scheint dagegen einen negativen Effekt zu haben.

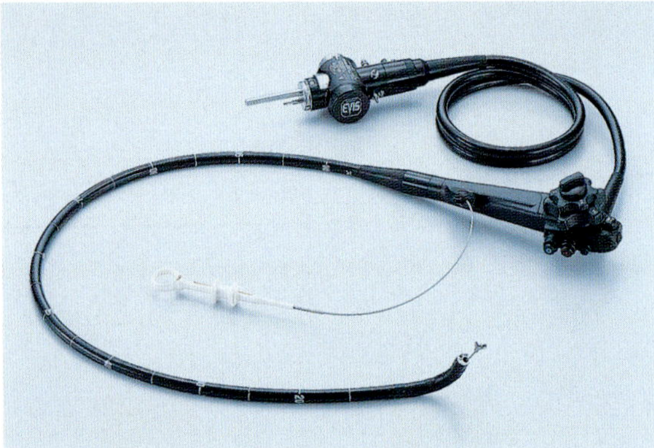

Fahndung nach Polypen: *Der Arzt führt das etwa 1,40 Meter lange, bewegliche Video-Endoskop über den After langsam in den Dickdarm ein. Er pumpt etwas Luft in den vollständig entleerten und gereinigten Darm, um dessen Wände besser sehen zu können. Auf einem Bildschirm zeigt sich dann jede einzelne Falte und Windung des Darms.*

verbleiben Stoffe mit schädigender Wirkung länger im Darm. Ein hoher Bierkonsum fördert Tumoren im Enddarm. Außerdem gibt es einen vermuteten Zusammenhang zwischen Rauchen und Darmkrebs, allerdings noch nicht viele aussagekräftige Daten.
Wie wenig Menschen über Darmkrebs und die entsprechenden Risikofaktoren wissen, belegte eine Umfrage der Felix Burda Stiftung: 79 Prozent der Befragten hatte noch nie mit einem Arzt über das Thema Darmkrebs gesprochen. Nur 11 Prozent wussten, dass Darmkrebs etwas mit dem Alter zu tun hat, und nur 27 Prozent hatten von einem erblichen Risiko gehört. Das Alter des Menschen ist nach den Erbfaktoren der größte Risikofaktor, denn dann arbeiten die Reparaturenzyme immer schlechter und immer mehr Gendefekte entstehen.

Unsichtbares Blut im Stuhl

Der erste Schritt in der Krebsvorsorge ist ein Stuhltest auf verstecktes Blut. Er sollte Ihnen als Teil der gesetzlichen Krebsfrüherkennung vom Hausarzt, vom Gynäkologen oder vom Urologen spätestens ab dem 50. Lebensjahr angeboten werden, denn bereits seit 1977 ist er Bestandteil des deutschen Programms zur Krebsfrüherkennung. Sie können den Test aber auch in jeder Apotheke kaufen.

Bilden sich im Dickdarm Polypen, kommt es nämlich oft zu vereinzelten Blutungen. Da das Blut sich aber mit dem Stuhl vermischt, ist es für das bloße Auge unsichtbar (okkult). Im Labor kann das Blut sichtbar gemacht werden.
Der Test ist sehr simpel: Sie erhalten drei Briefchen mit gekennzeichneten Feldern. Auf diese werden bei 3 verschiedenen Stuhlgängen mit mitgelieferten Spachteln kleine Kotproben aufgetragen. Dann wird das Briefchen zugeklebt und beim Arzt oder in der Apotheke abgegeben. Den Stuhl-Blut-Test sollte man regelmäßig jedes Jahr wiederholen.
Es gibt bei den Stuhltestverfahren unterschiedliche Methoden. Bei den herkömmlichen Tests färbt eine chemische Verbindung das versteckte Blut so ein, dass es sich deutlich vom Stuhl abhebt. Bei neueren biologischen Verfahren übernimmt ein Antikörper, der menschliches Blut erkennt, diese Aufgabe. Es empfiehlt sich, die jeweilige Gebrauchsanleitung genau zu lesen, denn bei den Tests auf chemischer Basis kann der Verzehr von rohem Fleisch oder die Einnahme von Vitamin C das Ergebnis verfälschen. Vorsorge mittels eines jährlich durchgeführten Stuhltests senkt das Darmkrebsrisiko um durchschnittlich 20 bis 30 Prozent, das belegen internationale Studien. Eine fast 100-prozentige Sicherheit, die

Vorstufen von Darmkrebs oder Tumoren rechtzeitig, also noch im Frühstadium zu erkennen, bietet nur eine Darmspiegelung.

Gespiegelter Darm

Auch wenn das Eindringen des Koloskops in den eigenen Körper auf den ersten Blick Angst machen mag – die Darmspiegelung (Koloskopie) ist unkompliziert und tut auch nicht weh.

Der Gastroenterologe hat Ihnen einige Tage zuvor eine Salz- und Reinigungslösung zum Trinken mit nach Hause gegeben, mit deren Hilfe Sie einige Stunden vor der Untersuchung jegliche Reste des Darminhalts entfernen. Das Trinken der Spüllösung ist der anstrengendste Teil der Untersuchung.

Wenn der Darm dann vollkommen leer und sauber ist, kann der Arzt ihn spiegeln. Dazu schiebt er über den After einen dünnen, biegsamen Schlauch mit einer winzigen Kamera in den Dickdarm – bis zum Blinddarm am Übergang zum Dünndarm. Es ist wichtig, den gesamten Darm anzuschauen: Immerhin liegen noch 5 Prozent der kolorektalen Karzinome in diesem letzten Abschnitt. Auf einer Länge von 1 bis 1,3 Metern kontrolliert der Arzt die Schleimhaut Zentimeter für Zentimeter auf einem großen Bildschirm. Während der kurzen, aber sorgfältigen Untersuchung liegen Sie auf der Seite und können die faszinierende Reise durch Ihr Innenleben mitverfolgen, wenn Sie wollen.

Der saubere gesunde Dickdarm sieht zartrosa und glatt aus, mit einer regelmäßigen Ringstruktur. Wenn Sie sicher sein wollen, dass Sie während der Untersuchung garantiert nichts spüren, lassen Sie sich ein Beruhigungs- oder Schmerzmittel geben oder für wenige Minuten eine leichte Narkose.

Vorsorge lohnt sich

Bei 5 von 1000 Menschen, die sich solch einer Screening-Koloskopie – ohne konkrete Symptome, als reine Vorsorge – unterziehen, entdecken die Ärz-

Hinschauen, nicht wegspülen!

Farbe: Die braune Farbe verdankt der Kot den Gallenfarbstoffen. Ist er hellbraun wie bei Durchfall, wurden diese durch Wasser verdünnt. Viel Fleisch macht einen braunschwarzen Stuhl, bei Vegetariern ist er als Folge der Pflanzenkost eher grünbraun. Bei einer rotbraunen bis dunkelroten Tönung kann Blut aus dem Dickdarm enthalten sein. Hellrotes Blut spricht dagegen eher für Hämorrhoiden.

Beschaffenheit: Eiweißreiche Kost mit viel Fleisch macht den Stuhl fest bis hart, eine faser- und kohlenhydratreiche Kost weich bis breiig. Ein salbenartiger, glänzender Stuhl hat meist einen erhöhten Fettgehalt. Ursache kann eine Erkrankung der Bauchspeicheldrüse oder auch eine Stoffwechselstörung sein. Bei chronischen Darmentzündungen weist der Kot häufig eine schleimige Konsistenz auf.

Menge: Häufige Stuhlentleerungen mit kleinen Mengen können auf Dickdarmerkrankungen hinweisen, große Kotmengen mit Wasser- und Fettbeimischungen sind eher Symptom für Dünndarmleiden.

Geruch: Ein stechend saurer Geruch bei dünnflüssigem, schaumigem Stuhl weist auf störende Gärungsprozesse hin.

Form: Bleistiftdünner Stuhl weist auf eine Verengung des Darmtrakts durch eine Verwachsung oder einen Tumor hin. Beim Reizdarm ist der Stuhl oft hart, trocken und schafkotähnlich. Allerdings kann ein Reizdarm auch mit Durchfall einhergehen.

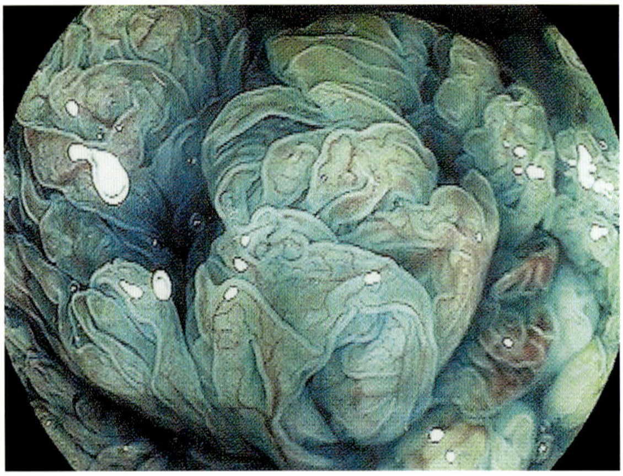

***Detaillierte Bilder aus dem Darm:** Um bei der Darmspiegelung selbst kleinste Schleimhautveränderungen sichtbar zu machen, wird ein Farbstoff aufgesprüht (links). Bei der virtuellen Kolographie (rechts) wird der Darm von außen während einer Computer- oder Kernspinaufnahme elektronisch abgetastet. Die Bilder lassen sich anschließend mittels eines Computerprogramms zu einer Innenansicht des Dickdarms zusammenfügen.*

te Polypen. Wenn aber schon Symptome wie Blutungen, Schmerzen oder Durchfall abwechselnd mit Verstopfung aufgetreten sind, wird bei der Koloskopie in 20 von 1000 Untersuchungen leider eine Krebserkrankung festgestellt.

Die Polypen-Schlinge

Umfragen zeigen, dass nahezu jeder Angst vor einer Darmspiegelung hat. Wir fürchten Schmerzen, scheuen den Gedanken, jemand könnte durch den After in unseren Darm schauen, oder haben Angst, wir könnten gar tatsächlich ernsthaft krank sein. Solche diffusen Ängste sind aber nicht begründet: Die Koloskopie ist kaum zu spüren. Sie ist nicht unangenehmer als eine Vorsorgeuntersuchung beim Frauenarzt oder beim Urologen. Und nur selten entdecken die Ärzte einen fortgeschrittenen Tumor. Dafür umso häufiger Polypen, aus denen sich Krebs entwickeln kann, oder Tumoren im Frühstadium. Sie können gleich während der Untersuchung entfernt werden: Die Endoskope verfügen auch über eine kleine Zange, mit der der Arzt stecknadelkopfgroße Gewebeproben entnehmen kann, oder eine Schlinge, mit der er einen Polypen sofort abtragen kann. Dies spürt der Patient nicht.

Gefärbte Schleimhaut

Um die Früherkennung von Dickdarmkrebs weiter zu optimieren, entwickeln die Endoskop-Hersteller ständig neue, immer noch präzisere Techniken, um Schleimhautveränderungen erkennen zu können. Bei der Vergrößerungs-Endoskopie (Zoom-Endoskopie) wurde die Bildqualität optimiert. Die etwa 150fache Vergrößerung macht auch winzige Details der Schleimhaut sichtbar. Selbst nur 1 Millimeter große Veränderungen sind so erfassbar. Dies ist vor allem wichtig, um flache oder eingesunkene Polypen – auch flache oder eingesunkene Adenome genannt – zu erkennen. Diese aggressiven Gewebsveränderungen neigen sehr schnell zur Entartung.
Eine weitere Möglichkeit ist die Färbe-Endoskopie (Chromo-Endoskopie): Ein während der Untersuchung auf die Schleimhaut aufgesprühter Farbstoff lässt selbst kleinste Erhebungen und Strukturveränderungen deutlich hervortreten.

Die Darmspiegelung der Zukunft

Um die Koloskopie noch patientenfreundlicher zu machen, versuchen Forscher, den Darminnenraum von außen sichtbar zu machen. 1994 wurde dieses oft als »Darmspiegelung der Zukunft« beschriebene

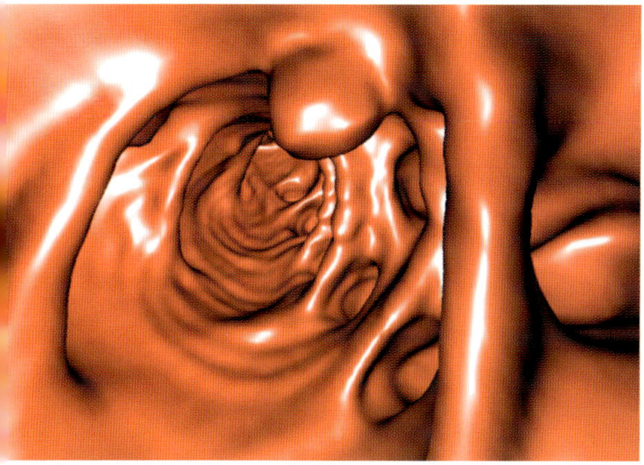

Verfahren erstmals getestet. Es handelt sich bei dieser Untersuchung um eine virtuelle Kolographie. Dabei werden dreidimensionale Bilder des Körpers gemacht – entweder mit einem Kernspintomographen oder mit den Röntgenstrahlen eines speziellen Computertomographen, der auch bewegliche Objekte darstellen kann. Die Kernspintomographie eignet sich sehr gut, um Weichteile darzustellen. Der Patient befindet sich für kurze Zeit in einem starken Magnetfeld und ein Computer misst dabei die Veränderung des Kernspins, der Abweichung der Drehung der Zellkerne im Körper. Aus den Daten kann er dann ein Bild des Körperinneren berechnen – zum Beispiel ein dreidimensionales Bild des Dickdarms. Ein Endoskop muss nicht mehr eingeführt werden. Trotzdem hat diese Darmuntersuchung noch einige Nachteile: Der Darm muss wie bei der herkömmlichen Koloskopie gereinigt werden. Die Computertomographie bringt eine nicht unbeträchtliche Strahlenbelastung mit sich. Die Kernspinaufnahme ist teuer und die Bildqualität ist noch nicht gut genug, um mit ihr auch kleinste und flache Veränderungen auf der Darmschleimhaut erkennen zu können.
Da sich der Darm bewegt, auch wenn der Patient während der Aufnahmen ganz ruhig liegt, gibt es immer wieder Fehleindrücke (Artefakte) auf den Bildern, die dann nicht mehr eindeutig zu beurteilen sind. Trotz der sehr aufwändigen Verfahren werden sehr kleine Polypen oft nicht erkannt. Außerdem können bei der Untersuchung nicht wie bei der Koloskopie Polypen gleich entfernt werden.
Der größte Wermutstropfen ist jedoch: Bei der virtuellen Kolographie muss der Darm mit Luft gefüllt werden. Dies ist noch einige Stunden nach der Untersuchung unangenehm. Das Fazit der meisten Experten ist deshalb, dass die virtuelle Untersuchung der realen mit dem Endoskop in den meisten Fällen noch unterlegen ist. Aber die Enwicklung der Endoskopie geht auch noch 150 Jahre, nachdem 1868 der badische Arzt Adolf Kußmaul erstmals eine Magenspiegelung mit einem starren Metallrohr durchführte, weiter.

Zukunftsvisionen

In ersten Tests ist es gelungen, den Darminhalt während des virtuellen Verfahrens quasi unsichtbar zu machen: mit einem Kontrastmittel, das man trinken muss und das im Computer weggerechnet wird. Dieses Fecal-Tagging-Verfahren macht vielleicht bald nicht nur die Darmreinigung, sondern auch die reale Darmspiegelung überflüssig. Einige Forscher entwickeln derzeit kleine Roboter, die den Darm durchwandern können. Ähnlich der Videokapsel, die es bereits zur Untersuchung des Dünndarms gibt, soll der Dickdarmroboter wie ein kleines U-Boot auf der Suche nach Polypen durch den Darm reisen.

Leben retten

Solange diese neuen Verfahren noch nicht ausgereift und auch noch nicht für jedermann verfügbar sind, ist der Stuhltest in Kombination mit einer Darmspiegelung – oder nur die Darmspiegelung – noch immer die sicherste Möglichkeit, Darmkrebs zu verhindern. Darmkrebsfrüherkennung rettet Leben – vielleicht auch Ihr eigenes.

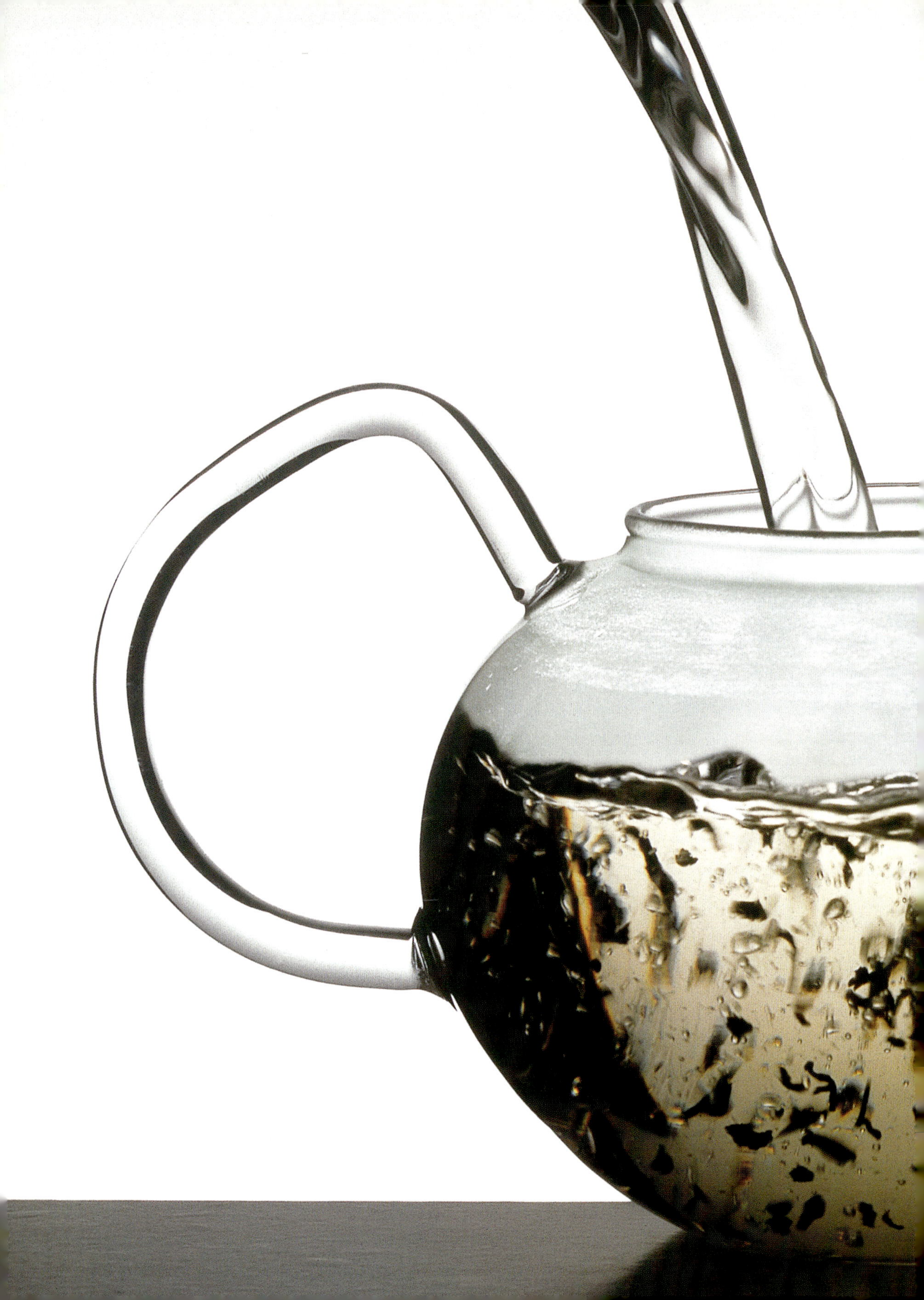

DEN DARM PFLEGEN, BEHANDELN UND HEILEN

Bewegung Einläufe Energetische Medizin
Entspannung Ernährung Fastenkuren Massage
Meditation Mikroflora-Aufbau Nahrungsergänzungen
Blähungen und Krämpfe Durchfall Hämorrhoiden
Verdauungsbeschwerden Verstopfung

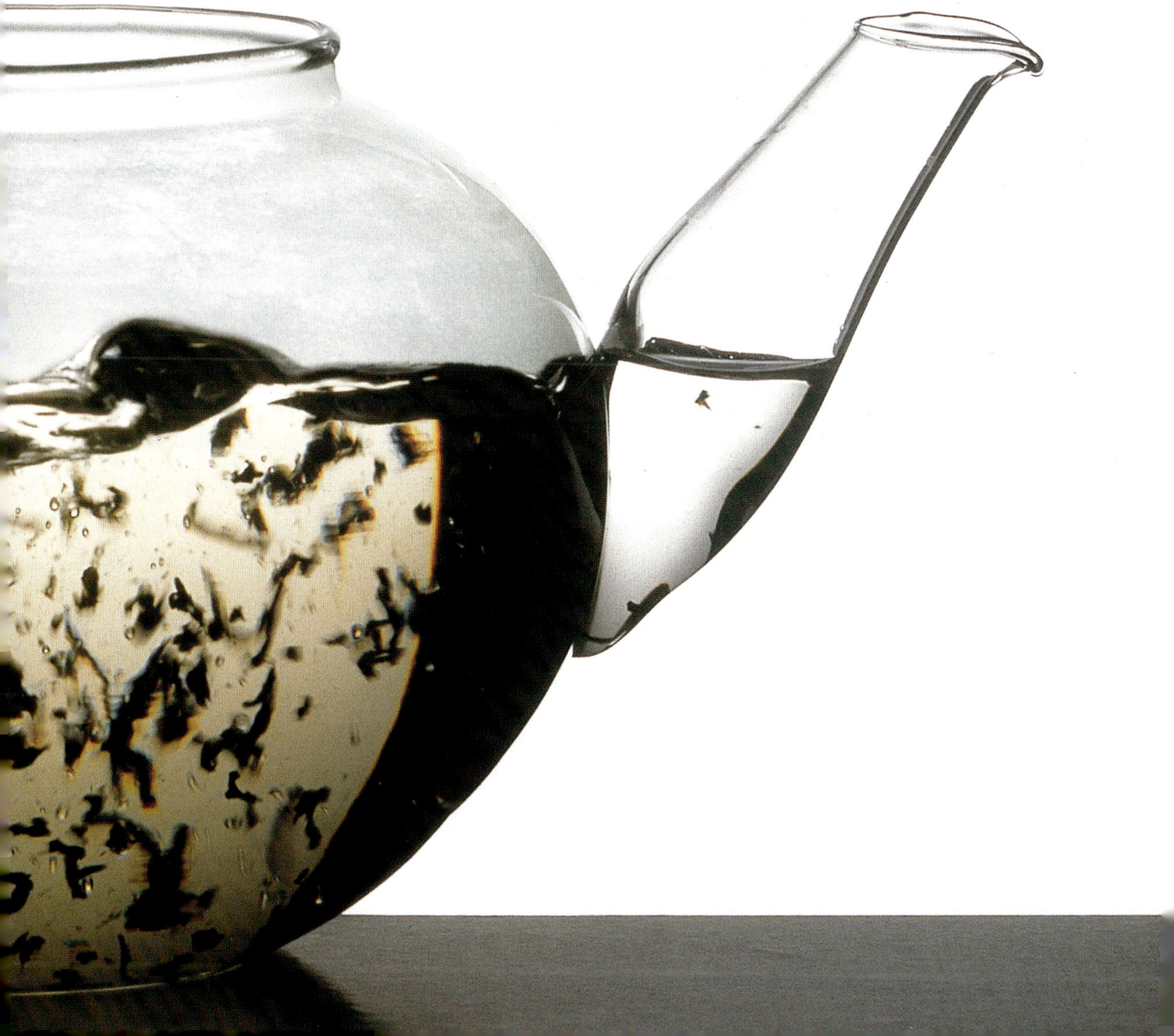

WAS SIE TÄGLICH FÜR IHREN DARM TUN KÖNNEN

Den Darm pflegen, behandeln und heilen – es gibt viel, was Sie für Ihre Körpermitte tun können. Nicht nur, wenn es um akute Beschwerden geht. Sondern auch, um mit dem Darm langfristig Ihre Gesundheit zu stärken.

Dieses Buch kann keine ärztliche Diagnose und keine medizinische Therapie ersetzen. Es beschränkt sich deshalb auf Empfehlungen und Ratschläge der Naturheilkunde. Ihre Methoden sind in der Regel sanfter als die der klassischen Schulmedizin. Sie sind aber auch weniger intensiv und erfordern mehr Geduld, Disziplin und Aufmerksamkeit, was den eigenen Körper und seine Reaktionen betrifft. Und sie können – zum Beispiel, wenn es um den Einsatz von Heilkräutern geht – genauso unerwünschte Nebenwirkungen haben wie klassische Medikamente.

Wenn Sie glauben, dass mit Ihrer Verdauung generell etwas nicht stimmt, sollten Sie deshalb immer zuerst einen Arzt aufsuchen, um seine Diagnose einzuholen, bevor Sie sich dann vielleicht dafür entscheiden, ein Problem grundsätzlich anzugehen. Denn die Naturheilkunde kümmert sich nie nur um ein einzelnes Symptom, sondern zielt immer darauf ab, die Selbstheilungskräfte des Körpers zu aktivieren.

Das bedeutet meist auch, dass Sie an irgendeinem Punkt Ihr Leben ändern müssen: Ihre Ernährung umstellen, auf Alkohol oder Nikotin verzichten oder sich Zeit für mehr Bewegung, Massagen oder Meditation nehmen. Machen Sie sich klar, dass Sie nicht über Nacht ein anderer Mensch werden! Nur wenn Sie Schritt für Schritt vorgehen, werden Sie durchhalten und können die kleinen Opfer leichter verschmerzen. Denn Sie werden spüren, dass es Ihnen besser geht.

Hausmittel neu entdeckt

Wenn es um die Linderung akuter Beschwerden geht, um Verstopfung, Bauchweh oder Durchfall, zeigt sich, dass die Rezepte aus Großmutters Hausapotheke immer noch Geltung haben: Fenchel- oder Kümmeltee wirken Wunder gegen Blähungen, feuchtwarme Wickel oder Heublumensäckchen beruhigen die gereizten Nerven.

Es gibt aber auch viele Möglichkeiten, regelmäßig und vorbeugend etwas für die Leibesmitte zu tun: öfter mal mit Ingwer oder Kurkuma würzen, sich die Einnahme pflegender Quellmittel zur Gewohnheit machen oder bei der Auswahl der Kräutertees darauf achten, dass diese entschlacken und auch den Darm pflegen. Wichtige Anregungen dazu kommen nicht nur aus der europäischen Volksmedizin, sondern auch aus der chinesischen oder indischen Heilkunde, die einer gesunden Verdauung besonderen Stellenwert einräumen. Die unterschiedlichen Ansätze basieren natürlich auf verschiedenen Weltbildern. So lässt sich der chinesische Begriff des Qi nicht einfach mit unserer Vorstellung von Energie gleichsetzen: Er meint nichts Stoffliches, Fassbares, sondern den Gewinn innerer wie äußerer Harmonie. Wenn wir einzelne Rezepte oder Therapieansätze aus diesem Kontext herauslösen, können wir nicht dieselbe Wirkung erzielen, wie wenn wir uns nur innerhalb eines bestimmten Heilsystems bewegten. Trotzdem zeigt die Praxis, dass von fernöstlichen Methoden auch Menschen aus anderen Kulturkreisen profitieren können.

Weltsichten und Lehrmeinungen

Unterschiedliche Problemsichten gibt es natürlich auch in den Heilkunden des Westens. Vor allem, wenn es um die Ernährung geht, wechseln die Lehrmeinungen rasch und vieles bleibt hypothetisch. Ist Milch ein gesundes Lebensmittel oder für die meisten Menschen unverträglich? Ist der Schleim, den manche Lebensmittel im Darm bilden, schädlich oder nicht? Ist Vollkorn auf jeden Fall zu empfehlen? Darüber streiten die Experten. Auch über die Fragen, ob probiotische Joghurts das Immunsystem wirklich stärken, und ob Darmspülungen mehr Risiken als Nutzen bringen. Die meisten Naturmediziner sprechen zum Beispiel von verhärteten Schlacken im Darm – die Fachärzte für den Verdauungsgang, die Gastroenterologen, bestreiten aber, dass es diese Ablagerungen überhaupt gibt. Wir haben uns deshalb bemüht, Ihnen auch Hintergrundinformationen über die einzelnen Verfahren zu liefern – eine Meinung müssen Sie sich selbst bilden.

Fest steht, dass der Darm auch in der naturwissenschaftlich orientierten Medizin wieder in das Zentrum der Körperbetrachtung rückt. Vor allem die Molekularbiologen decken ständig neue, wichtige Funktionen auf. Wenn Sie sich also entschließen, alle paar Jahre eine Darmkur mit innerer Reinigung und Heilfasten durchzuführen, um damit Ihren Organismus langfristig zu kräftigen, verbinden Sie jahrtausendealte Praktiken mit modernsten wissenschaftlichen Erkenntnissen.

Im folgenden Kapitel finden Sie verschiedenste Anregungen, wie Sie Ihren Darm vitalisieren können – je nach persönlichem Gusto und Zeitbudget. Die Ansätze sind vielfältig: Richtige Ernährung ist natürlich das A und O, wenn es um den Darm geht. Bewegung aktiviert den ganzen Organismus – wir bieten Ihnen aber auch ganz gezielte Übungen für den Bauch. Lokale Massagen und feuchte Wickel ergänzen das Programm. Sie erfahren auch, wie Sie mit Kräutern, Vitaminen und Milchsäurebakterien den Darm pflegen können. Schließlich helfen asiatische Heilgymnastik und Entspannung, das empfindliche Nervengeflecht im Bauch zu beruhigen. Zum Schluss finden Sie noch einige Hinweise, wie Sie alltägliche Beschwerden mit diesen sanften Methoden lindern können.

Wir wünschen Ihnen dabei viel Erfolg!

BEWEGUNG

Körperliche Aktivität ist für Ihren Darm noch wichtiger als für Ihr Herz: 13 Prozent aller Darmtumoren würden durch mangelnde Bewegung verursacht, erklärten Ärzte im Jahr 2002 auf dem internationalen Kongress zur Darmkrebsentstehung in Würzburg. Beim Herzinfarkt dagegen spiele körperliche Aktivität nur bei 5 Prozent der Patienten eine Rolle. Wer sich zu wenig bewegt, schadet seinem Darm; dabei zieht jeder negative Einfluss eine negative Wirkung nach sich: Dass die meisten Menschen einer sitzenden Tätigkeit nachgehen und sich auch in der Freizeit nur wenig rühren, lässt ihre Darmmuskeln erschlaffen. Zuerst verlängern sich dadurch nur die Transitzeiten des Nahrungsbreis und es kommt zu Verstopfung. Bewegt sich der Stuhl nur langsam durch den Darm, können ungesunde Abbauprodukte entstehen, die nicht richtig abtransportiert werden: Lymphe und Gewebsflüssigkeit werden gestaut. Es kommt zu Übergewicht, das wiederum die Bauchspeicheldrüse strapaziert. Erhöhte Insulinwerte wirken aber negativ auf die Schleimhaut des Dickdarms. So bilden sich Deformationen der Darmwand, die zu Divertikeln (Ausbuchtungen der Dickdarmwand), Analfissuren und Hämorrhoiden führen können.

Ihr persönliches Ziel sollte es deshalb sein, ausreichend Bewegung in Ihr tägliches Leben einzubauen. Sie brauchen dabei kein Hochleistungssportler zu werden, Sie müssen sich Aktivitäten nur zur täglichen Gewohnheit machen, sonst fällt Ihnen jeder neue Anlauf immer doppelt schwer. Schon der Vorsatz, prinzipiell nicht den Lift oder die Rolltreppe zu nehmen, sondern zu Fuß zu gehen, hilft – wenn Sie diesen Vorsatz durchhalten.

Eine Stunde intensive Bewegung am Tag sollte aber schon sein (Spazierengehen, Gartenarbeit, Treppensteigen und Sportarten wie Radfahren, Schwimmen oder Laufen) – denn ein Lebensstil mit viel Bewegung hält den Darm gesund. Und besonders gut für den Darm ist jede Gymnastik, die Bauch- und Beckenmuskulatur stärkt. Dann kann der Darm nicht schlaff werden und nach unten »durchhängen«. Im Folgenden finden Sie Anleitungen zu einfachen Übungen, mit denen Sie Ihre Darmmuskulatur mobilisieren können.

▶ Übung: Radfahren im Liegen

Die folgende Übung können Sie gleich morgens im Bett ausführen. Sie mobilisiert den Darm und macht munter – ein guter Start in den Tag:

Legen Sie sich auf den Rücken und heben Sie die Beine an (wichtig: kein Hohlkreuz machen, sonst schaden Sie Ihrem Rücken). Fahren Sie nun in der Luft Fahrrad: nicht nur geradeaus, sondern auch Kurven, indem Sie Ihre Beine leicht nach links und rechts senken. Die Beine wieder senken. Strecken Sie sich einmal ausgiebig im Liegen und atmen Sie dabei tief ein und aus.

Ziehen Sie dann die gebeugten Beine an den Bauch heran, heben Sie den Kopf, umfassen Sie Ihre Knie mit den Händen und schaukeln Sie mit dem ganzen Körper leicht hin und her: Das massiert den Rücken.

Rollen Sie sich dann langsam auf die Seite und stehen Sie ganz in Ruhe auf. Heben Sie die Arme und strecken Sie sich nun im Stehen noch einmal, dabei tief ein- und ausatmen. Die Übung dauert etwa fünf Minuten und kann gesteigert werden.

▶ Übung: Storch-Stehen

Ob zwischendurch im Büro oder unterwegs, für die nächste Übung findet sich immer Zeit – und Platz brauchen Sie dafür auch nicht viel:

Beginnen Sie, langsam auf der Stelle zu treten. Wenn Sie Ihren Körper gelockert haben und der Atem frei ist, ziehen Sie einen Oberschenkel hoch an den Bauch heran: zuerst rechts 5-mal, dann links

5-mal. Nun stellen Sie sich auf das rechte Bein und ziehen den linken Oberschenkel an Ihren Körper heran. Umklammern Sie ihn mit beiden Armen, drücken Sie ihn fest an Ihren Bauch und bleiben Sie etwa 15 Sekunden in dieser Position. Auf das andere Bein wechseln. Die gesamte Übung 5-mal wiederholen, auch mehrmals am Tag.

Übung: Bauch-Schnellen

Die folgende Übung wirkt vor allem auf den ersten Teil des Dickdarms, der vom Dünndarm aus im Bauchraum aufsteigt, und auf die Sigmaschleife, den gekrümmten Übergang zum Enddarm. An beiden Stellen staut sich oft der Darminhalt, dessen Abtransport beschleunigt werden kann. Machen Sie diese Übung mehrmals täglich:

Legen Sie sich auf den Rücken und stellen Sie die Beine leicht angewinkelt auf. Dann ziehen Sie den Unterbauch stark ein – dabei müssen Sie gleichzeitig kräftig und laut durch die Nase ausatmen. Danach lassen Sie den eingezogenen Bauch mit einem Ruck wieder in die Ruhelage zurückschnellen. 5-mal wiederholen, dann eine kurze Pause einlegen. Spüren Sie Ihren Bauch. Dann die Übung wiederholen, insgesamt 5-mal.

EINLÄUFE

Einläufe lösen nicht nur auf sanfte Weise Verhärtungen im Darm. Sie zählen zu den ältesten Methoden vorbeugender Gesundheitspflege und ihre Anwendung ist seit mehr als 5000 Jahren bekannt. Schon Hippokrates hat verschiedene Mischungen aus Wasser, Salz, Honig, Wein oder Olivenöl, die man in der Antike mithilfe von Schilfrohren, Fischblasen oder Kürbissen in den Darm einbrachte, beschrieben. Heute werden im Handel spezielle Lösungen, Klistierspritzen oder größere Irrigatoren angeboten. Genaue Hinweise gibt Ihnen der Apotheker. Während Einläufe von der Naturheilkunde als Stimulanz und Reinigung weiterhin empfohlen werden, sehen die meisten Gastroenterologen sie kritisch, vor allem, weil Einläufe Menschen vom normalen Stuhlgang entwöhnen können.

Info: Colon-Hydro-Therapie

Eine umfangreichere maschinelle Darmwäsche, die Colon-Hydro-Therapie, wurde von der amerikanischen Raumfahrtbehörde NASA entwickelt: als Verdauungshilfe für die Astronauten in der Schwerelosigkeit. Als Wellness-Therapie hat sie in den USA viele Anhänger gefunden und wird auch in Deutschland angeboten. Dabei werden große Mengen Wasser mit sanftem Druck in den Darm geleitet und die gelösten Substanzen über separate Schläuche ausgeschieden. Eine Therapiesitzung dauert zwischen 45 und 60 Minuten. Empfohlen wird eine Kur mit 5 bis 10 Anwendungen.
Die Therapie sollte nur von einem erfahrenen Therapeuten durchgeführt werden, um Kreislaufrisiken oder die Gefahr eines Darmdurchbruchs auszuschließen. Gastroenterologen warnen davor, dass durch diese Art der Therapie die Mikroflora im Darm empflindlich und dauerhaft gestört werden kann.

ENERGETISCHE MEDIZIN

Der Ausgleich der Energien und das ungehinderte Fließen ihrer Ströme im Körper ist in der asiatischen Heilkunde die Grundlage der Gesundheit und das Ziel aller Therapien. Bewegungslehren sollen die Lebensenergie, das so genannte Qi (»chi« gesprochen), genauso stärken wie Akupunktur und Diäten. Die Wurzel der Langlebigkeit sehen die Chinesen dabei nicht in einem schweißtreibenden Training, sondern in Übungen, die den Körper sanft dehnen und kräftigen, die Gelenke beweglich halten und vor allem im Einklang mit einer tiefen, gleichmäßigen Atmung und geistigen Ruhe sind.

Übung: Qi-Gong-Grundstellung

Qi Gong ist eine Art Heilgymnastik, die sowohl die Knochen und die Muskulatur als auch die inneren Organe und den Verdauungstrakt stärkt.

Stellen Sie sich aufrecht hin, die Füße in Schulterbreite auseinander. In den Knien sollten Sie locker bleiben, etwas einknicken – aber so, dass Sie stabil stehen. Ihre Arme hängen locker herunter. Ihr Kopf schwebt, so als wäre er an einem Faden an der Decke befestigt. Das Kinn ist leicht eingezogen. Die Augen sind geschlossen. Die Zunge wandert zum oberen Gaumen und ruht mit der Spitze an den Schneidezähnen. Sie verharren in dieser Position und atmen gleichmäßig ein und aus. Sie werden vollständig ruhig und gelassen.

Übung: Die Sehnen dehnen

Stehen Sie in der Qi-Gong-Grundstellung. Ziehen Sie nun die gespreizten Hände bei herabhängenden Armen nach oben, sodass die Finger nach vorn schauen. Drehen Sie dann die Handflächen so, dass die Finger zu den Seiten gerichtet sind. Heben Sie dabei die Fersen vom Boden. Drehen Sie die Hände wieder zurück in die Ausgangsposition und senken Sie die Fersen wieder auf den Boden. Die Knie halten Sie während der gesamten Übung immer leicht gebeugt. Wiederholen Sie die Übung 9-mal hintereinander.

Übung: Das »tierische Dehnen« im Taiji

Taiji ist die abstrakte Form des Zen-Kampfsports, der die innere Energie stärken und äußere Feinde, also auch Krankheiten, abwehren soll. Die Übungen ahmen unter anderem die Bewegungsabläufe von Tieren nach, die sich gut entspannen können und ihre Kräfte nur dann aktivieren, wenn sie diese zur Flucht oder Nahrungssuche benötigen. Beim Taiji werden Rumpf und Kopf als Einheit betrachtet und stets aufrecht gehalten. Der Scheitel, die Wirbelsäule und das Steißbein bilden eine Linie. Die Beine sind ständig leicht gebeugt und leiten so das Körpergewicht direkt auf die Füße weiter. Sie stehen stabil und die Bein- und die Gesäßmuskulatur werden gestärkt.

Führen Sie Ihre Arme langsam über den Kopf und strecken Sie sich – dehnen Sie zuerst auf der rechten Seite den Arm so weit wie möglich in die Höhe. Dabei folgen Sie der Bewegung mit dem rechten Fuß, bis nur noch die Fußspitze den Boden berührt. Dann mit der linken Seite wiederholen. Sie spüren, wie Sie dabei in die Länge gezogen werden und wie die Muskelspannung nachlässt. Wenn Sie das Bedürfnis haben, zu gähnen oder zu seufzen, geben Sie ihm nach – es entkrampft die Bauchmuskulatur und vertieft Ihre Atmung.

Übung: Yoga für die Verdauung

Das indische Yoga ist besonders stark mit dem Verdauungssystem verknüpft. Viele Übungen massieren den Darm. Es gibt spezielle Körperhaltungen (Asanas), um Gase auszuscheiden. Eine spezielle Technik arbeitet an so genannten Schleusen (Bandhas). Dabei wird die Muskulatur um Anus, Nabel und Geschlechtsorgane angespannt und gelockert. Ayurvedische Ernährung ergänzt die Übungen.

Setzen Sie sich mit gegrätschten Beinen auf den Boden. Fassen Sie Ihre angezogenen Füße oder Fußgelenke mit beiden Händen an. Atmen Sie ein und richten Sie sich dabei hoch auf. Atmen Sie dann aus, während Sie sich zum rechten Knie beugen. Atmen Sie wieder ein (erneut aufrichten) und aus (nun zum linken Knie beugen). Atmen Sie wieder ein (aufrichten) und aus (zur Mitte beugen). Wiederholen Sie die Übung 10-mal.

▶ Übung: Katze und Pferd

Folgende Yoga-Übung stärkt nicht nur Ihre Bauchmuskulatur, sondern reguliert das gesamte Verdauungssystem. Die Darmnerven, die die Peristaltik, die Muskelbewegungen des Darms, steuern, erhalten starke Impulse. Sie sollten dabei möglichst einen leeren Magen haben und die Übung am besten morgens oder abends vor den Mahlzeiten ausführen.

Gehen Sie in die Hocke: Die Knie sollten eng beieinander sein, sodass sich die Zehen berühren und die Fersen nach außen zeigen. Ihr Gesäß sollte so weit wie möglich in sitzender Position gesenkt sein. Nun beugen Sie sich vor und stützen Sie sich mit den Händen ab, sodass Sie stabil auf Füßen und Händen ruhen. Atmen Sie langsam und konzentriert aus, ziehen Sie dabei den Bauch ein und spüren Sie, wie das Zwerchfell nach oben zum Brustraum drückt. Ihr Bauch sollte so weit wie möglich eingezogen sein, dabei wölbt sich die Wirbelsäule. Den Kopf entspannt hängen lassen, sodass ein Katzenbuckel entsteht. Wenn Sie wieder langsam einatmen, heben Sie den Kopf: Die Wirbelsäule sinkt nach unten, und der Katzenbuckel verwandelt sich in einen leicht durchhängenden Pferderücken. Dabei entspannt sich die Bauchdecke, die inneren Organe können sich ausdehnen. Darauf folgt wieder ein Katzenbuckel. Wiederholen Sie diesen Wechsel 5 Minuten lang.

▶ Info: Akupunktur

Die Akupunktur ist Bestandteil der chinesischen Medizin und mobilisiert Blockaden der Energieströme entlang definierter Leitbahnen (Meridiane). Dazu werden hauchdünne Nadeln mit leichter Drehung in traditionell überlieferte Körperpunkte gesteckt. Das mobilisiert den Stoffwechsel und erzeugt Wärme im ganzen Körper.
Die Behandlung erfolgt im Liegen, die Nadeln bleiben 10 bis 20 Minuten in ihrer Position. Manchmal stellt sich ein Erfolg schon nach 1 oder 2 Sitzungen ein, oft muss die Akupunktur mehrere Male wiederholt werden. Sie hilft bei Bauchkrämpfen und bei nervösen Magenbeschwerden.

▶ Info: Shiatsu

Shiatsu ist die japanische Variante der chinesischen Akupunktur. Sie arbeitet aber nicht mit Nadeln, sondern ist eine energetische Massage entlang derselben Leitbahnen. Der Therapeut bearbeitet die Linien mit kräftigem Fingerdruck, Klopfen und Pressen.

ENTSPANNUNG

Der Bauch ist das zentrale Organ unseres Gefühlslebens. Er nimmt viele Einflüsse aus der Umwelt auf und reagiert darauf äußerst sensibel. Körperliche und seelische Anspannung wirkt sich schlecht auf den Darm aus. Umgekehrt können gezielte Entspannungsübungen Linderung bei vielen Beschwerden bringen. Selbst bei so alltäglichen Symptomen wie Blähungen, Verstopfung oder Hämorrhoiden sind autogenes Training, Atemübungen oder Meditationen hilfreich. Gleichzeitig erhöhen Entspannungsübungen das Wohlbefinden.

▶ Übung: Bewusst atmen

Durch enge Kleidung oder langes Sitzen atmen wir zu flach: Dadurch leben wir nur mit einem Teil der uns verfügbaren Energie. Die Lunge dehnt sich nicht bis zum Bauchraum hin aus, und der Atem bewegt die Eingeweide nicht. Die Kulturen Asiens widmen dem Atem sehr viel mehr Aufmerksamkeit, als wir es tun. Er ist zentral bei der Meditation, der Loslösung des Bewusstseins vom Körper, und die Basis für Lebensenergie. Viele Atemübungen stammen ursprünglich aus östlichen Meditationstechniken. Ihr Ziel ist, dem Atem zu erlauben sich auszubreiten, ihn aufmerksam zu begleiten und sich den energetischen Vorgang des Atmens bewusst zu machen:

Setzen Sie sich an einen ruhigen Platz, vielleicht in den Schneidersitz. Es kann aber auch ein Stuhl sein, auf dem Sie mit leicht geöffneten Beinen sitzen. Ihre Kleidung sollte nicht beengend sein. Konzentrieren Sie sich: Atmen Sie nach jedem Einatmen langsam und bewusst aus – dann die Luft kurz anhalten. Mehrere Male normal weiteratmen, dann die Übung wiederholen. Nun ein Nasenloch zuhalten und nur durch das andere Luft holen, wechseln. Führen Sie diese Übung 5 Minuten lang aus.

Übung: »Es atmen lassen«

Legen Sie sich ausgestreckt auf den Rücken, die Hände neben Ihren Körper. Ihre Augen sind geschlossen, Sie entspannen sich. Sie spüren, wie Ihr Kopf, die Schultern, der Rücken, das Gesäß, die Arme und Beine auf dem Boden aufliegen. Lassen Sie sich viel Zeit. Entspannen Sie auch Ihren Mund: Die Lippen liegen locker aufeinander.

Beachten Sie, wie Ihr Atem kommt und geht. Stellen Sie sich vor, wie sich Ihr Brustkorb beim Einatmen mit Luft füllt, dabei die Rippen weiter werden und das Zwerchfell nach unten gedehnt wird. Legen Sie nun eine Hand auf den Bauch und versuchen Sie, in diese Hand zu atmen. Sie merken, wie sich der Bauch beim Einatmen hebt und beim Ausatmen senkt. Atmen Sie langsam aus und warten Sie, bis Sie »von allein« wieder mit Atem gefüllt werden.

Übung: Hunde-Hecheln

Ahmen Sie das Hecheln eines Hundes nach: Dabei werden Zwerchfell und Bauch ganz schnell auf- und abbewegt. Das trainiert den Bauch und entspannt.

Info: Autogenes Training

Der Psychiater Heinrich Schultz (1884–1970) entwickelte das autogene Training, eine Art Selbsthypnose. Diese Technik versetzt Körper und Seele in eine Art verminderten Bewusstseinszustand, in dem Sie durch Suggestion beeinflussbar sind. Beim autogenen Training ist man hellwach, befindet sich aber dennoch in einem Zustand vertiefter Konzentration. Neben allgemeinen Übungen, die vor allem Schwere und Körperwärme vermitteln, gibt es auch spezifische Organübungen, zum Beispiel solche für die Verdauungsorgane.

Beim autogenen Training können funktionelle Veränderungen, wie Herzrasen, auftreten. Deshalb werden die Übungen am besten mit einem professionellen Trainer erlernt und besprochen.

Info: Progressive Muskelentspannung

Die progressive Muskelentspannung ist ein Gegenpol zum autogenen Training, denn die Muskeln werden zuerst angespannt und dann nach und nach gelockert. Der amerikanische Physiologe Edmund Jacobsen (1885–1976) hatte herausgefunden, dass das die Durchblutung im Organismus fördert. Progressive Muskelentspannung wird unter anderem als Therapie bei Reizdarm eingesetzt.

Übung: Muskeln an- und entspannen

Legen Sie sich entspannt auf den Rücken, am besten auf eine weiche Unterlage. Ballen Sie jetzt die rechte Hand zur Faust, zählen Sie bis 10 und entspannen Sie die Hand dann. Nun dasselbe mit der linken Hand ausführen. Danach mit beiden Händen gleichzeitig. So gehen Sie die Muskelgruppen des ganzen Körpers durch. Wichtig: Während der Übung, auch in der Anspannungsphase, sollten Sie nicht den Atem anhalten, sondern ruhig weiteratmen. Fühlen Sie, wie sich Ihre Körperwärme verändert.

Info: Feldenkrais

Bei Störungen des Darmnervensystems hilft Feldenkrais, eine Art Psychogymnastik, die der Arzt Moshe Feldenkrais (1904–1984) entwickelte. Feldenkrais ging davon aus, dass falsche Bewegungsmuster Körper und Psyche verhärten. Sehr einfache und langsame Übungen in Kombination mit kontrolliertem Atmen sollen den Körper wieder spürbar werden und zu den ursprünglichen Bewegungsmustern der Kindheit zurückkehren lassen. Dabei ergeben sich erstaunliche Effekte der Mobilisierung. Seelisch-geistige Blockaden lockern sich.

ERNÄHRUNG

Der Darm ist die größte Kontaktfläche zu unserer Außenwelt. Er ist Mittler zwischen außen und innen. Es ist deshalb entscheidend, was wir täglich essen und wie wir das tun. Folgende Grundregeln helfen Ihrem Darm und Ihrer Gesundheit:

▶ Tipp: In Ruhe und zur rechten Zeit essen!

Gönnen Sie Ihrem Verdauungssystem Ruhepausen, indem Sie es nicht dauernd mit Kleinigkeiten voll stopfen: Essen Sie nicht zu viel und nicht zu oft, lieber in Ruhe anstatt im Stehen oder Gehen. Vermeiden Sie Snacks und Fast Food.

▶ Tipp: Morgens wie ein Kaiser

Nehmen Sie morgens ein reichhaltiges Frühstück zu sich, denn da ist Ihr Darm am aktivsten und kann die enthaltenen Nährstoffe besonders gut verwerten.

▶ Tipp: Mittags eine warme Mahlzeit

4 bis 5 Stunden nach dem Frühstück ist der beste Zeitpunkt für eine warme Mahlzeit. Nicht unbedingt abends, denn nachts schläft auch Ihr Darm. Er wird erst gegen 3 Uhr wieder aktiv und erreicht seine höchste Leistungsbereitschaft am Vormittag.

▶ Tipp: Dinner Cancelling

Nachts bleibt das Essen im Darm liegen und fängt an zu gären, vor allem, wenn es viel Eiweiß (Fleisch, Fisch) enthält. Vermeiden Sie also vor allem schwere Speisen am Abend. Wenn Sie es dagegen schaffen, 1- bis 2-mal wöchentlich ganz auf ein Abendessen zu verzichten, entlastet das nicht nur den Darm, sondern ist auch gut für Ihre Figur: Das »Dinner Cancelling« führt zu einer leichten Unterzuckerung und regt so den Hormonhaushalt an. Sie sollten an diesen Abenden keinen Alkohol und keine zuckerhaltigen Getränke zu sich nehmen.

▶ Tipp: Nicht müde essen

Essen Sie nicht, wenn Sie müde sind, das beeinträchtigt Ihre Verdauung. Legen Sie sich zum Beispiel vor dem Essen 5 Minuten auf die Couch.

▶ Tipp: Maßvoll genießen

Vermeiden Sie häufige Zwischenmahlzeiten und gönnen Sie Ihrem Darm Ruhepausen. Auch zu ausgiebige Mahlzeiten belasten das Verdauungssystem.

▶ Tipp: Weniger Fleisch und tierisches Eiweiß

In den Regionen der Welt, in denen weniger Fleisch und stattdessen mehr Getreide und Gemüse gegessen wird, wie in Asien oder in Afrika, tritt Dickdarmkrebs sehr viel seltener auf als bei uns in Europa oder in den USA. Eine Studie aus den USA zeigt, dass Personen, die täglich rotes Fleisch wie Schwein, Lamm oder Rindfleisch essen, ein zweieinhalbfach höheres Risiko haben, an Darmkrebs zu erkranken, als solche Personen, die helles Fleisch wie Geflügel oder Kaninchen essen.

▶ Tipp: Mehr Ballaststoffe

Ballaststoffe sind pflanzliche Substanzen, die keinen direkten Nährwert haben, aber dennoch gesund sind. Ballaststoffe binden Wasser und vergrößern so die Menge des Stuhls, wodurch er weicher und schneller transportiert wird. Sie sind außerdem Futter für die Darmbakterien, die durch ihr Wachstum für ein gesundes Säureklima im Dickdarm sorgen. Zusätzlich enthalten die Schalen des Getreides oder die Fasern von Salat und Gemüse wertvolle sekundäre Pflanzeninhaltsstoffe, die entzündungshemmend und Krebs vorbeugend wirken. Erhöhen Sie deshalb den Anteil an frischem Obst und Gemüse sowie an Vollkornprodukten.

Tipp: Resistente Stärke

Besonders wirksam bei der Krebsvorbeugung ist resistente Stärke. Unreife Kochbananen enthalten viel davon. Sie werden wegen ihrer Schleimbildung bei Magenreizungen empfohlen. Auch gekochte und wieder abgekühlte Kartoffeln (beispielsweise als Salat) und Spaghetti besitzen viel resistente Stärke.

Tipp: Gemüse zur Entschlackung

Neben Ballaststoffen enthält Gemüse oft schleimlösende und entgiftende Substanzen. Das gilt besonders für Brennnesseln (man kann die jungen Triebe wie Spinat zubereiten), Olivenöl, Rosmarin, Schnittlauch, Winterportulak, Tomaten, Weintrauben und Zucchini. Den Abtransport der Giftstoffe über die Lymphe fördern im Besonderen Bierhefe, Kohl, Salbei, Thymian und Zitronenmelisse.

Tipp: Auf gesunde Fettsäuren achten

Positiv auf die Darmschleimhaut scheinen sich einfach ungesättigte Fettsäuren auszuwirken, die auch in Olivenöl enthalten sind. Bio-Milch von Kühen, die besonders viel Heu und frisches Gras gefressen haben, enthält 2- bis 3-mal mehr einer speziellen, den Darm schützenden Linolsäure (CLA).

Tipp: Gesund würzen – Ingwer und Kurkuma

Wohltuend für den Darm ist Kurkuma (Gelbwurz), ein asiatisches Gewürz, das Bestandteil des Currypulvers ist und diesem die gelbe Farbe verleiht. Über die Stimulierung der Gallensäfte regt es die Bauchspeicheldrüse und damit die Darmsäfte an. Studien zufolge verringert es das Risiko, an Darmkrebs zu erkranken. Kurkuma passt zu vielen Gerichten oder kann als Kur zu Fastentagen in Wasser verrührt getrunken werden. Entgiftend, darmschonend und besonders gesund ist auch der Saft der Ingwerwurzel, die nicht nur in der exotischen Küche verwendet werden kann.

Tipp: Giftstoffe vermeiden

Nahrung kann Substanzen enthalten, die die Darmschleimhaut schädigen oder sogar Krebs erregend sind, zum Beispiel Nitrosamine oder Alkohol. Wenn Fleisch zu heiß gebraten wird, entstehen polyzyklische aromatische Kohlenwasserstoffe und heterozyklische Amine, die ebenfalls im Verdacht stehen, Darmkrebs zu fördern.

Tipp: Auf Unverträglichkeiten achten

Verdauungsprobleme können die Folge einer Unverträglichkeit eines bestimmten Lebensmittels sein. Diese ist nicht so einfach durch einen Test abzuklären wie eine Allergie. Sie brauchen etwas Geduld, um dem problematischen Lebensmittel auf die Spur zu kommen.

Versuchen Sie, 4 Wochen lang ein Ernährungstagebuch zu führen. Schreiben Sie Ihre Symptome und Beobachtungen im Zusammenhang mit Lebensmittelunverträglichkeiten genau auf und verzichten Sie dann auf alle Nahrungsmittel, von denen Sie glauben, dass sie Ihnen nicht gut tun könnten. Wenn Sie die verdächtigen Substanzen nach und nach wieder in Ihren Speiseplan aufnehmen, können Sie herausfinden, was und wie viel der betreffenden Substanz Ihnen bekommt, oder ob Unverträglichkeiten auftreten.

Achtung: Viele Menschen reagieren empfindlich auf den Milchzucker Laktose. Unter anderem zeigen Studien, dass jeder dritte Colitis-ulcerosa- oder Morbus-Crohn-Kranke überempfindlich auf Laktose reagiert. Die kritische Substanz steckt aber nicht nur in Milchprodukten, sondern ist unter anderem auch als Zusatzstoff in sehr vielen industriell hergestellten Fertigprodukten und Wurst zu finden.

▶ Tipp: Säure-Basen-Gleichgewicht

Viel tierisches Eiweiß in Verbindung mit fehlenden Ballaststoffen und zu wenig Gemüse führen zu einer ungesunden Verschiebung des Säure-Basen-Haushalts im Körper. Übersäuerung schädigt den Stoffwechsel auf vielfältige Weise, unter anderem erhöht sie das Risiko der Osteoporose, denn der Körper löst Kalzium aus den Knochen, um den Säureüberschuss zu neutralisieren. Außerdem entstehen durch die Säure Nieren- und Gallensteine, Rheumatismus und Gicht, Herz-Kreislauf-Probleme und Zahnleiden. In vielen Fällen kommt es auch zu chronischer Verstopfung.
Säurebildner sind neben den tierischen Eiweißen in Fleisch, Wurst, Fisch und Meeresfrüchten auch Eier, Joghurt und Käse (je weniger Fett, desto mehr Säure), außerdem Zucker, Süßigkeiten, Kaffee, Tee und Alkohol. Aber selbst ausgesprochen gesunde Lebensmittel wie Getreide (allerdings hier vor allem die weniger nährstoffreichen Weißmehlprodukte), Buchweizen und Nüsse (außer Mandeln) sowie Tomaten, Rosenkohl, Spargel, Sauerkraut, Kresse, Sauerampfer und Rhabarber zählen dazu.
Es kann also nicht darum gehen, Nahrungsmittel zu vermeiden, weil sie die Säurebildung fördern, sondern darum, sie mit basischen zu kombinieren. Dazu zählen viele Gemüse und Salate wegen ihres hohen Anteils an Ballaststoffen sowie kaliumreiches Obst und Milchprodukte (außer Käse).

▶ Tipp: Ernährung langsam umstellen

Vollkorn und Rohkost enthalten besonders wertvolle Inhaltsstoffe, aber der Umgang mit ihnen will gelernt sein. Bei vielen Menschen führt Vollwertkost zu Blähungen – am besten ist, Sie fangen mit kleinen Portionen an und probieren selbst aus, was und wie viel Ihnen gut tut. Einige Naturheilkundler wie der Erfinder der Bachblüten-Therpie, Edward Bach (1886–1936), plädieren dafür, einen möglichst großen Anteil der täglichen Nahrung als Rohkost zu essen. Rohkost im Übermaß wird aber nicht von allen Menschen gut vertragen. Zu empfehlen ist deshalb zum Beispiel, Obst und Rohkost nicht später als bis zum frühen Nachmittag zu essen. Dann stellt der Verdauungstrakt nämlich noch alle Enzyme zur Verfügung, um den hohen Celluloseanteil der Nahrung verarbeiten zu können. Später kann es zu übermäßiger Gärung kommen, bei der Schadstoffe entstehen. Welche und wie viele das sind, hängt unter anderem von der individuellen Zusammensetzung der Mikroflora im Darm ab.

▶ Tipp: Vorsicht vor Verstopfung

Schwarzer Tee, Schokolade, Bananen, Rotwein, Kakao und Weißmehlprodukte, Nudeln und weißer Reis, Süßigkeiten, Bohnen und gelbe Erbsen fördern den Stau im Darm. Vollkornprodukte, Obst, Gemüse, Nüsse, Salat, Tomaten, Radieschen und Rhabarberkompott beschleunigen die Verdauung.
Die ayurvedische Medizin empfiehlt, bei der Zubereitung der Nahrung kalt gepresste pflanzliche Öle oder geklärte Butter (Ghee, aus dem Asienladen) zu verwenden, um das »Verdauungsfeuer« anzufachen.

▶ Tipp: Lieber fasten statt hungern!

Sie sollten täglich 2 bis 3 Liter Flüssigkeit zu sich nehmen. Am besten Mineralwasser, Fruchtsaftschorlen und Kräutertees, aber keine schwarzen Tees oder Kaffee, weil diese entwässernd wirken. Cola und Alkohol sind nicht gesund.

▶ Tipp: Keine Hungerkuren!

Einseitige Ernährung bringt den Stoffwechsel Ihres Darms durcheinander. Das merken Sie schon allein daran, dass der Darm während des Hungerns mehr Kalorien aus der reduzierten Nahrung herausholt und Sie deshalb unmittelbar nach einer Diät erst recht zunehmen (Jo-Jo-Effekt). Eine gesunde Alternative zur Hungerdiät sind Fastenkuren, die Nährstoffmängel gezielt vermeiden.

FASTENKUREN

Eine Darmreinigung durch Einläufe oder Salze ist der erste Schritt zu einer Fastenkur. Diese soll den Darm entlasten und den gesamten Organismus entgiften. Sie macht nicht nur den Kopf klar und beruhigt die Nerven, sondern hilft auch, eine neue Ordnung im Darm aufzubauen. Beim Heilfasten müssen täglich 2 bis 3 Liter Flüssigkeit (am besten Kräutertee und Wasser) getrunken werden, um die Nieren zur Entgiftung anzuregen.

▶ Info: Semmel-Kur nach F. X. Mayr

Der österreichische Naturarzt Franz Xaver Mayr (1875–1965) musste im Ersten Weltkrieg seine Kranken mit altem Weißbrot und Haferschleim ernähren. Aus der Erkenntnis, dass diese Sparkost den Kranken außerordentlich gut tat, entwickelte er später ein System des Heilfastens. Mayr kritisierte besonders die Überlastung des Darms in der Überflussgesellschaft durch schnelles Essen und ungenügende Verdauung.

Sein Ziel war die Wiederbelebung des ursprünglichen Ess-Instinkts: Jeder Mensch müsse selbst ausprobieren, was und wie viel ihm gut täte und wieder das Gefühl dafür entwickeln. Wichtiger als Patentrezepte war ihm das häufige Kauen, das Schlacken lösen und Giftdepots im Körper mobilisieren sollte. Die Aktivierung der Verdauungsenzyme bereits im Mund macht laut Mayr sogar Milch (in kleinen Mengen) für jedermann verträglich. Ergänzt wird die Mayr-Kur durch manuelle Bauchmassagen, viel Flüssigkeit (Kräutertees, Wasser) und Entspannungstechniken.

▶ Anwendung: Semmel-Fasten nach Mayr

2 bis 4 Tage alte, luftgetrocknete Brötchen, die in ihrer Konsistenz »derb-elastisch« sein sollen, werden in winzigen Bissen ausdauernd gekaut, jeder Bissen 30- bis 50-mal. Dazu wird von einem Löffelchen etwas Milch geschlürft – alles mit voller Konzentration auf den Essvorgang.

Zur begleitenden Darmreinigung empfielt Mayr: 1 gestrichener TL Bittersalz auf 1/4 l Wasser und 5 Tropfen Zitronensaft – frühmorgens, auf nüchternen Magen. Das Frühstück soll erst 45 Minuten danach eingenommen werden.

▶ Anwendung: Obstkur

Obst enthält viele Vitamine, Mineralien, Ballaststoffe und andere bioaktive Substanzen. Die Früchte werden schnell verdaut und sie enthalten alles, was der Zellstoffwechsel braucht:

Mindestens 3 Tage nur Obst essen, zwischen 1 Pfund und 3 Kilo täglich, am besten in vielen kleinen Portionen. Diese Kur kann mit einer einzigen Obstsorte durchgeführt werden (z. B. Trauben), es eignen sich aber auch Mischungen von Äpfeln, Bananen, Aprikosen, Nektarinen, Pflaumen, Papaya und Kiwi.

Vorsicht: Sehr säurehaltiges Obst kann im Übermaß genossen die Schleimhäute reizen oder gar schädigen. Begleitet werden sollte die Obstkur von der 3-mal wöchentlichen Einnahme von Glaubersalz (30 – 40 g in 500 bis 750 ml Wasser auflösen).

▶ Anwendung: Olivenöl-Fasten

Besonders gut geeignet für eine kleine Fastenkur ist Olivenöl. Der Nahrungsverzicht hält den Darm frei von Schlacken und das Öl löst Rückstände.

Trinken Sie 4- bis 5-mal täglich ein halbes Glas frisch gepressten Orangensaft, gemischt mit 2 EL reinem Olivenöl (kaltgepresst, aus nativer, also erster Pressung). Gegenanzeigen: Nicht bei Gallenleiden!

▶ Anwendung: Molke-Tageskur

Der wässrige Auszug der Kuhmilch – die Molke – ist sehr eiweißarm und leicht verdaulich. Molke ist praktisch fettfrei. Die Kombination mit Kräutertees

(Brennnessel, Schafgarbe und Weißdorn) oder Frischpflanzensäften fördert die Entgiftung. Schon eine eintägige Kur regt die Leber-Galle-Funktionen an und wirkt gegen Verstopfung:

Morgens auf nüchternen Magen 2 Tassen Kräutertee trinken. Danach einen Einlauf zur Darmreinigung machen. Zum Frühstück 1 Glas Molke mit 2 EL Löwenzahn-Frischpflanzensaft (aus dem Reformhaus) vermischen. Mittags 1 Glas Molke mit 2 EL Schafgarbe-Frischpflanzensaft und nachmittags 1 weiteres Glas mit 2 EL Artischocken-Frischpflanzensaft trinken. Am Abend wiederum 1 Glas Molke mit 2 EL Löwenzahn-Frischpflanzensaft. Zwischendurch verschiedene Kräutertees trinken.

▶ Info: Heilfasten nach Pischinger

Der Internist Alfred Pischinger (1899–1983) sah in der »Grundregulierung« die Basis eines funktionierenden Organismus. Darunter verstand er einen ausgeglichenen Säure-Basen-Haushalt und den ungehinderten Transport der Gewebsflüssigkeiten, die Nähr- und Botenstoffe zwischen den Zellen hin- und hertransportieren. Um blockierende Schlacken im Organismus abzubauen, soll der Darmtrakt zunächst mit Bittersalzen gereinigt werden. Zusätzlich werden basische Suppen und Säfte verabreicht, um Säuren zu neutralisieren, sowie Lein- und Flohsamenschalen als Massebildner und gerbstoffhaltige Flüssigkeiten zum Binden der Giftstoffe.

▶ Info: Heilerde-Kur

Aus den USA stammt eine Fastenkur mit Heilerde. Die Einnahme von Tonerde oder Vulkanasche (Bentonit, Bimsstein) über eine Woche hinweg soll Schlacken im Darm lösen. Sanfter ist die Kur, wenn sie mit der weniger aggressiven Grünen Mineralerde durchgeführt wird. Parallel dazu dienen Einläufe und Flohsamenschalen dem raschen Abtransport der gelösten Stoffe.

▶ Info: Colon-Sanierung nach Gray

Im Zentrum der Therapie des amerikanischen Naturheilkundlers und Ernährungsberaters Robert Gray (1946–1990) stehen schleimbildende Substanzen, die zu Ablagerungen im Darm führen sollen. Die Existenz dieser Ablagerungen ist medizinisch umstritten.
Gray empfiehlt neben einer grundlegenden Umstellung der Essgewohnheiten auf »nicht-mukoide« Nahrungsmittel die Reinigung mit Kräutern, die der Schleimbildung entgegenwirken (Brennnessel oder Haferstroh, Lobelie und Spitzwegerich). Sie sollen als Tee oder Pulver (zermahlene, getrocknete Blätter), roh oder als Frischpflanzensaft zu sich genommen werden.

▶ Info: Ayurveda-Kur

Innere Reinigung und Abführen sind wesentliche Bestandteile der traditionellen indischen Ayurveda-Heilkunde. Häufig angewendet wird dabei das Verfahren des Shank prakschalana: Ein abführendes Kräutergemisch aus Meersalz und Heilpflanzenextrakten, das Malashudi-churna-Pulver, soll Leber und Nieren zur Entgiftung anregen und verhärtete Schleimhautreste abtragen. Um die Lösung gut zu verteilen, werden nach dem Trinken Yoga-Übungen durchgeführt. Danach findet eine Darmentleerung statt. Dieser Vorgang wird bis zu 6-mal wiederholt – das dauert etwa 2 Stunden. Damit der Darm dabei nicht austrocknet, wird gleichzeitig ein Klistier aus Sesamöl und Wasser verabreicht. Danach wird ein Reisgericht mit geklärter Butter (Ghee) gegessen.

MASSAGE

Massagen stimulieren den Blutkreislauf, regen Lymphe und Haut zur Entgiftung an und lösen natürliche Verspannungen – alles zusammen hilft auch dem Verdauungsapparat.

Anwendung: Bürsten-Massage

Vor allem morgens nach dem Aufstehen liefert diese Massage, die nur 5 Minuten dauert, Energie für den ganzen Tag:

Verwenden Sie eine trockene Massagebürste mit Naturborsten. Lassen Sie diese mit sanftem Druck über jede Körperpartie streichen. Nicht kreisen, sondern schwungvoll damit über die Haut »wischen«. Stets in Richtung Unterleib bürsten: über Hals, Schultern und Rumpf abwärts, dann über Arme, Beine und Hinterteil nach oben. Auf den Schultern und dem oberen Rücken auch in seitliche Richtung massieren.

Anwendung: Bauchmassage

Sie können den Bauch natürlich auch direkt massieren, mit einer weichen Bürste oder mit der Hand:

Legen Sie sich auf den Rücken und winkeln Sie die Beine leicht an. Mit der flachen Hand, die nicht kalt sein sollte, streichen Sie langsam im Uhrzeigersinn über die Bauchdecke, von rechts unten nach oben, nach links über den Magen und wieder hinunter. Beginnen Sie mit weit ausholenden Kreisen, die auch den Brustkorb und Teile des Beckens noch erfassen. Dann werden die Kreise immer kleiner und enger, bis sie am Nabel enden. Danach weiten Sie die Kreise wieder aus.
Legen Sie zum Schluss eine Hand auf die Magengrube (knapp unterhalb des Brustbeins) und streichen Sie mit ihr nach unten über den Bauch.

Info: Fußreflexzonen-Massage

Auf der Fußsohle spiegeln Reflexzonen bestimmte Organe des Körpers wider, darunter natürlich auch einzelne Punkte des Verdauungstrakts, die über diese Reflexzonen stimuliert werden können. Die Bauchorgane finden sich im Bereich der Fußwurzelknochen, die Großzehe entspricht dem Kopf und die Ferse dem Becken.

Die Fußreflexzonen-Behandlung wurde in Indien und China schon vor 4000 bis 5000 Jahren angewendet und erfordert eine besondere Technik. Am besten lassen Sie die Fußmassage von dafür ausgebildeten Fachkräften ausführen.
Wenn Sie sich selbst massieren, seien Sie deshalb sehr behutsam: Fußreflexzonen-Massage kann enorme Wirkung haben und sogar schmerzhaft sein! Die Reflexzonen für den Darm liegen auf den Innenseite der Fußsohlen, dort, wo sie leicht erhoben sind, in Richtung der Ferse. Massieren Sie diese Region mit festem Druck der Fingerkuppen. Vor allem der linke Fuß ist dabei von Bedeutung: Er repräsentiert den absteigenden Strang des Dickdarms. Gehen Sie öfter mal barfuß – das stimuliert auch den Darm!

MEDITATION

In östlichen Kulturen führt Meditation über das bewusste Erleben von Körperlichkeit zur geistigen Erleuchtung. In der abendländischen Kultur, die Körper und Geist als etwas grundsätzlich voneinander Getrenntes erlebt, fungiert Meditation als Technik zum Erspüren von Körper und Körperlichkeit im Hier und Jetzt.

Meditation kann nicht an einem Tag erlernt werden – dies ist ein langer Prozess. Es lassen sich aber auch mit einfachen Anfangsübungen bereits gute Erfolge erzielen.

Übung: Loslassen

Setzen Sie sich im Schneidersitz auf den Boden und lassen Sie die Arme locker auf Ihren Knien ruhen, die Handflächen zeigen nach oben. Schließen Sie dann die Augen.
Konzentrieren Sie sich auf das Empfinden Ihres Körpers. Wenn Ihnen Gedanken an den Alltag durch den Kopf ziehen und Sie nicht abschalten können,

halten Sie die Gedanken nicht fest, lassen Sie sie fließen. Konzentrieren Sie sich auf Ihren Körper, indem Sie seine verschiedenen Teile spüren und wahrnehmen. Achten Sie vor allem auf den Rhythmus Ihres Atems, spüren Sie, wie er langsam tiefer wird und leichter zugleich, hören Sie auf Ihr Herz.
Registrieren Sie, wo Sie sich wohl fühlen und wo nicht, aber versuchen Sie nicht, das zu ändern. Stehen Sie zu Ihren Empfindungen. Lassen Sie Gedanken vorbeiziehen, versuchen Sie, Ihren Körper ganz im Augenblick zu spüren.
Mit jedem Einatmen nehmen Sie neue Energie auf, mit jedem Ausatmen verlassen Spannung und negative Gedanken Ihren Körper. Genießen Sie den Frieden, der Sie mehr und mehr erfüllt. Machen Sie diese Übung regelmäßig, am besten jeden Morgen etwa 20 Minuten lang.

Übung: Tennisball fokussieren

Wenn Sie sich bei einer Meditation oder Atemübung nur schwer konzentrieren können, hilft der folgende Trick:

Legen Sie sich auf den Rücken, mit einem Tennisball unter dem Kreuzbein. Das ist zunächst unangenehm und tut weh. Atmen Sie in den Bauch hinein und stellen Sie sich dabei vor, Ihr Ausatmen würde wie ein kleiner Strom an der Stelle, wo der Ball liegt, vorbeistreichen, zum Ende des Steißbeins fließen und dort Ihren Körper verlassen. Wiederholen Sie die Übung 10-mal.

MIKROFLORA-AUFBAU

Welche Arten von Bakterien im Darm leben (Mikroflora), hat entscheidenden Einfluss auf die Verdauung und das Immunsystem, denn es gibt gesunde und weniger gesunde Bakterien. Ihre Zusammensetzung kann jedoch gezielt beeinflusst werden.

Info: Präbiotika

Präbiotika sind Substanzen, die von den Darmbakterien vergärt werden können und dadurch eine positive Wirkung auf die Darmflora haben. Sie senken den pH-Wert im Darm und steigern das Volumen des Darminhalts. Dazu gehören zum Beispiel Inulin und Fructooligosaccharide, zwei Zuckerformen, die vielen Light-Produkten zugesetzt werden, zum Beispiel Fruchtsäften, Joghurt und Müslimischungen. Sie finden sich aber auch in Artischocken, Lauch, Knoblauch, Kiwis, Kohl, Möhren, Zwiebeln, Topinambur, Hirse und Chicorée.

Tipp: Konjacmehl und Colostrum

Ein besonders quellaktives und kalorienarmes Präbiotikum sind Nudeln aus Konjacmehl, die man in Asienläden kaufen kann. Die Stärke der Konjacpflanze hat das größte Quellvermögen aller bekannten Faserstoffe.
Ein Präbiotikum aus der Apotheke ist das Colostrum, die Primärmilch der Kuh. Sie ist leicht verdaulich, also gut für den Organismus verfügbar und reich an Wachstumsfaktoren für die gesunden Milchsäurebakterien.

Info: Probiotika

Probiotika sind Lebensmittel, die gesunde Milchsäurebakterien enthalten. Diese sollen die Darmwand besetzen und den Darm saurer machen, um Krankheitserregern das Überleben zu erschweren. Joghurt wird zum Beispiel von jeher gute Wirkung auf den Darm nachgesagt.
Äußerst gefragt sind seit einigen Jahren probiotische Milchprodukte, denen speziell gezüchtete Bakterien zugesetzt werden. Im Gegensatz zum normalen Joghurt soll ein größerer Anteil der enthaltenen Milchsäurebakterien die Passage durch den sauren Magen überleben. Um eine dauerhafte Besiedlung mit probiotischen Bakterien zu erreichen, müssen diese Joghurts allerdings ständig verzehrt werden.

Tipp: Milchsauer Vergorenes

Die traditionelle Konservierungsmethode, bestimmte Lebensmittel wie Kraut oder Gurken gären zu lassen, liefert auf natürliche Weise besonders viele Milchsäurebakterien. Rohes Sauerkraut fördert die Verdauung und reinigt grundlegend den Darm, vor allem wenn sein Saft morgens auf nüchternen Magen getrunken wird. Es bläht aber auch. Achtung: Im Supermarkt erhältliches Sauerkraut ist meist nach der Herstellung kurz erhitzt worden, um das Kraut haltbar zu machen. Dabei werden aber auch die Milchsäurebakterien abgetötet. Verwenden Sie daher besser Sauerkraut aus dem Reformhaus; sehr zu empfehlen ist auch frischer Kohlsaft. Zwischen oder nach den Mahlzeiten ein kleines Glas trinken, eventuell mit Wasser verdünnt.
Weißkohl ist übrigens auch unvergoren sehr gesund: Er enthält wie andere Kohlsorten auch organisch gebundenen Schwefel, der für das Entgiftungssystem des Körpers von zentraler Bedeutung ist. Außerdem finden sich dort wichtige krebsvorbeugende Stoffe.

Tipp: Brottrunk

Das Getränk aus Reformhaus oder Apotheke enthält rechtsdrehende Milchsäure; diese mit L(+) gekennzeichnete Säure ist vom Organismus leichter abzubauen als die linksdrehende L(-). Sie stärkt den schwach sauren pH-Wert im Dickdarm und bremst so die Vermehrung von Krankheitserregern. Einigen Studien zufolge werden auch störende Hefepilze (Candida) im Darm verdrängt. Ganz ähnlich wirkt Kwasz, ein russisches Nationalgetränk, das aus Vollkornbrot, aber auch aus Malz, Früchten oder Zwieback hergestellt werden kann.

Info: Kombucha

Das Teegetränk mit vielen Enzymen und Milchsäurebakterien hat in Asien eine lange Tradition. Es besteht aus Tee, der durch Hefen und Milchsäurebakterien vergoren wurde. Es regt den Stoffwechsel an und soll außerdem die Haut pflegen.

Anwendung: Vergorener Weizen

Selbst herzustellen und deshalb besonders frisch und hochwertig ist ein vergorener Extrakt (Rejuvelac) aus Weizensaft. Er enthält viele Enzyme und ist fettfrei. Das hochwertige Eiweiß ist dem Körper besonders zugänglich, da es bei dem Gärungsprozess vorverdaut wird:

1 Tasse Weizen (giftfrei, aus biologischem Anbau) waschen, die oben schwimmenden Körner abschöpfen (sie sind nicht mehr keimfähig). Mit 300 ml ungechlortem (wichtig!) Wasser in einem Schraubglas ansetzen, etwas frischen Zitronensaft hinzugeben. Das Glas wird mit Tüll oder Gaze verschlossen, nicht zugeschraubt. Es soll bei Zimmertemperatur 2 Tage lang an einem schattigen Platz stehen. Während der einsetzenden Gärung steigen kleine Bläschen auf. Die Mischung darf kein fauliges Aroma entwickeln (sonst entsorgen!) und sie sollte leicht säuerlich riechen. Die Mischung gründlich umrühren, die Flüssigkeit abgießen und in 2 bis 3 Portionen trinken (kühl aufbewahren). Sie können denselben Weizen für bis zu 4 Aufgüsse verwenden. Dabei verkürzen sich die Gärungszeiten.

Anwendung: Vergorener Weißkohl

2 1/2 Tassen fein gehobelten Weißkohl, 1/4 l Leitungswasser und 1/8 TL Knoblauch-Granulat bei Zimmertemperatur 3 Tage in einem Glas ziehen lassen. Die Mischung abseihen und trinken.

Anwendung: Symbioselenkung

Ist die Darmflora geschwächt (zum Beispiel nach Antibiotika-Gaben), kann man mit Medikamenten ihre Symbiose – das ausgeglichene Zusammenspiel der Bakterien – stärken. Die Naturheilkunde behandelt so auch Immunschwächen, entzündliche Darmkrankheiten oder Allergien. Dabei werden Darmbakterien oder ihre Stoffwechselprodukte als Präparate aus der Apotheke verabreicht. Es können auch individuelle Stuhlproben im Labor auf ihre Zusammensetzung untersucht und Mittel danach gezielt zusammengestellt werden. Die zugeführten Bakterien wirken auf den Darm ein und regen dort das Immunsystem an. Während der Einnahme sind Zucker und Weißmehlprodukte verboten.

NAHRUNGSERGÄNZUNGEN

Nahrungsergänzungsmittel sind naturidentische Substanzen, die Ernährungsdefiziten und Mangelerscheinungen vorbeugen oder sie ausgleichen.

Info: Vitamin B_{12}

Vitamin B_{12} ist wichtig für ein geordnetes Zellwachstum und die Regeneration der Darmschleimhaut. Die in Deutschland erhältlichen Verbindungen können vom Körper nicht direkt verwertet werden, sondern müssen erst zu wirksamen Coenzymen umgebaut werden. Die leichter bioverfügbaren Formen Methyl- und Adenosylcobalamin kann der Apotheker aus dem Ausland besorgen: Dosisempfehlung: 200 bis 500 Mikrogramm täglich.

Info: Folsäure

Die Folsäure gehört zu den Coenzymen, die für den Aufbau von gesundem Kern- und Erbmaterial der Zellen sorgen. Dosisempfehlung: 400 Mikrogramm täglich.

Info: Vitamin C

Vitamin C schützt als Radikalfänger die Zellen. Es baut Leberenzyme mit auf und unterstützt die Entgiftungsarbeit des Körpers. Dosisempfehlung: Täglich bis zu 500 Milligramm der Verbindung Kalziumascorbat, die besonders gut vertragen wird.

Info: Spurenelement Zink

Das Spurenelement Zink ist an einer Vielzahl von Stoffwechselvorgängen innerhalb der Darmschleimhaut beteiligt. Dieser essentielle Nährstoff, den der Körper nicht selbst herstellen kann, ist in der Nahrung nicht genügend enthalten. Vor allem Menschen mit chronisch-entzündlichen Darmerkrankungen wie zum Beispiel Morbus Crohn müssen unbedingt auf eine ausreichende Zinkversorgung achten.

Dosisempfehlung: 3 bis 5 Milligramm täglich zur Vorbeugung. Kuren mit höheren Dosen (5 bis 15 Milligramm täglich) sollten nicht länger als 6 Wochen andauern.

Info: Glutamin

Glutamin gehört zu den wichtigsten Bausteinen einer gesunden Darmschleimhaut, da es Zellwände abdichtet. Nur eine absolut intakte Zellbarriere verhindert das Eindringen von Keimen und den Verlust von Nährstoffen und schützt so vor dem so genannten leaky-gut-Syndrom (der Darm wird undicht). Das für eine gesunde Abwehrfunktion notwendige Immunglobulin IgA benötigt viel Glutamin, um aktiv zu sein. Je besser die Darmzellen mit Glutamin versorgt sind, desto besser ist die Arbeitsleistung der Darmschleimhaut. Dosisempfehlung: Je nach Stoffwechsellage kann der Bedarf zwischen 500 Milligramm und 2 Gramm täglich liegen.

Info: Omega-3-Fettsäuren

Omega-3-Fettsäuren sind in Meeresfischen enthalten. Ungesättigte Fettsäuren lagern sich in die Zellen der Darmschleimhaut ein. Dadurch verleihen sie der Zellwand Beweglichkeit, sodass sich die Stoffwechselleistung verbessert. Gaben von Omega-3-Fettsäuren haben sich in der Behandlung von Patienten mit Morbus Crohn und Colitis ulcerosa bewährt. Omega-3-Fettsäuren wirken sich außerdem positiv auf den Cholesterinspiegel aus. Dosisempfehlung: 200 bis 500 Milligramm täglich.

BLÄHUNGEN UND KRÄMPFE

Werden Gase im Körper blockiert oder zurückgehalten, stauen sie sich, blähen den Bauch auf und erzeugen Druck auf Magen, Herz und Lunge. Wie viele »Winde« jemand hat, hängt nicht nur von der Zusammensetzung der Darmflora ab (manche Bakterien erzeugen mehr Gase als andere), sondern auch die Nahrung ist von entscheidender Bedeutung: Vollwertkost mit viel Getreide, Gemüse und Hülsenfrüchten erzeugt 10-mal mehr Gase als die ballaststoffarme Kost, die hauptsächlich aus Weißmehlprodukten, Fleisch und Zucker besteht.

Sind Blähungen das Zeichen einer gesunden Verdauung oder das Ergebnis ungesunder Fäulnisprozesse? Darüber sind Gastroenterologen und Naturheilmediziner unterschiedlicher Meinung. Während die einen betonen, dass Blähungen nicht ungesund sind und durch Bewegung abgebaut werden können, sehen ganzheitlich orientierte Ärzte darin ein Anzeichen für unvollständige Gärungsprozesse, die zur Bildung ungesunder Alkohole wie Ethanol oder Fuselölen im Darm führen.

Blähungen können aber auch das Zeichen einer angeborenen oder erworbenen Enzymstörung sein. Bei einer Milchzuckerunverträglichkeit zum Beispiel oder bei Zöliakie hilft nur das konsequente Vermeiden der entsprechenden Nahrungsmittel.

Bei anderen Unverträglichkeiten können sich die Beschwerden bereits bessern, wenn Sie weniger von den kritischen Substanzen essen. Um herauszufinden, auf was Sie empfindlich reagieren, lohnt es sich, einige Wochen lang ein Tagebuch zu führen, in dem Nahrung und Symptome verzeichnet werden.

▶ Tipp: Richtig würzen

Gewürze wie Kümmel, Anis, Fenchel, Kardamom, Koriander und Salbei tragen dazu bei, Nahrungsmitteln wie Kohl und Hülsenfrüchten ihre blähende Wirkung zu nehmen.

▶ Anwendung: Gewürztees

Viele Heilkräuter lassen sich nicht nur als Gewürze, sondern auch als Tees zubereiten:

Tee 1: Anis, Fenchel und Kümmel zu gleichen Teilen mischen, mit heißem Wasser aufgießen und 10 Minuten abgedeckt ziehen lassen, den Tee abseihen und heiß trinken.

Tee 2: 1 gehäuften TL zerstoßene Anisfrüchte mit 1/4 l kochendem Wasser überbrühen, 10 Minuten abgedeckt ziehen lassen, abgießen. Mehrmals täglich 1 Tasse warm trinken.

Tee 3: 5 Scheiben Ingwerwurzel und 1 TL Kreuzkümmelsamen in etwa 800 ml Wasser so lange kochen, bis 3/4 davon verdampft sind. Vor dem Essen heiß trinken.

Tee 4: 1 EL Kardamomkapseln einige Minuten in 1/4 l Wasser aufkochen, 1 kleine Zimtstange, 2 Scheiben frischer Ingwer, 2 kleine Nelken, etwas unbehandelte Zitronenschale hinzufügen, kurz aufkochen lassen und zugedeckt etwa 1 Stunde ziehen lassen. Abseihen und schluckweise trinken.

Dieser Yogi-Tee wirkt durch seine spezielle Zusammensetzung zusätzlich blutreinigend.

▶ Anwendung: Heublumensäckchen

Heublumen enthalten ein heilsames Gemisch aus Blüten, Blättern und Samen verschiedener Wiesenblumen. In einer Hand voll sind rund 50 verschiedene Pflanzen enthalten, zum Beispiel Quecke, Trespe, Wiesenschwingel, Lieschgras, Knäuelgras und vor allem Ruchgras. Zu den mehreren hundert Wirkstoffen gehören ätherische Öle, Flavonoide und Gerbstoffe, die schmerzlindernd und beruhigend wirken. Der Hauptwirkstoff in den Heublumen ist das Cumarin. Es aktiviert den Kreislauf, fördert die lokale Durchblutung und verstärkt Hautreize. Ver-

bunden mit feuchter Wärme wirken die duftenden Substanzen – die Nervenleitungen des Kopfes werden vom Verdauungssystem abgekoppelt. Dadurch lösen sich Verspannungen.
Erhitzen Sie ein Heublumensäckchen (in der Apotheke oder im Kräuterladen erhältlich) über Wasserdampf. Prüfen Sie die Temperatur. Legen Sie sich dann hin, mit dem Säckchen auf Ihrem Bauch. Das Säckchen so lange liegen lassen, bis es abgekühlt ist. Die Heublumen geben ihre Wirkstoffe direkt an den Bauch ab. Wenn Sie gestresst von der Arbeit nach Hause kommen, können Sie so schon in wenigen Minuten Ihren Organismus auf Ruhe und optimale Verdauung umstellen.
Manchmal, zum Beispiel bei Kindern, reicht auch bereits das Aroma von Kräutern (wie Basilikum, Sandelholzöl) in der Duftlampe aus, um Spannungszustände im Bauch zu beseitigen.

Anwendung: Wickel für den Bauch

Feuchte Wärme eignet sich zur Linderung krampfartiger Beschwerden im Magen-Darm-Bereich. Die Wärme fördert die Beweglichkeit der Muskulatur und aktiviert außerdem das gesamte Gewebe des Bauchraums, sodass sich der Verdauungsapparat entspannen kann.

Tauchen Sie ein Tuch aus Leinen oder Baumwolle in heißes Wasser, wringen Sie es aus und legen Sie es zusammengefaltet auf den Bauch. Befestigt wird es mit einem trockenen Tuch, das um den ganzen Leib geschlungen wird. Eine Wärmflasche hilft, den feuchten Wickel länger warm zu halten. Ungefähr 20 Minuten anwenden. Gegenanzeigen: Nicht bei entzündlichen Krankheiten.

Übung: Gymnastik gegen Blähungen

Bewegung rüttelt den Darm durch, er entkrampft sich und Blähungen werden frei. Führen Sie diese Übung vor dem Aufstehen im Bett durch:

Heben Sie die Beine in die Luft. Jetzt strampeln Sie kräftig mit den Beinen, als würden Sie Rad fahren. Beginnen Sie langsam, steigern Sie dann das Tempo. Drehen Sie mindestens 35 »Runden«. Später können Sie die Übungsdauer auch steigern.

Übung: Yoga gegen Blähungen

Die folgende Yoga-Übung wirkt besonders auf die Bauchmuskulatur und den Dickdarm:

Umfassen Sie, auf dem Rücken liegend, Ihre angezogenen Knie. Atmen Sie intensiv ein und aus. Spannen und entspannen Sie dabei die Muskeln des Anus mehrere Minuten lang im Wechsel.

DURCHFALL

Durchfall kann die verschiedensten Ursachen haben: eine Infektion (durch verdorbene Lebensmittel), eine Unverträglichkeit oder eine Entzündung im Körper. Erwachsene haben im Schnitt 2-mal jährlich Durchfall, Kinder durchaus öfter, weil ihre Darmflora noch nicht voll entwickelt ist.
Durchfall entsteht dadurch, dass der Organismus die Wasseraufnahme aus dem Dickdarm blockiert, um Bakterien und Viren von sich fern zu halten. Es ist deshalb nicht unbedingt sinnvoll, den Durchfall sofort zu stoppen: Er reinigt den Körper. Er sollte jedoch nicht länger als 2 Tage andauern – dann bekämpft das Immunsystem den Erreger in der Regel auf andere Weise. Wenn Durchfall trotzdem länger anhält, von Fieber und Krämpfen begleitet wird oder abwechselnd mit Verstopfung auftritt, sollten Sie unbedingt einen Arzt hinzuziehen.

Anwendung: Fasten

1 oder 2 Tage Fasten entlastet den Verdauungstrakt und beschleunigt den Heilungsprozess. Dabei viel Flüssigkeit mit Mineralsalzen trinken!

Anwendung: Mineralstoffreiches Getränk
1/2 l stilles Mineralwasser (oder abgekochtes Leitungswasser) mit 1 TL Kochsalz, 7 bis 8 TL Trauben- oder Haushaltszucker und 1/2 l Kräutertee verrühren. Über den Tag verteilt insgesamt 2 l dieser jeweils frisch zubereiteten Lösung trinken.

Anwendung: Kohletabletten und Blaubeeren
Kohletabletten und getrocknete Blaubeeren (Heidelbeeren, aus der Apotheke) enthalten bindende Substanzen, die den Durchfall stoppen. Die giftigen Stoffwechselprodukte von Erregern werden gebunden und abtransportiert. Die Blaubeeren enthalten darüber hinaus Gerbstoffe (Tannine), die die Ausbreitung von Bakterien hemmen und die Heilung der entzündeten Schleimhaut fördern. Die Kohletabletten nach Anweisung einnehmen. Die Beeren kurz aufkochen lassen, abseihen und dann essen.

Anwendung: Äpfel und Haferschleim
Äpfel und Haferschleim enthalten den löslichen Ballaststoff Pektin, der ebenfalls Giftstoffe bindet. Nach einer Darmgrippe saniert eine Apfel-Kur den Darm:
3 oder 4 Tage lang täglich 3 bis 5 Pfund reife Äpfel, frisch gerieben in kleinen Portionen als Beilage zu Haferschleimsuppe essen. Nichts anderes essen und nur Wasser oder Kräutertee trinken.

Info: Darmflora aufbauen
Durch den Durchfall kann die Bakterienflora im Darm beeinträchtigt werden. Probiotische Bakterien helfen beim Wiederaufbau. Sie heften sich an die Darmschleimhaut und verdrängen krank machende Keime. Außerdem schaffen sie ein leicht saures Klima im Darm, das Erregern das Überleben schwer macht. Einige von ihnen produzieren antibakterielle Substanzen.
Probiotische Fertigpräparate aus der Apotheke enthalten immunstärkende Darmbakterien. Es gibt solche mit Milchsäurebakterien, Hefekeimen oder Kombinationen verschiedener Bakterienstämme. Die Einnahme dieser Präparate eignet sich vor allem als Vorbeugung gegen Reisedurchfall.
Milchsäurebakterien stecken aber auch natürlicherweise in milchsauer vergorenen Lebensmitteln (Sauerkraut), in unbehandelten Naturjoghurts und probiotischen Milchprodukten.

Anwendung: Probiotisches Getränk
Verrühren Sie 1/2 Tasse frischen Bioghurt oder selbst gemachten Joghurt mit 1/2 Tasse Wasser. Fügen Sie 1/2 TL frisch gepressten Ingwersaft und 1 Messerspitze Muskatnusspulver hinzu. Umrühren und schluckweise trinken.

Anwendung: Hühnerbrühe
Hühnerbrühe gilt in der europäischen Volksmedizin wie in der chinesischen Medizin als Heilmittel. Auch wissenschaftliche Studien schreiben ihr entzündungshemmende Wirkung zu. Der genaue Wirkmechanismus wurde aber noch nicht entdeckt. Sie hilft, nach einer Durchfallerkrankung (langsam) wieder zu einer normalen Ernährung zurückzukehren.

Ein Suppenhuhn mit 2,5 l Wasser zum Kochen bringen. Etwa 1 Stunde lang bei geringer Hitze garen. Dann 1/4 Zwiebel, 1 ungeschälte Knoblauchzehe, klein geschnittenes Suppengrün und Petersilie dazugeben. Weitere 30 Minuten leicht köcheln lassen. Dann das Huhn herausnehmen, die Brühe sorgfältig entfetten, durch ein Sieb gießen, erneut entfetten und salzen.

HÄMORRHOIDEN

Blutgefäßpolster unter der Enddarmschleimhaut unterstützen das Schließen des Afters. Von Hämorrhoiden spricht man erst, wenn sich diese Gefäß-

polster durch Blutstauungen massiv vergrößert haben und dadurch Beschwerden verursachen.
Im Anfangsstadium entstehen kleine Knötchen, die noch nicht sichtbar oder tastbar sind. Im weiteren Verlauf der Erkrankung treten diese Knoten ab und zu kurzfristig aus dem After aus (Prolaps). In einem späteren Stadium ziehen sich die Knoten nicht mehr von selbst zurück. Hämorrhoiden jucken und können auch aus kleinen Rissen bluten.
Ursache ist meist eine angeborene oder erworbene Bindegewebsschwäche, aber die Ausbildung wird auch durch ballaststoffarme Ernährung, regelmäßige Einnahme von Abführmitteln, starkes Pressen, Übergewicht, Verstopfung und Bewegungsarmut gefördert.

▶ Anwendung: Sitzbad

Zur lokalen Behandlung der entzündeten Gefäßpolster eignen sich Sitzbäder, zum Beispiel mit Kamillenauszügen oder mit Eichenrinde (aus Drogerie oder Apotheke). Sie wirken abschwellend, juckreiz- und entzündungslindernd:

3 EL zerkleinerte Eichenrinde in 1/3 l kochendes Wasser geben, 15 Minuten bei geringer Hitze köcheln lassen, danach abseihen, 10 l Wasser dazugeben. Das Sitzbad sollte eher kühl sein. Zunächst täglich, bei Besserung 2- bis 3-mal wöchentlich 20 Minuten baden.

▶ Anwendung: Hamamelis-Zäpfchen

Der Hamamelis-Strauch (Zaubernuss) enthält in Blättern und Rinde Gerbstoffe und Gallensäuren, die sich gut mit dem Eiweiß von Häuten und Schleimhäuten vertragen: Sie wirken dort entzündungshemmend, lokal betäubend, zusammenziehend und blutstillend.
In der Apotheke erhalten Sie Hamamelis-Präparate als Creme zur äußerlichen Anwendung oder als Zäpfchen zum Einführen in den After.

▶ Anwendung: Kneipp'scher Unterguss

Diese Wassertherapie, die erweiterte Gefäße zusammenzieht und den gesamten Organismus stärkt, können Sie auch zu Hause in der Badewanne durchführen:

Stellen Sie den Duschstrahl (wenn möglich) auf einen geschlossenen Wasserstrahl ein oder reduzieren Sie ihn so, dass das Wasser eher läuft als spritzt. Führen Sie den kalten Wasserstrahl an der rechten Fußsohle beginnend ganz langsam außen bis zum Knie (auf keinen Fall höher) hinauf. Zählen Sie dabei bis 50. Erst dann den Strahl ebenso langsam an der Innenseite wieder nach unten führen. Dasselbe nun am linken Bein durchführen.

VERDAUUNGSBESCHWERDEN

Magendrücken, Bauchschmerzen und Völlegefühl zeigen, dass Ihre Verdauung nicht richtig funktioniert. Das kann die verschiedensten Ursachen haben: falsche Ernährung, ein Fehlen bestimmter Verdauungsenzyme oder andere Stoffwechselstörungen. Sie sollten auf jeden Fall testen, ob Sie durch Nahrungsumstellung langfristige Besserung erzielen. Wenn Sie damit keinen Erfolg haben, sollten Sie Ihr Problem auf jeden Fall mit einem Arzt besprechen.

▶ Info: Bitterstoffe

Bitterstoffe verstärken die Darmbeweglichkeit und unterstützen das Immunsystem. Sie eignen sich besonders bei altersbedingter Verdauungsschwäche, Appetitlosigkeit, Magenschwäche nach Infekten, Magendrücken und Gallenbeschwerden. Sie stimulieren Leber, Galle und Bauchspeicheldrüse. In der Apotheke gibt es Bitterkräuter als Saft und Teemischungen. Wichtig ist, dass darin auch Pfefferminze enthalten ist, die die Gallenwege entspannt und den Magen beruhigt. Bitterstoffe stecken aber auch in verschiedenen Gemüsen (wie Artischocke, Chicorée, Friséesalat, Radicchio).

Anwendung: Bitter-Tees

Amara-Tee: Je 50 g Wermut-, Tausendgüldenkraut und Pfefferminzblätter mischen. Davon pro Tasse 1 gehäuften TL mit kochendem Wasser übergießen, 10 Minuten ziehen lassen, abgießen. Mehrmals täglich schluckweise 1 Tasse trinken, am besten vor dem Essen.

Schafgarbe-Tee: 1 TL Schafgarbe mit 1/4 l kochendem Wasser übergießen, zugedeckt 3 Minuten ziehen lassen, abgießen. Täglich 2 bis 3 Tassen lauwarm trinken.

Kalmuswurzel-Tee: 2 TL Kalmuswurzel in 1/4 l heißes (nicht kochendes) Wasser geben und 15 Minuten abgedeckt ziehen lassen. Lauwarm trinken. Dieser Tee hilft besonders bei psychosomatisch bedingten Verdauungsstörungen.

VERSTOPFUNG

Jeder Fünfte leidet unter Verstopfung – oder glaubt das zumindest. Denn darüber, wie oft ein Mensch Stuhlgang haben sollte, gehen die Meinungen auseinander: Sie reichen von »mehrmals täglich« bis zu »individuell unterschiedlich, auch alle 3 Tage kann in Ordnung sein«.

Am besten, Sie prüfen selbst, wie Sie sich mit Ihren Toilettengewohnheiten wohl fühlen. Wie oft Sie »gehen« können, hängt von vielen Faktoren ab: von dem, was Sie essen, wie Sie essen, ob Sie genug trinken oder sich ausreichend bewegen, ob Sie Stress haben und einen geregelten Tagesablauf oder nicht. Wichtig ist vor allem, dass Sie ausreichend Flüssigkeit zu sich nehmen!

Info: Abführmittel

Greifen Sie nicht ohne Not zu einem starken Abführmittel. 80 Prozent der gekauften Präparate, das ergab eine Umfrage des Robert-Koch-Instituts in Berlin, haben darmreizende Inhaltsstoffe. Viele Mittel (auch »natürliche« pflanzliche) enthalten zum Beispiel Anthrachinone, darmstimulierende Verbindungen, die im Verdacht stehen, bei regelmäßiger Anwendung Dickdarmkrebs auszulösen. Außerdem fördern sie Gefäßschäden und verstärken deshalb die Bildung von Krampfadern und Hämorrhoiden. Das bekannteste dieser problematischen Mittel sind Sennesblätter.

Darüber hinaus gibt es Präparate mit Natriumpicosulfat oder Bisacodyl, chemischen Substanzen, die den Körper zur Abgabe von Wasser und Salzen in den Darm veranlassen. Das kann bei längerem Gebrauch zu schädlichem Kaliummangel führen. Bei Herzkranken oder in Verbindung mit der Einnahme von Digitalis- oder Cortisonpräparaten haben sie sogar lebensbedrohliche Nebenwirkungen!

Rhizinusöl ist zwar hochwirksam, aber es bringt den Hormonhaushalt des Darms durcheinander. Außerdem reizt es seine Schleimhäute. Das gilt auch für Aloe, die bei längerfristigem Gebrauch zu Nierenschäden führen kann, außerdem enthält sie Anthrachinone. Faulbaumrinde oder Rhababerwurzel enthalten ebenfalls problematische Substanzen.

All diese Mittel sollten nur im Notfall und nur über einen kurzen Zeitraum eingenommen werden, denn sie schaden dem Darm: Sie bringen den Wasser- und Hormonhaushalt durcheinander und lähmen seine Bewegungsfähigkeit. Wertvolle Minerale gehen verloren.

Fazit: Abführmittel führen auf Dauer zu Verstopfung!

Anwendung: Darmsalze

Wenn Sie unter hartnäckiger Verstopfung leiden, sollten Sie statt problematischer Tees oder Tabletten lieber zu Salzen (Glaubersalz = Natriumsulfat, Bittersalz = Magnesiumsulfat) greifen. Sie eignen sich gut zur ein- oder mehrmaligen kompletten Entleerung des Darms, bei akuten Problemen oder in Verbindung mit einer Fastenkur. Salze belasten die Schleimhaut des Darms nicht, aber auch sie greifen in seinen Wasserhaushalt ein: Sie beschleunigen die Stuhlpassage, indem sie Wasser binden und den Darminhalt flüssig und weich halten. Auf Dauer stören sie empfindlich den Mineralstoffhaushalt des Körpers mit negativen Folgen für Nieren und Herz.

Morgens vor dem Frühstück oder abends vor dem Schlafengehen 1 bis 2 TL F.X.Passage SL® in 1/4 l lauwarmem Wasser auflösen und schluckweise trinken. Die Wirkung setzt nach 1 bis 6 Stunden ein.

▶ Anwendung: Schüßler-Salze

Mineralsalze wirken auch in homöopathischen Dosen. Der Arzt Heinrich Wilhelm Schüßler (1821–1898) begründete eine biochemische Heilweise mit der Zusammenstellung der Schüßler-Salze, die in der Apotheke erhätlich sind:

Bei Verstopfung mit heftigen Blähungen stündlich eine Tablette Natrium sulfuricum D6.

▶ Info: Laktulose-Pulver

Laktulose (aus der Apotheke) ist ein Zweifachzucker aus Galaktose und Fruktose, der im Dünndarm nicht gespalten und aufgenommen werden kann und erst im Dickdarm verarbeitet wird. Der Zucker nimmt erhebliche Mengen Wasser im Darm auf. Das macht den Stuhl weicher, er nimmt an Volumen zu und wird so leichter durch den Darm transportiert. Außerdem ist Laktulose Futter für die Darmbakterien, die ihn in Milchsäure und andere Abbauprodukte aufspalten. Dabei kann es jedoch zu Blähungen kommen. Laktulose bei Verstopfung mehrmals täglich einnehmen. Präzise Dosierung nach den Angaben der Hersteller. Gegenanzeigen beachten.

▶ Anwendung: Sorbit aus Obst

Mild abführend ist auch Sorbit, eine andere Zuckerart. Sie wird einigen Lebensmitteln als Süßstoff beigefügt, steckt aber auch in vielen Früchten (bis zu 4,5 g pro 100 g), zum Beispiel in Dörr- und Backpflaumen oder Pflaumenmus:

Täglich ein Dutzend Backpflaumen oder Trockenaprikosen essen.

▶ Info: Kleiner Einlauf

Einläufe haben den Vorteil, dass sie nicht den ganzen Körper belasten, sondern nur dort wirken, wo das Problem sitzt: nämlich im Mast- und im unteren Dickdarm. Sie eignen sich deshalb besonders für Kinder, alte oder bettlägrige Menschen.
Man benutzt dazu eine Klistierspritze: einen Gummiballon, der etwa 150 ml fasst, und füllt ihn mit körperwarmem, abgekochten Wasser oder lauwarmem Kamillen- oder Schafgarbentee. Der Einlauf löst verhärtete Reste im Enddarm und stimuliert den gesamten Organismus. In der Apotheke bekommt man auch Fertigpräparate, die aber meist chemische Hilfsmittel enthalten.

▶ Anwendung: Morgens Wasser trinken

Eine Art »innerer Einlauf« ist ein Glas warmes Wasser auf nüchternen Magen. Es stimuliert den Darm.

▶ Info: Glycerin-Zäpfchen

Glycerin »schmiert« den Darm und bindet Wasser, deshalb wirkt es abführend. In Zäpfchen-Form verwendet, verbessert es die Darmentleerung. Diese Darreichungsform ist auch als sanftes Mittel bei Kindern oder als Abführhilfe auf Reisen zu empfehlen.

▶ Info: Quellmittel

Quellmittel sind pflanzliche Zucker, die vom Körper nicht aufgenommen werden und zusammen mit Wasser aufquellen. Sie eignen sich besonders zur

Behebung chronischer Verstopfung, die durch Medikamente (wie Säurehemmer, Antidepressiva, Blutdruckmittel Clonidin, Opiate, Verapamil gegen Herzrhythmusstörungen) verursacht wurde.
Man kann mit ihnen aber auch langfristig den Darm pflegen. Quellmittel binden viel Flüssigkeit und machen den Stuhl weicher. Viele davon stärken gleichzeitig die Darmflora.
Für alle Quellmittel gilt: Den ganzen Tag über viel trinken, damit sie sich aufblähen können! Wenn der Körper zu wenig Flüssigkeit erhält, haben sie den gegenteiligen Effekt und verstopfen!

▶ Anwendung: Flohsamenschalen

Ein von Gastroenterologen besonders empfohlenes Quellmittel sind die Schalen der Flohsamen, eines exotischen Ablegers der Wegerich-Pflanze. In Verbindung mit Flüssigkeit quellen sie auf das 20fache ihres Volumens auf.
Nicht anwenden bei Diabetes, drohendem Darmverschluss oder akut entzündlichen Darmerkrankungen sowie verengter Speiseröhre. In seltenen Fällen gibt es allergische Reaktionen auf Flohsamen.

Verrühren Sie 1 EL Flohsamenschalen in 1/4 l Orangensaft und nehmen Sie das Getränk löffelweise 2- bis 3-mal täglich ein. Jeweils 1 Glas Wasser nachtrinken. Lassen Sie die Flohsamenschalen nicht bereits im Glas quellen, sonst geht ein Großteil der beabsichtigten Wirkung verloren.

Aus Flohsamenschalen lässt sich auch in Kombination mit Früchten ein schmackhaftes Dessert zubereiten:

Nektarinen oder Pfirsiche mit mehreren Esslöffeln Flohsamenschalen im Mixer zerkleinern. 20 Minuten kalt stellen und quellen lassen. Das Verhältnis zwischen Obst und Flohsamen je nach Art der Früchte variieren.

▶ Anwendung: Leinsamen

Die nussigen Samen der Flachspflanze Lein verdoppeln im Darm ihre Masse um das Dreifache.

2-mal täglich 1 Löffel mit viel Flüssigkeit einnehmen. Sie eignen sich auch als wohlschmeckende Beigabe zu Joghurt oder Müsli.

▶ Anwendung: Ayurveda-Getränk

Die indische Volksmedizin benutzt zur Darmreinigung vorzugsweise Fette. Diese »schmieren« den Darm, pflegen und stimulieren ihn. Nicht geeignet für Menschen mit Milchunverträglichkeit, hohen Cholesterinwerten oder Gallenwegserkrankungen.

Trinken Sie abends 1 Tasse warme Milch mit 1 TL Ghee (geklärter Butter) und Gewürzen (Kurkuma, Ingwer) vor dem Schlafengehen.

▶ Tipp: Lassi

Rechtsdrehender Joghurt mit (nicht gechlortem) Wasser verrührt ist ein traditionelles indisches Getränk mit gesunden Milchbakterien.

▶ Tipp: Kneipp'scher Unterguss

Kneipp'sche Güsse helfen gegen viele Stauungszustände, auch gegen Verstopfung. Blutkreislauf und Lymphe werden stimuliert. Ein spezieller Unterguss wirkt speziell auf Magen und Dickdarm, Leber und Bauchspeicheldrüse:

Duschbrause oder Wasserschlauch mit mäßigem Wasserstrahl von den Füßen langsam hinauf bis zum Rippenbogen führen, dann wieder langsam hinunter. Mit der rechten Seite vorn beginnen und hinten fortführen. Behandeln Sie die linke Körperseite ebenso. Besonders stimulierend wirkt der Guss, wenn Sie zwischen kaltem und heißem Wasser wechseln. Nicht bei Herzschwäche oder Erkrankungen des Herzmuskels anwenden!

Anwendung: Darmstreicheln

Bauchmassagen sind gut geeignet zur Behandlung nervöser Verstopfung, auch bei Kindern. Durchblutung und Lymphfluss werden stimuliert.

Legen Sie sich auf den Rücken und ziehen Sie die Beine an. Streichen Sie sanft über Ihren Bauch von rechts unten nach rechts oben, dann nach links über den Magen und auf der anderen Seite wieder hinunter. Sie folgen dabei dem Lauf des Dickdarms.

Anwendung: Shiatsu

Das japanische Shiatsu ist eine Heilmassage entlang der Leitbahnen der Akupunkturpunkte. Sie eignet sich auch zur Behebung von Verstopfung:

Suchen Sie den Zusanli-Punkt: Sie finden ihn, wenn Sie Ihre Hand von der Kniescheibe aus eine Handbreit nach unten und dann eine Daumenbreite nach außen führen, an den Rand des Schienbeinknochens. Massieren Sie diese Stelle mit der Fingerkuppe des Zeigefingers oder des Daumens – etwa 1 bis 2 Minuten lang. Der Schmerz sollte nicht stark, aber deutlich spürbar sein.

Info: Sportliche Aktivität

Regelmäßige Spaziergänge, aber auch Sportarten wie Laufen, Radfahren und Schwimmen bringen den Darm in Schwung. Es gibt auch gymnastische Übungen, die sich ohne großen Aufwand in weniger Zeit zu Hause durchführen lassen.

Übung: Grätsche

Legen Sie sich auf den Rücken und strecken Sie die Beine im rechten Winkel in die Höhe. Achten Sie darauf, dass Ihr Kreuz auf dem Boden aufliegt, um Ihren Rücken zu schonen. Nun grätschen Sie die angespannten Beine und führen Sie sie wieder zusammen. Anfangs 10-mal, später können Sie die Anzahl steigern, wenn Sie genug Kraft haben.

Übung: Bauchtrimmen

Stellen Sie sich aufrecht hin und strecken Sie die Arme gerade über den Kopf in die Luft, dabei tief einatmen. Jetzt ganz langsam den Oberkörper mit den gestreckten Armen bis zu den Fußspitzen senken. Dabei in den Knien leicht nachgeben.
Atmen Sie aus und lassen Sie die Arme entspannt hängen. Kurz in dieser Position ein- und ausatmen. Mit gesenktem Kopf aufrichten – langsam, um die Wirbelsäule zu schonen. Wiederholen Sie die Übung 10-mal. Achten Sie auf Ihre Bauchspannung!

Übung: Wasser-Jogging

Um den nötigen Auftrieb zu bekommen, binden Sie sich einen Schwimmgürtel um oder legen Sie sich mit dem Oberkörper auf ein Wasserbrett. Dann schwimmen Sie mit den Armen wie gewohnt vorwärts, mit den Beinen jedoch strampeln Sie, als würden Sie Fahrrad fahren.

REGISTER

C

D

E

L

M

Q

R

S

W

Y

Z

HINWEIS

Die im Buch veröffentlichten Ratschläge wurden mit größter Sorgfalt von Verfassern und Verlag erarbeitet und geprüft. Eine Garantie kann jedoch nicht übernommen werden. Ebenso ist eine Haftung der Verfasser bzw. des Verlags und seiner Beauftragten für Personen-, Sach- oder Vermögensschäden ausgeschlossen.

FÜR IHRE UNTERSTÜTZUNG ZUM DARMKREBS

Mariella Ahrens, Ayman, Maria Bachmann, Gil Bachrach, Ralf Bauer, Lou Bega, Iris Berben, Oliver Berben, Senta Berger, Roland Berger, Judith Betzler, Berndt Birkner, Norbert Blüm, Willy Bogner, Wigald Boning, Michael Brandner, Bobby Brederlow, Eve-Maren Büchner, Hubert Burda, Ulrich Cartellieri, Meinhard Classen, Wolfgang Clement, Paulo Coelho, Michael Conrad, Uschi Dämmrich von Luttitz, Linda de Mol, Kai Diekmann, DJ Bobo, Mathias Döpfner, Doris Dörrie, Ken Duken, Marisa Duken, Sky du Mont, Stefan Effenberg, Frank Elstner, Verona Feldbusch, Yasmina Filali, Ulrich Fink, Jürgen Fliege, Katja Flint, Klaus Fresenius, Maria Furtwängler, Herbert Fux, Birgit Gantz-Rathmann, Axel Ganz, Lord Georg, Uschi Glas, Vladimir Glushchak, Mainhardt Graf Nayhauß-Comos, Sir Ronald Grierson, Harald zur Hausen, Herbert Henzler, Christian Herfarth, Eva Herman, Jochen Holy, Percy Hoven, Michelle Hunziker, Katerina Jacob, Konstantin Jacoby, Cherno Jobatey, Holger Jung, Jenny Jürgens, Stefan Jürgens, Michael Käfer, Oliver Kahn, Christian Kahrmann, Alexandra Kamp, Sonja Kiefer, Arabella Kiesbauer, Vitali Klitschko, Wladimir Klitschko, Rolf Kreienberg, Anja Kruse, Antje-Katrin Kühnemann, Florian Langenscheidt, Birgit Lechtermann, Lothar S. Leonhard, Simon Licht, Patrick Lindner, Monti Lüftner, Roland Mack, Peter Maffay, Sandra Maischberger, Dirk Manthey, Marianne und Michael, Michaela May, Gerhard Meir, Sunnyi Melles, Michael Mendl, Reinhold Messner, Bernd M. Michael, Axel Milberg, Ralf Moeller, Liz Mohn, Ralph Morgenstern, Axel Müller, Axel Munte, Carmen Nebel, Christine Neubauer, Desirée Nick, Désirée Nosbusch, August Oetker, Arend Oetker, Thomas Ohrner, Michael Otto, Annika Pages, Claudia Pechstein, Jörg Pilawa, Susanne Porsche, Maja Prinzessin von Hohenzollern, Rudolf Raab, Peter Reiff, Wolfgang Reitzle, Judith Richter, Michael Ringier, Nina Ruge, Adrian Runhof, Alexander Ruzicka, Christiane zu Salm, Erol Sander,

MONAT DANKT DIE FELIX BURDA STIFTUNG:

Stefan Schaffelhuber, Jürgen Schau, Max Schautzer, Werner Scheithauer, Dagmar Schipanski, Tobi Schlegl, Volker Schlöndorff, Harald Schmidt, Ulla Schmidt, Albrecht Schmidt, Wolff Schmiegel, Hans-Joachim Schmoll, Ihno Schneevoigt, Eberhard Schoener, Barbara Schöneberger, Jürgen E. Schrempp, Heimar Schröter, Michael Schumacher, Anja Schüte, Robert Schweizer, Claus Seibel, Rüdiger J. Siewert, Regine Sixt, Carsten Spengemann, Thorlef Spickschen, Reinhard Springer, Susan Stahnke, Sabrina Staubitz, Edmund Stoiber, Karin Stoiber, Bettina Tietjen, Georg Uecker, Axel Ullrich, Simon Verhoeven, Joseph Vilsmaier, Eberhard von Brauchitsch, Hubertus von Lobenstein, Jean-Remy von Matt, Heinrich von Pierer, Hella von Sinnen, Friedrich von Thun, Jasmin Wagner, Jürgen Weber, Wim Wenders, Fritz Wepper, Susanne Wiebe, Rudolf Wiesmeier, Claudine Wilde, Steffen Wink, Ernst-Ludwig Winnacker, Eckhart Witzigmann, Gundis Zambo, Regina Ziegler, Bettina Zimmermann, Klaus Zumwinkel

FRÜHERKENNUNG RETTET LEBEN. MACHEN SIE MIT!

Ihre Spende wird garantiert vollständig in Projekte einfließen, die der Darmkrebsfrüherkennung zugute kommen. Dabei helfen wir unter anderem Patienten, unterstützen Projekte und ermöglichen den Darmkrebsmonat März, eine Initiative der Felix Burda Stiftung.

Sie können Ihre Spende direkt überweisen an:

Felix Burda Stiftung
Konto Nr. 7 300 323 00
BLZ 680 800 30
Dresdner Bank, Offenburg

Mehr Informationen im Internet unter:

www.darmkrebs.de
www.darmkrebsmonat.de

BILDNACHWEIS

Umschlagfotos: Martin Ley (Vorderseite), Photonica/Johner (Rückseite links), Jürgen Winzeck (Rückseite Mitte), Science Photo Library (Rückseite rechts) **akg-images:** 22, 23, 27, 31 (3), 31 (4); **Bildarchiv preussischer Kulturbesitz:** 40, 41; **Bilderberg**/Frieder Blickle: 9; **Bilderberg**/Michael Ende: 37; **Dr. Berndt Birkner:** 119; **Chronik Verlag:** 31 (5), 50; **Corbis:** 44, 63 (6); **Corbis**/William Findley: 31 (2); **Frank Duffek:** 19; **Eye of science:** 55 (1), 55 (2), 55 (4), 55 (5), 61, 55 (6); **Fujinon GmbH**, Willich: 128; **Getty**/Ron Chapple: 88; **Getty**/Paul Edmondson: 63 (2); **Getty**/Don Farrall: 99; **Getty**/Clarissa Leahy: 63 (5); **Getty**/Peter Nicholson: 105; **Alexander Haselhoff:** 84, 45; **IFA-Bilderteam:** 63 (4); **Image Bank**/Thierry Dosogne: 116; **IMDM, UKE,** Hamburg:118; **Jörg Kühn:** 29, 81, 120; **Martin Ley:** 56; **Mauritius**/Age: 79 (4); **Mauritius**/Rauschenbach: 79 (6); **Mauritius**/Doug Scott: 34; **Mauritius**/Sims: 10; **Mauritius**/Stallmann: 43; **Mauritius**/Stock Image: 85; **Mauritius**/Rene Truffy: 63 (3); **Meridian Institute Virginia Beach:** 103; **Lennart Nilsson**, Mosaik Verlag/Random House: 76; **Okapia**/P. Birn: 73 (2); **Okapia**/Michael Davidson: 72; **Okapia**/Manfred P. Kage: 95 (2); **Okapia**/A.Wellmann: 73 (1); **Olympus Archiv**, Hamburg: 51; **Olympus Fotoarchiv**, Hamburg: 126; **Photonica**/Gary Gross: 24; **Photonica**/Johner: 8; **Reinhard Schulz-Schaeffer:** 47, 52/53, 58/59, 93; **Science Photo Library:** 64, 104, 106, 109; **Science Photo Library**/John Bavosi: 68; **Science Photo Library**/Jürgen Berger: 79 (3); **Science Photo Library**/Dr. Tony Brain: 111 (6); **Science Photo Library**/Dr. Jeremy Burgess: 74 (2); **Science Photo Library**/CNRI: 100; **Science Photo Library**/Martin Dohrn: 75 (2); **Science Photo Library**/A.B. Dowsett:111 (1); **Science Photo Library**/Dr. Gary Gaugler: 111(3); **Science Photo Library**/Pascal Goetgheluck: 79 (1); **Science Photo Library**/Innerspace Images: 97; **Science Photo Library**/Phil Jude: 89; **Science Photo Library**/James King-Holmes: 79 (2); **Science Photo Library**/Laguna Design: 77; **Science Photo Library**/Prof. P. Motta; Dept. of Anatomie, University »La Sapienza«, Rome: 53 links, 55 (3); **Science Photo Library**/Sidney Moulds: 95 (1), 95 (3); **Science Photo Library**/Ouest: 53 rechts; **Science Photo Library**/Alfred Pasieka: 74 (1), 95 (4), 95 (5), 95 (6); **Science Photo Library**/Andrew Syred: 75 (1), 111 (2), 111 (4), 111 (5); **Science Photo Library**/Zephyr: 112; **Siemens-Pressebild:** 129; **Staatl. Antikensammlung und Glyptothek:** 70; **Marc Steinmetz:** 13; **Stockfood**/Damir Begovic: 48; **Stockfood**/Susie Eising: 42; **Stockfood**/FoodFoto Köln: 115; **Superbild:** 41, 63 (1); **A. Üze:** 38; **Verlag Lier & Co.**, Mailand, 1923: 32; **Jürgen Winzeck:** 180; **Hark Weidling:** 17; **Zefa**/Miles: 25; **Zefa**/Spichtinger: 79 (5); alle übrigen Bilder **ZS Verlag**. Mit freundlicher Unterstützung des Zentrums für Naturheilkunde (Akupunkturpuppen S. 128) und der Europa Apotheke München (Medikamente S. 20).

LITERATUR

Berkow, R.; Beers, Mark H.; Fletcher, A. J.: MSD Manual, Urban und Fischer 2000

American Cancer Society (Hrsg.): Informed Decisions. The Complete Book of Cancer Diagnosis, Treatment and Recovery, Viking Penguin 1997

Bachmann, Robert M.: Gesund und schlank durch F. X. Mayr, TRIAS Verlag 1999

Beckmann, Gero; Rüffer, Andreas: Mikroökologie des Darmes, Schlütersche GmbH & Co. KG 2000

Bierbach, Elvira (Hrsg.): Naturheilkundepraxis heute, Urban & Fischer 2002

Bleiberg, Harry, u.a. (Hrsg.): Management of Colorectoral Cancer, Martin Dunitz Ltm. 1998

Bopp, Annette; Herbst, Vera: Handbuch Selbstmedikation, Stiftung Wartentest 2002

Bourke, John Gregory: Das Buch des Unrats. Mit einem Geleitwort von Sigmund Freud, Eichborn Verlag 1992

Busch, Burkard G.: Denken mit dem Bauch. Intuitiv das Richtige tun, Kösel 2002

Ehlert, Ulrike: Verhaltensmedizin, Springer 2003

Gershon, Michael: Der kluge Bauch. Die Entdeckung des zweiten Gehirns, Goldmann 2001

Gray, Robert: Das Darm-Heilungsbuch, Droemersche Verlagsanstalt 2000

Hamm, Michael: Biostoffe für den Darm: Pre- und Probiotika, Mosaik Verlag GmbH 2000

Heber, David, u.a. (Hrsg.): Nutritional Oncology, Academic Press 1999

Hoffbauer, Gabi: Darmerkrankungen wirksam behandeln, Midena 2001

Jenss, Harro; Hartmann, Franz: Wirksame Hilfe bei Morbus Crohn und Colitis ulcerosa, TRIAS Verlag 2001

Kane, Mark: Boosting your digestive health, Barron's Educational Series, Inc. 2002

Kautzmann, Gabriele: Krieg in unserem Körper. Wie das Immunsystem unser Leben schützt, Zabert Sandmann 1998

Kovács, Heike; Meidinger, Werner; Preuk, Monika: Entgiftung und Darmreinigung, Südwest Verlag 1998

Lange, Elisabeth: Gesunder Darm, Südwest Verlag 2002

Luczak, Hania: In dem Reich der Mitte, GEO Heft Nr. 11/2000, S. 138-162

Memorial Sloan-Kettering Cancer Center: Colorectal Cancer. An interactive Multimedia Program 1999

Messing, Norbert: Das große Buch der Darmreinigung, BIO Ritter GmbH 1999

Pfeiffer, Amrei: Magen und Darm natürlich heilen, Gräfe und Unzer Verlag 2001

Pütz, Jean; Niklas, Christine; Norten, Ellen: Hobbythek. Darm und Po, VGS Verlagsges. 1997

Schmiegel, W. (Hrsg.), Colorectoral Cancer, Kluwer Acedemic Publishers 1999.

Schnura, Thomas: Akupunkturprogramm, Urban & Fischer 2000

Scholz, Norbert; Lühr, Kai; Daniel, Heribert: Fitness für den Darm, Verlag Gesundheit 1998

Schön, Georg: Bakterien. Die Welt der kleinsten Lebewesen, C.H. Beck 1999

Schreiber, Stefan; Heinlein, Frank: Ratgeber Darm, Walter de Gryter GmbH & Co. 1998 (CD-ROM)

Schwarze, Aljoscha A.; Schweppe, Ronald P.: Das Buch vom Bauch, Rowohlt Taschenbuch 1999

Stossier, Harald; Hahn, Monika von: F. X. Mayr – Medizin der Zukunft, Haug Verlag 2002

Unschuld, Paul U.: Chinesische Medizin, C.H. Beck 1997

Unschuld, Paul U.: Medicine in China, Historical Artefacts and Images, Prestel Verlag, 2000

Watzl, Bernhard; Leitzmann, Claus: Bioaktive Substanzen in Lebensmitteln, Hippokrates Verlag 1999

Weiss, Helmut: Kranker Darm – kranker Körper, Karl F. Haug Verlag 1994

William B. Salt; Neil Neimark: Irritable Bowel Syndrome, Parkview Publishing 2002

Zentralinstitut für die kassenärztliche Versorgung in der Bundesrepublik Deutschland (Hrsg.): Modellprojekt Früherkennung des kolorektalen Karzinoms, Deutscher Ärzte-Verlag Köln 1999

Zhang Yu Huan, Rose, Ken: Den Drachen reiten. Die kulturellen Wurzeln der Traditionellen Chinesischen Medizin, Otto Wilhelm Barth Verlag 2001